消化急难症临床病案选

姒健敏　主编

浙江大学出版社

《消化急难症临床病案选》

编写人员

主　　编　姒健敏

副 主 编　王良静

编写人员　（按姓氏笔画为序）

丁小云	丁秋龙	马阿火	王宏地	王　侃	王建国	王章流
付文安	兰　梅	刘　福	吕　宾	孙　聪	孙蕾民	朱旭星
朱丽明	朱晓岚	阮水良	吴加国	宋震亚	张新军	李伟平
李国熊	李青松	李雅洁	李　睿	李　巍	李晓玲	杜　勤
杨朱莹	杨建毓	沈建伟	陈军贤	陈旭鹏	陈芝兰	陈哉考
陈春晓	陈振华	陈淑洁	陈　焰	孟祥中	季　峰	庞宁儿
林　海	范明珠	郑卫华	金珍成	金莉英	施杰民	胡伟玲
胡建文	夏明星	秦丽君	袁庆丰	陶利萍	高　敏	黄　伟
黄智铭	蒋国法	韩清锡	潘　霞	黎红光	黎宏章	冀子中
戴　宁	戴建国					

导　读

　　消化系统疾病的临床过程错综复杂，常缺乏特异性表现，全身其他系统疾病以消化道症状为首发表现也十分常见。临床医师需要不断提高对消化系统急诊病例和疑难杂症的诊治水平。

　　有鉴于此，我们在浙江省不同地市多次组织了消化系统疑难和急诊病症的现场讨论会，一线临床医生通过对碰到的临床现症病例展开充分讨论和医术交流，进行临床追踪随访；对临床少见病、罕见病进行报道和综述；对临床难治复杂病例的治疗进行经验交流；结合国内外最新诊治指南，逐步形成符合各地区、各单位医疗条件下的消化病急难症诊治规范意见，得到广大医师的欢迎和肯定。

　　本书不同于其他教科书、基础理论性书刊和消化病临床诊治进展书籍，它以临床医生实际遇到的消化系急难症病例为主要素材，按照行医过程中的思维和判断分析的习惯，进行详细的临床病例讨论分析。本书的主要特点有：①以消化系统主要症状和体征为基础，以临床思维方法和处理原则为主导，对临床收集的急诊病例和疑难杂症进行系统分析；②病例均包括病例资料、病史特点、诊断思路和鉴别诊断、诊治经过、讨论和点评等几部分内容，注重临床诊治思路和临床思维，结合国内外文献综述，加深对疾病诊治的认识，从病例中吸取经验教训；③在目录中以症状为索引，正文最后附上疾病诊断索引,从不同角度方便读者查询病例;④病例诊治分析中,强调诊治思路和规范化处理,坚持"一元论"和"多元论"结合的原则,按照"常见病、多发病、少见病、罕见病","典型、不典型","主症、次症","局部、整体","共性、个性"相结合的临床思维特点和原则分析临床实际问题;⑤病例资料正文中直接插入重要图像资料,尽量做到图文并茂。

本书的编写完成得到广大临床医生的大力支持,由于一些病例资料不够完整,难以全部收录,且由于时间有限,只能以病例选集形式出版第一册书籍,相信以后会有更多更好的消化急难症病案选与读者见面。由于各地病历书写标准不完全统一,加之编者水平有限,书中难免有误,望广大读者批评指正。

王良静

2007 年 5 月

目 录
CONTENTS

一、消化道出血

病例1 "反复呕血黑便5天"

一、病例资料

患者,男,74岁,因"反复呕血黑便5天"入院。

患者5天前因食用人参后自觉腹部不适,随即解柏油样便1次,不成形,量约200g,继之出现呕吐,为咖啡样液,约150ml,当时无头晕心慌,无腹痛腹泻,无畏寒发热,当地医院拟诊"上消化道出血"住院,予质子泵抑制剂和生长抑素等药物治疗后好转。1天前再次出现呕血,为鲜红色,量约300ml,解不成形黑便,量约500g,伴头晕乏力,遂转至我院进一步诊治。起病以来,患者精神软,睡眠欠佳,胃纳差,消瘦明显,体重下降约5kg。

患者21年前曾因"贲门癌"行手术治疗,否认其他重大疾病史。

体格检查:体温36.8℃,脉搏72次/分,呼吸18次/分,血压16.3/10.4kPa,皮肤巩膜无黄染,全身浅表淋巴结未及,双肺呼吸音清,未闻及干湿啰音,心律齐,未闻及杂音,全腹平软,无明显压痛及反跳痛,未见胃肠型及蠕动波,肝脾肋下未及,墨菲征阴性,未及明显包块,移动性浊音阴性,肠鸣音4次/分,双下肢无浮肿,神经系统检查未见异常。

实验室及辅助检查:血常规:RBC 2.9×10^{12}/L,Hb 91g/L,WBC 9.1×10^9/L,PLT 280×10^9/L;凝血谱:PT 17.3秒,APTT 44.0秒,凝血酶原时间活动度54.7%,INR 1.37,纤维蛋白原(FBG)0.73g/L;肝肾功能正常范围。

腹部B超示"胆囊水肿,胆囊内胆泥淤积,肝脏、胰腺、脾脏未见明显异常,双侧胸腔积液,右侧量中,左侧量少"。

入院后次日胃镜提示"贲门胃底切除术后,吻合口下方约4cm处可见一约0.4cm×0.5cm新鲜血痂附着,中央凹陷,周围黏膜充血明显,呈堤样隆起,残胃胃体黏膜散在陈旧性出血点和片状糜烂,十二指肠球部、降部可见咖啡样液体沉积,无活动性出血病灶"(图1)。病理提示"小块破碎黏

1

膜,浅表固有层疏松水肿伴红细胞渗出,幽门螺杆菌(Hp)(一)"。

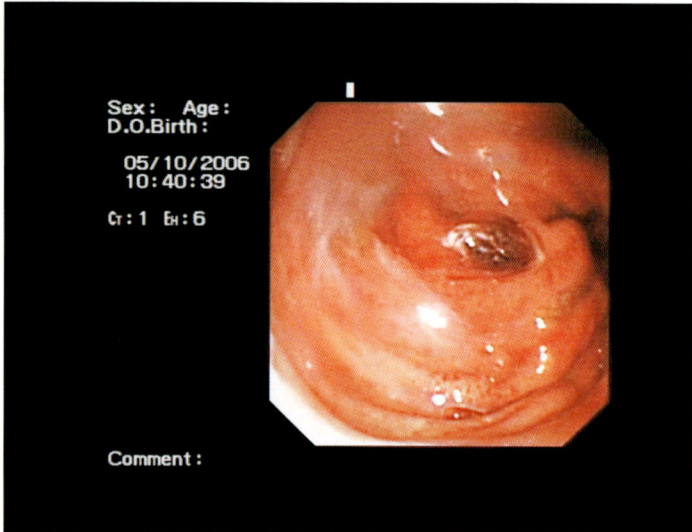

图1 胃镜所见"残胃溃疡伴血痂形成"

胃镜检查后第三天,进食少量流质后患者突发呕血,量约600ml,含鲜血和血块,血红蛋白降至72g/L,次日急诊胃镜见"胃腔内新鲜血液和大量陈旧性血凝块形成,用去甲肾上腺素溶液喷洒,冲洗出血部位,但因活动性渗血,视野模糊无法判定出血性质"。

二、病史特点

(1)患者,男,74岁,急起呕血、黑便5天。出血量大,药物止血效果欠佳。21年前有"贲门癌"手术史。

(2)体检:全身浅表淋巴结未及,全腹平软,无明显压痛及反跳痛,未及明显包块,肝脾肋下未及。

(3)实验室及辅助检查:RBC $2.9×10^{12}$/L↓,Hb 72~91g/L↓;PT 17.3秒↑,APTT 44.0秒↑,FBG 0.73g/L↓;胃镜提示"贲门胃底切除术后,残胃溃疡伴血痂形成,糜烂性胃炎"。

三、诊断思路和鉴别诊断

该患者为老年男性,"贲门癌"术后21年,出现呕血黑便,胃镜下发现

胃溃疡伴血痂形成,符合上消化道出血表现,需主要考虑以下出血病因:

1. 消化性溃疡

残胃和吻合口溃疡缺乏一般消化性溃疡周期性发作及节律性疼痛的特点,可以消化道出血为首发症状。胃镜下残胃及吻合口溃疡多为单发,少数为多发,形态为孤立的圆形、椭圆形或不规则形,中央凹陷有苔,周围黏膜水肿糜烂,与一般的消化性溃疡相似。溃疡出血药物止血效果往往较差。该患者胃镜下表现为吻合口附近圆形单发溃疡,底覆浅白苔,有血痂形成,根据 Forrest 溃疡分型为Ⅱ型,溃疡反复出血几率较高,因此需要考虑残胃溃疡引起反复消化道大出血可能。

2. 残胃癌

一般认为,残胃癌是指胃非癌性病变术后 5 年以上,或胃癌术后 20 年以上发生的胃癌。胃大部切除术后 15 年以上发生胃癌的几率逐渐增加。残胃癌的临床表现归纳为如下三类:①类似消化性溃疡复发的症状,如腹痛、腹胀等;②类似胃术后综合征,如体重减轻、贫血、吸收不良等;③类似进展期癌特征,如黑便、消瘦、恶病质等。残胃癌可以无规律腹痛为主要症状,有的以上消化道出血为首发症状,发生在贲门者可出现吞咽困难,发生在吻合口者常出现间歇性呕吐。胃镜是目前诊断残胃癌和残胃复发癌最重要和最可靠的手段,确诊率可达 90% 以上。该患者贲门癌术后 21 年,残胃癌发生机会增加,胃镜下表现有残胃溃疡样改变,虽然活检未见细胞异型及组织结构异常等残胃癌证据,但不能完全排除残胃癌可能,必要时在出血静止期可行可疑部位多部位、多块、深挖活检和免疫组化检查。

3. Dieulafoy 病

Dieulafoy 病以间歇性上消化道大出血,尤其是呕血为主要症状,起病突然,饮酒、刺激性药品或食物、应激等可能为其诱因。该病好发于胃左动脉供应的胃小弯侧,病灶 80% 位于胃小弯侧贲门下 6cm 内,少数患者位于十二指肠、空肠和升结肠。胃镜下的主要特征是:胃黏膜局灶性缺损伴有喷射样出血、血栓或涌血;胃黏膜浅表性溃疡中有血管行走,表面有血块附着;偶尔可见小血管突出于正常黏膜表面,有破裂的血管残端,且有搏动性出血。位置特殊及病变微小是胃 Dieulafoy 病的两大特点。该患者胃镜发现贲门癌术后吻合口下方 0.4cm×0.5cm 胃溃疡改变,表面有新鲜血痂附着,似有血管裸露,且以突发大量呕血为临床表现,药物止血效果不理想,需要高度怀疑 Dieulafoy 病。

四、诊治经过

患者多次输注浓缩红细胞和药物止血治疗，但血红蛋白浓度仍在进行性下降，遂行手术治疗。术中见残胃位于膈肌左下方，并与周围组织广泛粘连，离断部分膈肌，分离残胃小弯端，沿小弯侧切开胃体约8cm，仔细探查胃壁，未发现溃疡出血灶。术中行胃镜检查，发现吻合口下方约3cm小弯侧有一0.5cm×0.5cm大小的溃疡，表面血液渗出并伴白色苔状物形成，中央处似有动脉破溃。予手术压迫、缝线结扎，结扎后其表面无渗血。术后恢复理想，无再发活动性出血。

> 最后诊断：①贲门癌术后残胃；②Dieulafoy病伴出血

五、讨论

Dieulafoy病又称Dieulafoy溃疡，首先由Callard于1884年描述，认为本病是由于胃黏膜存在的粟粒样动脉瘤破裂所致。1896年法国医生Dieulafoy首先报道并以其名字命名。Dieulafoy认为本病的病理基础是胃黏膜浅表溃疡引起胃动脉破裂。近年该病被定义为胃黏膜下恒径动脉出血，其发病机制是胃短动脉进入胃壁后没有像正常那样逐渐变细，而是保持其恒径，Wanken纤维束将该动脉与黏膜固定，形成特定的黏膜易损区，在某些因素（大量饮酒、吸烟、胆汁反流、某些药物刺激、胃蠕动时产生的切割力等）的作用下，黏膜损伤引起恒径动脉破裂。Dieulafoy病的临床特点是：出血部位隐匿，出血凶猛，并可反复发生，常伴有血流动力学的不稳定。Mark B等总结该病内镜下特征是：在小到针尖大小的胃黏膜缺损处发现喷血或渗血，也可并无出血，仅有血凝块，周围并不伴有相应的溃疡。

胃Dieulafoy病病理表现有如下特点：①胃黏膜局限性浅表性缺损糜烂伴基底部纤维素样坏死；②缺损糜烂的基底部有一较大动脉环，动脉壁增厚，黏膜下可见扭曲增生的动脉，动脉无瘤样扩张，也无动脉炎存在；③与黏膜下动脉伴行的静脉管壁也增粗，静脉管壁黏膜下纤维素沉着；④Verhoef弹力纤维染色显示，病灶处裸露的动脉壁变薄，部分区域弹力纤维消失。

Dieulafoy病的确诊首选急诊内镜检查。由于患者多以急性出血或伴有休克就诊，病情大多较危重，对患者的胃镜检查很少能在48小时内完成,延误了诊断的最佳时机,病变区黏膜一旦修复就不能发现病灶而漏诊。另外,胃镜检查人员对本病缺乏认识也导致确诊率不高,本病内镜诊断率约为$25\%\sim60\%$。Focken 等用超声内镜检查 8 例普通内镜疑诊 Dieulafoy 病的患者,均可见到一异常大血管(直径 $2\sim3mm$)穿过固有黏膜肌层,走行于黏膜下层。

该病治疗方法主要包括内镜治疗和外科手术。内镜治疗主要包括钛夹止血,喷洒药物,注射硬化剂、肾上腺素盐水和组织胶,以及激光、电凝等,上述方法可联合运用,报道止血成功率为$65\%\sim90\%$;单纯喷洒药物止血成功率低。内镜治疗无效或生命体征不稳定情况下应及时手术治疗,手术多采用病灶楔形切除。

六、点评

对胃大部切除术后患者原因不明的上消化道出血患者,胃镜检查要特别注意以下几点:①对好发部位如吻合口、残胃大小弯侧及贲门胃底应缓慢进镜,仔细观察;②要注意观察黏膜色泽改变,黏膜是否有增生、粗糙、糜烂及溃疡;③对残胃炎、残胃溃疡等疾病,可疑部位应常规多部位、多块、深挖活检。另外,由于"胸腔胃"和"贲门胃底切除"等因素使正常胃腔解剖位置发生改变,胃内溃疡病灶常难以定位。该例患者胃镜检查发现溃疡似位于"前壁",实际上手术证实位于胃小弯,而胃小弯正是 Dieulafoy 病的好发部位。本例患者贲门癌术后 20 余年,胃镜下发现胃内溃疡伴血痂形成,还需要特别注意残胃癌和胃癌复发的可能。对有突发消化道大出血,胃镜下胃黏膜浅表性溃疡中有血管行走或血管残端的患者需要考虑 Dieulafoy 病的可能。Dieulafoy 病的死亡率报道高达 4.4%,但实际死亡率可能更高,因此 Dieulafoy 病一旦确诊,应及早行内镜或手术治疗。

参考文献

1. 朱明钦. 胃镜诊断残胃癌与复发癌. 中国肿瘤临床,1993;20:432

2. Mark B. Taylor 著. 胃肠急症学(第 2 版). 潘国宗主译. 北京:中国协和医科大学出版社,2000:118－119

3. Fockens P,Meenan J, van Dullemen HM,et al. Dieulafoy disease:endosonographic detection and endosonography-guided treatment. Gastrointest Endosc,1996;44:437－442

病例2 "黑便、呕血5小时"

一、病例资料

患者,男,74岁,农民,因"黑便、呕血5小时"入院。

患者1天前因牙痛服"芬必得、吲哚美辛(消炎痛)、甲硝唑片",在无上腹痛情况下5小时前解柏油样便1次约100g,继在1小时后又呕吐咖啡色胃内容物1次约300ml。急诊查"Hb 73g/L",拟诊"上消化道出血"收入院。发病以来无晕厥。

既往史、个人史、婚育史、家族史无殊。

体格检查:神志清楚,体温36.5℃,脉搏84次/分,呼吸18次/分,血压14.7/9.3kPa。贫血貌,浅表淋巴结未及。心肺听诊无殊。腹部平软,无压痛,肝脾肋下未扪及,肠鸣音正常,移动性浊音(一)。

实验室及辅助检查:血常规:Hb 60g/L,PLT $175×10^9$/L,WBC $11.3×10^9$/L,MCV 70.1fl($82\sim92$fl),MCH 21.0pg($2.0\sim31.0$pg),MCHC 302.2g/L($310\sim380$g/L),HCT 0.209($0.37\sim0.49$);大便隐血(＋＋＋＋);生化检查提示"肝肾功能正常";肿瘤标志物系列AFP、CA199、CEA均正常。

入院后胸片、肝胆脾B超未见异常。

二、病史特点

(1)男性,74岁,农民。服用有可能损害胃黏膜致胃出血的药物后急起黑便和呕血。

(2)体检和实验室检查发现出血量和贫血程度不相符,贫血为小细胞低色素贫血。

三、诊断思路和鉴别诊断

患者有呕血黑便,诊断上消化道出血明确,结合病例特点考虑病因有:

1.药物所致急性胃黏膜损害

许多药物都可以引起消化性溃疡和急性上消化道出血,最常见的药物是非甾体类抗炎药(NSAIDs),尤其在大剂量使用时,在有胃炎和胃溃疡等基础疾病的人及老年人更容易发生。患者系老年,同时服用两种非甾体类抗炎药物后发生上消化道出血,但出血与贫血程度不成比例,要考虑在原有病灶基础上因药物诱发出血。

2.消化性溃疡伴出血

在上消化道出血的病因中,溃疡病出血居首位,多为溃疡基底肉芽组织中或周围黏膜糜烂面上的微血管或小血管出血,一般是小量和短暂出血。大出血则是活动期溃疡侵蚀了溃疡基底部的血管所致。该患者仅在服用芬必得和吲哚美辛后一天发生出血,且出血与贫血程度不符,要考虑胃溃疡基础上,药物诱发出血的可能。

3.胃癌

患者为老年患者,恶性胃溃疡的发病率明显高于中青年人,也有慢性胃溃疡恶变可能。患者存在严重的小细胞低色素贫血不能由急性出血加以解释的情况,要高度警惕胃癌的可能。

4.其他

上消化道出血的其他原因如食道静脉曲张破裂出血,由于患者没有肝功能损害和门脉高压症的临床表现而排除;血管异常如 Dieulafoy 病,其出血特点与之不符,可以排除由此引起出血的可能。

四、诊治经过

入院后急诊胃镜检查提示"胃角溃疡,0.4cm×0.6cm 大小,溃疡面覆白苔及血管残端,周围黏膜有充血"(图 1)。即予禁食、质子泵抑制剂静脉给药治疗、输血及支持治疗等,病情平稳。入院第 4 天凌晨,患者突感恶心,随后呕出鲜红色血液带血块 600ml。当时测得血压 13.9/8.4kPa,心率87 次/分,查血红蛋白 52g/L,维持原治疗方案,病情稳定 3 天开始给予流质饮食。入院第 10 天晚 22 时,在静卧时突然又感恶心,呕吐出咖啡色胃内容物约 400ml,测得血压 8.0/6.9kPa,心率 100 次/分,腹软,肠鸣音活跃。半小时后又解黑便约 100g,经输血浆 500ml、红细胞 4 单位后血压回升至 12.0/6.9kPa,鉴于三次活动性出血,药物治疗失败,准备外科治疗。术前再行胃镜检查,发现"食管-贲门黏膜有纵形撕裂伴出血(图 2),十二指肠球部有白色短线状钩虫"(图 3)。经内镜喷洒止血药物并局部注射治疗,患者出血停止,后经过驱虫治疗,血红蛋白逐渐升高,治愈出院。

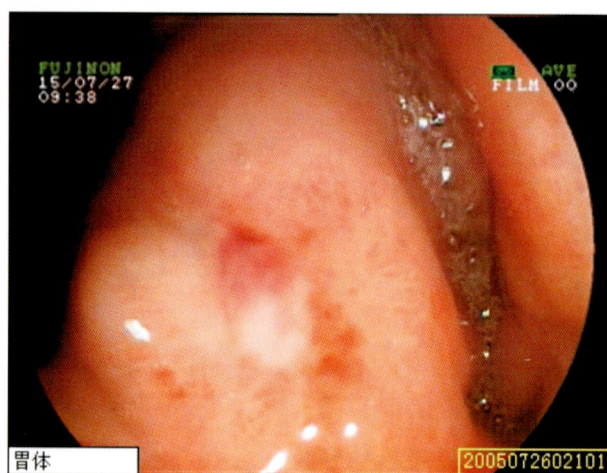

图 1　胃镜所见:胃角溃疡(A_1)伴出血

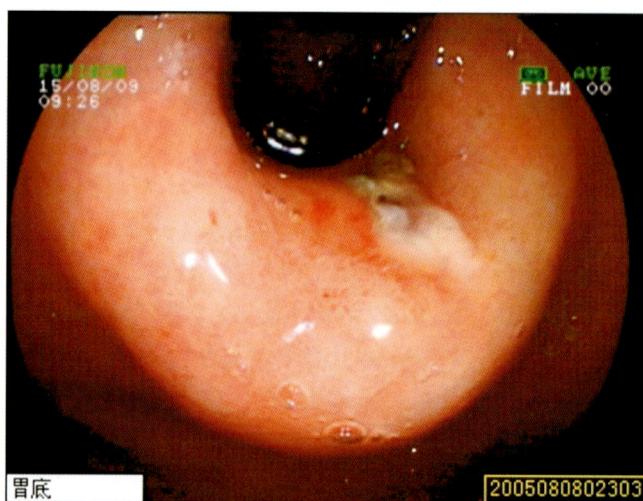

图 2　胃镜所见:食管-贲门黏膜撕裂

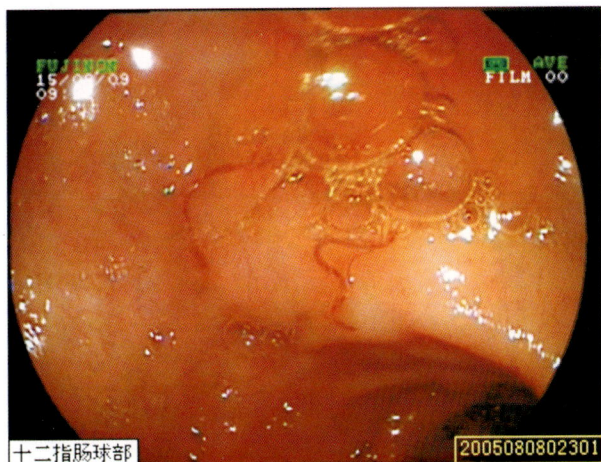

图3　胃镜所见：十二指肠球部"钩虫"

最后诊断：①胃溃疡；②食管-贲门黏膜撕裂症；③十二指肠钩虫感染合并上消化道出血

五、讨论

急性上消化道出血是消化科最常见的急症之一，根据英国2002年消化道出血处理指南的资料，其年发病率约为50～150/10⁵人，约80％的病例可找到上消化道出血的原因（表1）。随着有效药物和内镜止血治疗方法的不断发展，止血成功率也大大提高。

表1　上消化道出血病因

诊断	百分比（％）
消化性溃疡	35～50
胃十二指肠糜烂	8～15
食管炎	5～15
静脉曲张	5～10
食管-贲门黏膜撕裂症	15
上消化道恶性疾病	1
血管畸形	5
罕见病因	5

摘自 Palmar KR. Guideline Gut 2002

对于一些以急性消化道出血为首要表现的患者，血常规表现为慢性失血(小细胞低色素贫血)，不要忘记有多种因素导致出血的可能。该患者十二指肠钩虫感染导致慢性失血可以解释入院时出血量与贫血程度不成比例，且呈小细胞低色素贫血。入院初胃镜检查示胃角溃疡(A_1，血管残端裸露)导致患者呕血黑便表现；在住院过程中再发大量呕血，导致休克，最后又发现食管-贲门黏膜撕裂大出血。因此，对于上消化道出血应该强调急诊内镜检查以提高出血病因的检出率，且可以在内镜下进行止血治疗。

1. 无痛性消化性溃疡伴出血

在上消化道出血的病因中，溃疡病出血居首位。在出血前，多数患者有上腹部疼痛症状，部分患者在出血前上腹部疼痛加剧，出血后反而缓解。但约 $10\% \sim 15\%$ 的患者出血前没有明显的症状，以老年人和儿童多见。该患者表现为无痛性溃疡出血，服用"芬必得和吲哚美辛"可诱发胃溃疡出血，溃疡面覆血管残端，周围黏膜有充血。对于内镜下 Forrest IIb 级(血痂形成)溃疡，再出率较高，一般发生在距首次出血 3 天内，大多需要再次胃镜检查，行内镜下止血治疗，包括 1:10000 生理盐水肾上腺素注射、钛夹止血和 APC 止血等处理。

2. 食管-贲门黏膜撕裂症(Mallory-Weiss 综合征)

本病由 Mallory 和 Weiss 于 1929 年首先在尸解时发现，1956 年 Haraly 首先用内镜作出诊断，系因剧烈呕吐和其他致腹内压骤然升高等因素所致的贲门和食管远端黏膜及黏膜下层的纵形撕裂。本病约占上消化道出血的 $2\% \sim 14\%$。剧烈呕吐和干呕是引起腹内压升高的最主要原因。因多为动脉性出血，故出血量较大，严重者可有失血性休克的表现；也有的患者仅表现为呕吐物中带血丝和黑便。诊断首先要依靠病史，胃镜检查是确诊的最有效手段，检查最好在起病 24 小时内进行，72 小时病变可完全愈合，愈合后的撕裂处表现为具有红色边缘的灰白色线状瘢痕。本病一般只需内科治疗，主要为补充血容量及应用各种止血措施。内镜下止血包括：①内镜喷洒冰去甲肾上腺素(8mg/100ml)盐水、凝血酶和 Monsell 溶液；②局部注射治疗：多用高渗盐水-肾上腺素溶液或 1% 乙氧硬化醇；③高频电凝、微波、热探头和激光照射治疗；④止血夹(钛夹)。

3. 钩虫病

钩虫病是由钩虫寄生于人体小肠所引起的疾病，成虫咬附小肠黏膜，形成浅小溃疡，且成虫经常更换咬附点，形成较多出血点。昼夜间每条钩虫所致的失血量约为 0.025～0.2ml,重度感染者可引起消化道出血。从事农业职业的男性易受感染。该患者为 74 岁,农民,胃镜检查发现十二指肠球部钩虫,证实慢性贫血与钩虫病感染有关。该患者经过驱虫(服用阿苯达唑或左旋咪唑,7～10 天后可以再次服用)、补铁剂等治疗,慢性贫血得到纠正。

六、点评

该患者为老年农民,出现无痛性上消化道出血。首次出血患者呕血黑便量并不大,却表现为重度贫血(Hb 60g/L),且呈小细胞低色素贫血,即出血量与贫血程度不成比例,要考虑患者既往有无痛性溃疡、消化道肿瘤或钩虫病等导致慢性失血的可能。入院初胃镜检查已证实有胃角溃疡,且溃疡面覆白苔及血管残端,经抗溃疡治疗病情稳定。但在治疗好转过程中患者又出现恶心、呕大量鲜血,导致休克,打算外科手术治疗。考虑患者高龄,拟行术前内镜治疗,结果发现由于呕吐致食管贲门黏膜撕裂大出血,同时又查出有钩虫感染。因此,在临床诊治过程中出现无法以一元论解释的现象时,必须及时考虑多种因素的存在。另外,反复的急诊内镜检查可以提高上消化道出血病因的检出率,且可以在内镜下进行止血治疗。

参考文献

1. 池肇春,许慧,李方儒. 现代消化道出血诊治指南. 北京:军事医学科学出版社. 2005;209－230

2. Li ZX,Zhong HZ,Zou XH,*et al*. Etiology and correlative factors of upper gastrointestinal bleeding:Analysis of 1869 cases. Chin J Dig Endosc,2001;18:19－21

3. Nicholson T,Travis S,Ettles D,*et al*. Hepatic artery angiography and embolization for hemobilia following laparoscopic cholecystectomy. Cardiovasc Intervent Radiol,1999;22:20－24

4. Hsu KL,Ko SF,Chou FF,*et al*. Massive hemobilia. Hepatogastroenterology,2002;49:306－310

5. Moodley J,Singh B,Lalloo S,*et al*. Non-operative management of haemobilia. Br J Surg,2001;88:1073－1076

6. Kraus K,Hollerbanh S,Pox C,*et al*. Diagnostic utility of capsule endoscopy in occult gastrointestinal bleeding. Dtsch Med Wochenschr,2004;129:1369－1374

7. Penner RM,Owen RJ,Williams CN. Diagnosis of a bleeding dieulafoy lesion on computed tomography and its subsequent embolization. Can J Gastroenterol,2004;18:525－527

8. 李丹,丛爱滋,姜元芳. 钩虫病所致上消化道出血 26 例临床分析. 中华腹部疾病杂志,2004;4:335

病例3 "间歇解柏油样便4年"

一、病例资料

患者,女性,66岁,因"间歇解柏油样便4年"入院。

患者4年前无明确诱因解柏油样便,2～3次/日,量中等,同时伴头晕、乏力、腹胀,无腹痛,无恶心呕吐,无呕血,无尿黄眼黄,无畏寒发热等,在某医院予以药物(具体不详)止血治疗半个月后出血停止。此后,反复出现柏油样便,伴乏力、腹胀,黑便持续时间数日至十余日不等,血红蛋白最低降至35g/L。每次均予输血、止血等治疗症状改善,但"黑便"仍间歇发作。曾住院行腹部B超和CT检查提示"肝硬化、门脉高压症";胃镜可见"轻度食管静脉曲张,未见活动性出血灶";结肠镜检查未见活动性出血灶;肠系膜血管造影未见异常;腹腔ECT检查怀疑"空肠少量出血"。本次因再次出现黑便转入本院。

既往患"慢性支气管炎"30余年,吸烟30余年,否认饮酒史,否认肝炎、结核、高血压、糖尿病史,否认外伤及手术史,否认药物过敏史,否认疫水接触史,已绝经,丈夫及子女体健,家族中无遗传病或类似疾病患者。

体格检查:体温36.6℃,脉搏96次/分,呼吸20次/分,血压14.7/10.7kPa。神志清,慢性病容,营养中等,皮肤黏膜苍白,无黄染、发绀,无肝掌、蜘蛛痣,浅表淋巴结未及。腹部饱满,未见胃肠型及蠕动波,可见腹壁静脉曲张,静脉血流方向以脐为中心,向四周放射状流动。全腹无压痛及肌紧张,脾肋下可及一指,质中等,肝浊音界正常,移动性浊音(+),肠鸣音4次/分。肛门检查未见内外痔及肛裂,指套无血染。

实验室及辅助检查:血常规:Hb 36g/L,WBC 4.3×10^9/L,PLT 123×10^9/L;尿常规正常;大便隐血(+++),未见红细胞;肝功能:AST 43IU/L,ALT 25IU/L,TP 57g/L,ALB 28g/L,TBIL 8.1mg/L,DBIL 4mg/L;凝血功能:PT 17.7秒;血电解质正常;HBsAg(+);AFP $4.2\mu g$/L,CEA $8.3\mu g$/L。

胸片和心电图正常。

B超提示"肝硬化,门静脉高压症,腹水"。CT提示"肝硬化,门静脉高压症,脾脏肿大,腹水,门静脉内血栓形成,慢性胆囊炎"。

胃镜检查提示"轻度食管下段静脉曲张及门脉高压性胃病;十二指肠

未见异常,无活动性出血灶"。

肠镜检查提示"结肠肝曲以上结肠段内可见大量黑色粪便"。

胶囊内镜见"各段小肠黏膜正常,无出血灶及解剖异常"。

二、病史特点

(1)患者,女性,66岁,因"间歇解柏油样便4年"入院,无呕血史。

(2)体检:贫血貌,腹壁静脉曲张,静脉血流方向以脐为中心,向四周放射状流动,脾肋下可及,移动性浊音(+)。

(3)Hb 36g/L,大便隐血(+++)。

(4)肝功能提示 ALB 28g/L↓,白蛋白下降;PT 17.7 秒;HBsAg(+);AFP 4.2μg/L;腹部 B 超和 CT 提示"肝硬化,门静脉高压症,脾肿大,腹水"。

(5)胃镜示"轻度食管下段静脉曲张及门脉高压性胃病";胶囊内镜示"各段小肠黏膜正常,无出血灶";结肠镜检查"在结肠肝曲以上结肠段内可见大量黑色积血"。

三、诊断思路和鉴别诊断

患者为中老年女性,出现以反复解柏油样便4年为特征的消化道出血,从无呕血发生,相关检查发现有门脉高压和肝硬化依据,活动性出血状态下胃镜检查未见曲张静脉出血征象,也未见有其他引起上消化道出血的病灶;经胶囊内镜检查也未见小肠明显出血病灶;而结肠镜下见"结肠肝曲以上大量黑便积聚",故结肠部位出血可能性较大。因此,再做一次肠镜以明确出血部位十分重要。假如是结肠出血,可能的病因有:

1. 肠道肿瘤

多见于中老年患者,有排便习惯与粪便性状改变、腹痛、腹部肿块以及贫血、低热等表现,晚期患者有进行性消瘦、恶病质、腹水等表现。右半结肠肿瘤可以柏油样便为主要表现,患者结肠镜检查发现结肠肝曲以上结肠段内可见大量黑色积血,需要考虑本病的可能,必要时复查全结肠镜检查以排除本病的可能。

2. 炎症性肠病

本病在我国较欧美国家少见,多见于15~40岁,男女发病率无明显差别。起病多较缓慢,少数急性起病,多表现为发作期与缓解期交替,具有持续或反复发作的腹泻和黏液血便、腹痛、里急后重,伴有不同程度的全身症状,结肠镜检查有助于诊断。本例患者解柏油样便4年,无黏液便,无发热,亦无炎症性肠病的全身表现,肠镜检查未发现左半结肠明显病灶,临床不支持炎症性肠病。

3. 缺血性肠病

多见于心肌梗死、心力衰竭、休克、严重肝肾疾病等导致肠壁低灌注状态,老年人易罹患。右半结肠和末端回肠的终末动脉血管较长,侧支血供较差,肠缺血坏死较易发生于此。部分患者在近期腹部手术、肝硬化、腹腔内炎症、血黏度增高的基础上致肠系膜静脉血栓形成,进而引起肠道的急性或慢性缺血。急性或亚急性起病多见,临床表现为腹痛、血便。患者有肝硬化、门脉高压症和门静脉内血栓形成,是否存在肠系膜静脉血栓形成,引起缺血性肠病不能完全排除,必要时行肠系膜血管造影或腹部血管彩色多普勒检查以进一步明确,病情允许时再次做结肠镜检查以明确是否存在右半结肠缺血性肠病的表现。但患者无风心、动脉硬化、房颤病史,消化道出血病程长达4年,临床过程不支持缺血性肠病。

4. 门脉高压性肠病

患者存在肝硬化门脉高压表现,胃镜下表现为胃体部多发出血点、麻疹样斑疹改变,符合"门脉高压性胃病"表现,该患者可能存在类似于胃部血管病变的门脉高压性肠病(portal hypertension enterropathy,PHE),从而引起结肠出血。PHE的主要临床表现为消化道出血,由PHE引起出血的发生率尚无确切统计资料,估计约占肝硬化门脉高压的 $0.5\% \sim 8\%$,可以发生于回肠、空肠和结肠,表现为孤立病灶或多发病灶。该患者需要复查肠镜,仔细冲洗,了解有无PHE内镜表现。

四、诊治经过

经清洁肠道后,患者再次行结肠镜检查,发现升结肠近回盲部黏膜纵形撕裂样病灶,有少量新鲜渗血(图1),即在内镜下活检后予钛夹止血处理(图2)。经积极止血和降门脉压及支持治疗,患者出血停止,大便转黄,贫血纠正出院。随访半年无再发出血。

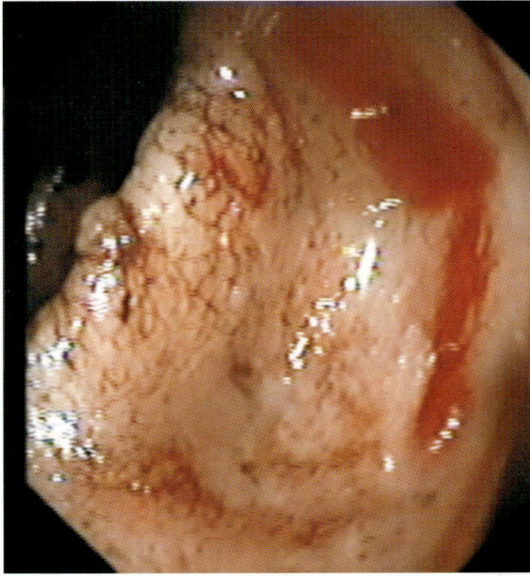

图 1　肠镜示:升结肠纵形黏膜撕裂样病灶,并有新鲜渗血

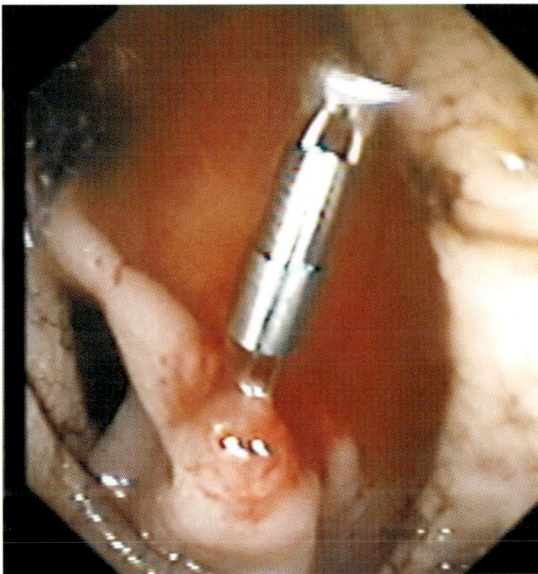

图 2　肠镜示:升结肠纵形黏膜撕裂样病灶,钛夹止血成功

最后诊断:①肝硬化失代偿期(乙型病毒性肝炎);②门脉高压性肠病伴出血

五、讨论

该患者存在肝硬化失代偿期表现和门脉高压症,有"门脉高压性胃病"的内镜表现,本次因"间歇解柏油样便 4 年"入院,结肠镜检查发现"在结肠肝曲以上结肠段内可见大量黑色积血,升结肠纵形黏膜撕裂样病灶,并有新鲜渗血",而胃镜、胶囊内镜检查排除胃和小肠活动性出血病灶,最后诊断为门脉高压性肠病伴出血。

门脉高压性肠病(PHE)系指在门脉高压症基础上发生的肠黏膜下毛细血管扩张、瘀血、血流量增加,其范围仅限于由门脉高压引起的以血管改变为特征的肠道改变。Banti 首先在 1882 年描述了门脉高压症,1902 年 Gilbert 等提出"门静脉高压症"这一名称并沿用至今,1986 年 Sarfeh 提出了门脉高压性胃病,1991 年 Kozarek 提出门脉高压性肠病的概念。

门脉高压时肠血流动力学发生异常:肠血流缓慢,肠黏膜下静脉和毛细血管阻塞性扩张,瘀血,动静脉短路,使氧和营养物质输送到黏膜的时间延长,肠微循环障碍,黏膜出现缺血性改变。PHE 的血流动力学异常可能与包括前列腺素、胰高糖素及胃肠激素的代谢紊乱、灭活下降有关,内毒素血症也是 PHE 的发病因素之一。广义的 PHE 可以有多种形态学改变:①静脉曲张:内镜下观察表现为黏膜下迂曲的、显著扩张的囊状静脉丛,是门脉高压造成侧支循环而形成的病理性黏膜下静脉丛;②血管扩张:黏膜下可见血管数量增多、直径增大,其发生率略高于静脉曲张;③毛细血管扩张:肠黏膜毛细血管扩张是 PHE 的病理基础。

PHE 肠黏膜下血管病变的主要危险是消化道出血,是引起消化道出血的少见原因。门静脉内压力突然增高、食物摩擦、表面黏膜糜烂或溃疡、黏膜对损伤修复能力下降、凝血机制障碍、血小板质或量下降等都是发生 PHE 出血的影响因素。PHE 合并出血量可大可小,凡是大便隐血阳性或黑便、贫血伴有 PHT 者都应考虑是否存在 PHE;凡有鲜血便伴 PHT 者应考虑直肠静脉曲张,并需与痔出血相鉴别。PHE 还可表现为蛋白丢失性肠病。门脉高压时胃肠黏膜有非常显著的渗漏现象,电镜下可见血管扩张,血管基底膜不连续,内皮小孔扩大,血管周围、细胞间隙内出现大量低或中等电子密度的絮状物和颗粒状物。蛋白丢失性胃肠病是肝硬化门脉高压患者低蛋白血症的重要原因之一。

PHE的诊断依据主要包括：①有门脉高压及引起门脉高压的相应原发性疾病，如肝硬化等；②有肠道黏膜下静脉曲张、血管扩张的证据。PHE的检查方法有：①小肠镜和结肠镜等可以观察到肠黏膜下静脉曲张和（或）血管扩张，黏膜活检可见毛细血管扩张、黏膜萎缩等；②其他如超声内镜、放射性核素显影、CT和MRI等也有助于PHE的诊断。

由PHE引起的消化道出血的治疗与食管胃底静脉曲张破裂出血的治疗方法相似，主要目的为降低门脉的压力。急性出血可选用生长抑素（SS）。SS能抑制包括胰高糖素、血管活性肽、降钙素基因相关肽及P物质等胃肠扩血管多肽的释放，通过选择性收缩内脏血管，减少内脏血流量而降低门脉压力。介入治疗、经颈静脉肝内门体分流术（TIPS）能有效降低门脉压而改善PHE，结肠镜下止血治疗的疗效需要长期临床观察证实。

六、点评

对消化道出血患者，诊断步骤应包括出血定位和定性诊断。临床大家熟知的呕血患者一般定位在上消化道出血，而以"解柏油样便"为主诉的患者则需要认真鉴别上或下消化道出血。一般而言，上消化道出血以柏油样便多见，但部分出血量不大的下消化道出血，甚至少部分右半结肠出血患者也可表现为解柏油样便。消化道出血的定性诊断主要包括消化道黏膜炎症、溃疡、肿瘤、血管病变、先天性畸形以及全身疾病引起的病因。

本例患者有肝硬化失代偿和门脉高压症的典型临床表现，反复发作消化道出血，明确定位于升结肠，多种手段检查未发现有其他病因，临床上需要考虑罕见部位静脉曲张出血。这种罕见的出血通常指发生在幽门及以下肠道的曲张静脉出血或空肠、回肠及结肠的门脉高压性肠病（PHE）的出血。

PHE病灶多涉及右半结肠，有作者统计167例PHE所致的消化道出血，其结肠分布部位包括脾曲远端13.7%（23/167），脾曲近端12.6%（21/167），整个结肠73.7%（123/167）。广义的门脉高压性肠病内镜下表现包括：①结肠炎样病变：如结肠黏膜肿胀、红斑、糜烂、颗粒样变、弥漫分布的暗红色改变、易脆性和（或）自发性出血；②血管病灶：樱桃红点征（散在的、清亮的红色斑点）、毛细血管扩张或血管发育异常改变（病变位于结肠黏膜,直径约 10mm,外观呈绒球状)。

孤立的 PHE 血管病灶需要与结肠血管畸形、结肠 Dieulofoy 病和缺血性结肠炎进行鉴别,必要时需要行腹腔血管造影检查进行证实。

治疗上以降门脉压和对症止血、保护和促进黏膜修复为主,也可手术止血。

参考文献

1. 梁扩寰. 肝脏病学. 北京:人民卫生出版社. 1995:675

2. 梁扩寰. 内科医师进修必读(第 2 版). 北京:人民军医出版社. 1998:378

3. Kozarek RA, Botoman VA, Bredfeldt JE, et al. Portal colopathy: Prospective study of colonoscopy in patients with portal hypertention. Gastroenterology, 1991;101:1992 — 1997

4. 霍丽娟,徐大毅. 门脉高压性结肠病. 中华消化杂志,1997;17:235

5. 谌辉,王天才. 门脉高压性肠病及其发病因素的研究. 国外医学·消化系疾病分册, 1998;18:79

6. Cheung RC,Cooper S,Keeffe EB. Endoscopic gastrointestinal manifestations of liver disease. Gastrointest Endosc Clin N Am,2001;11:15—44

7. Conn HO. Is protein-losing enteropathy a significant complication of portal hypertension? Am J Gastroenterol,1998;93:127—128

病例 4 "黑便 2 月余"

一、病例资料

患者,女,47 岁,因"黑便 2 月余"入院。

患者 2 个月前无明显诱因下出现不成形黑便,量多时每次约 400g,呈间歇性发作,感头晕黑朦,伴胸闷气促、出冷汗,无晕厥,无恶心呕吐,无腹痛腹泻,无黏液脓血便,无畏寒发热,当地医院查血常规提示"Hb 52g/L",胃镜示"胃十二指肠多发息肉",肠镜示"结肠多发性息肉"。予输红细胞及"止血、抑酸"等药物治疗后,大便曾转黄,之后又反复出现黑便,呈稀糊状或成形软便,量不等,同时伴胸闷、乏力等不适,为求进一步诊治收住入院。患病以来,精神软,食纳差,睡眠欠佳,小便无殊,体重减轻 3kg 左右。

有"贫血史"20 余年(具体病因不详);4 年前因"右乳癌"手术,1 年前因"子宫肌瘤"进行手术治疗,具体不详,术后恢复好;否认家族中有患者类似病史。

体格检查:生命体征稳定,结膜、甲床苍白,巩膜无黄染,全身皮肤未见明显色素沉着,左颈部可及两颗黄豆大小淋巴结;双肺呼吸音清,未及干湿啰音,心律齐,未及病理性杂音;腹平软,无压痛及反跳痛,肝肋下一指,无触痛,墨菲征(一),脾肋下未及,直肠指诊未及包块,肠鸣音 4 次/分,移动性浊音阴性,双下肢无浮肿。患者牙齿稀疏,有多颗龋齿,双手中指指甲发育不良(图 1)。

实验室及辅助检查:Hb 57g/L;大便隐血(+ + ~ + + +),无红细胞和白细胞;血生化未见明显异常;血肿瘤标志物属正常范围。

B 超未见肝胆胰脾异常。

胃镜、肠镜示"胃十二指肠多发息肉,结肠多发息肉"(图 2、图 3),病理示"胃、肠黏膜慢性炎,符合炎性息肉"。

肠系膜上动脉造影发现空回肠处可疑血管染色团,小肠动脉分支造影显示空回肠处多发小点状异常染色团影,考虑"息肉病、小肠出血"(图 4)。

胶囊内镜提示"胃多发息肉、小肠多发息肉、小肠血管畸形并发现小肠新鲜出血可能"。

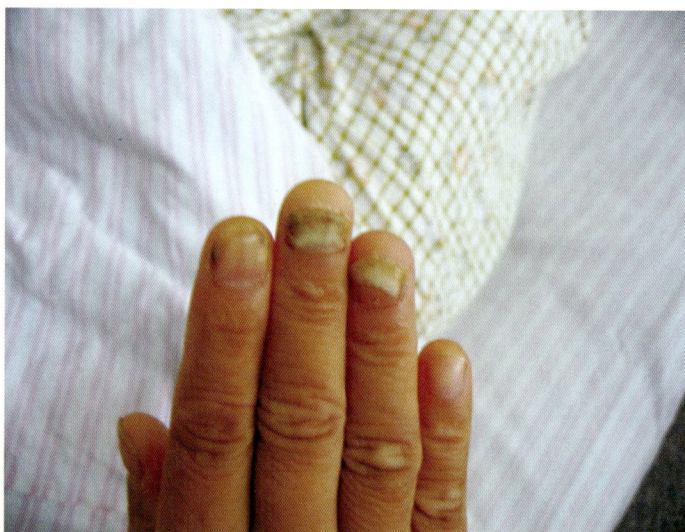

图1 患者中指和无名指指甲发育不良

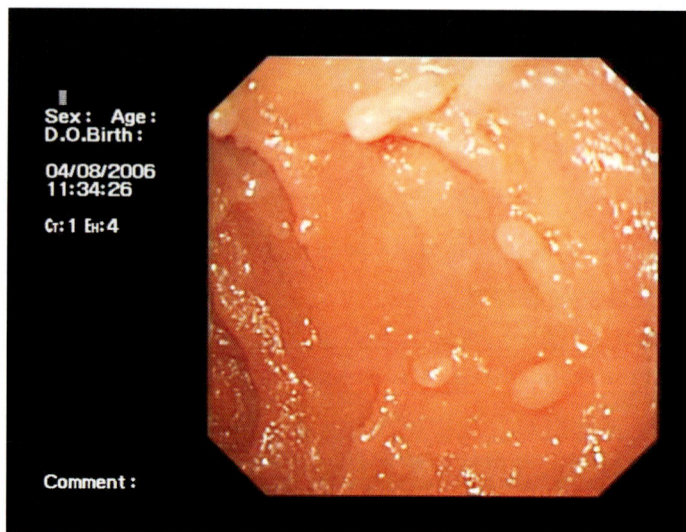

图2 结肠镜提示回肠末端多发息肉

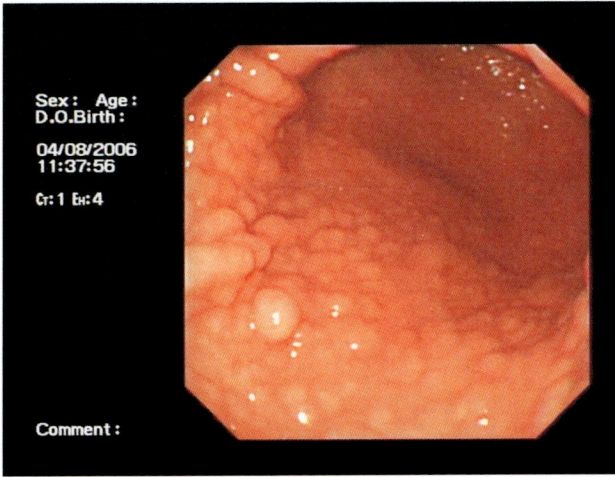

图 3　胃体部多发息肉

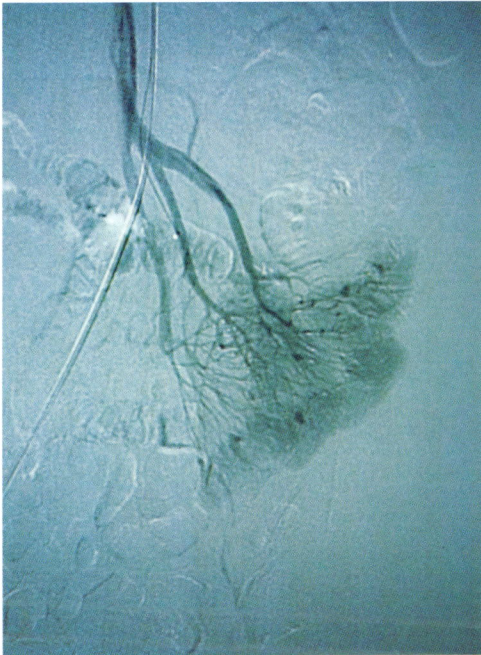

图 4　DSA 血管造影提示"小肠造影浓集
现象",提示小肠多发息肉病

入院后予补液、止血、右旋糖酐铁和输注浓缩红细胞等,密切监测血常规,发现血红蛋白浓度波动于 57～72g/L,且出现间歇黑便。

二、病史特点

(1)患者,女性,47 岁,既往贫血多年,有"右乳癌和子宫肌瘤"手术史。

(2)反复黑便 2 个月,大便隐血(＋＋～＋＋＋);有严重贫血(Hb 57g/L)。

(3)有外胚层发育不良:表现牙齿稀疏,显著龋齿,双手中指甲发育不良以及胃肠多发息肉存在。

(4)肠系膜上动脉造影发现"空回肠处可疑血管染色团",小肠动脉分支造影显示"空回肠处多发小点状异常染色团影",考虑小肠也有多发息肉。

(5)胶囊内镜提示"胃肠多发息肉、小肠血管畸形可能,小肠新鲜出血"。

三、诊断思路和鉴别诊断

患者有反复黑便和贫血表现,明确有消化道出血,经血管造影和胶囊内镜检查考虑出血部位定位于小肠。引起小肠出血的疾病从病因上可分良性疾病及恶性疾病。良性的可以是炎症性疾病(如 Crohn 病、急性出血性坏死性肠炎、憩室炎等)、血管性疾病、良性肿瘤(如小肠平滑肌瘤、腺瘤、错构瘤等),恶性肿瘤有小肠腺癌、类癌、恶性淋巴瘤等。国外报道小肠出血以血管畸形最多见,约 $70\%～80\%$,小肠肿瘤仅占 $5\%～10\%$;国内则以小肠肿瘤为主要原因,占 $22\%～60\%$。根据患者的病史特点和国内小肠出血病因分布,需要重点考虑以下几种疾病:

1. 小肠肿瘤

小肠肿瘤在小肠各部位均可发生,约占胃肠道肿瘤的 $1.4\%～5.0\%$。国内统计资料显示,良、恶性肿瘤之比约为 1∶3,男女发病率之比为 1.64∶1,发病年龄以 50～70 岁多见。患者为中年女性,曾经有"乳癌手术史",出现体重下降,查体有颈部浅表淋巴结肿大,应该考虑小肠恶性肿瘤伴出血可能。良性肿瘤如平滑肌瘤等亦需考虑。但患者无肠梗阻症状,且体检未发现包块,胶囊内镜和肠系膜上动脉造影未见明显的小肠占位性病变,因此诊断依据不足。

2.小肠血管畸形

血管畸形包括遗传性出血性毛细血管扩张症、蓝橡皮疱痣综合征、局部血管扩张及血管发育不良等。血管造影对胃肠道血管畸形有很高的诊断价值。血管发育不良是老年人反复出血的主要原因,本病出血的特征是无痛性、间歇性、不明原因的消化道出血,由于病变位于黏膜下,小肠造影往往无法显示,内镜甚至手术时也可能漏诊。该患者胶囊内镜示小肠血管畸形可能,但血管造影结果未提示血管畸形,因此临床诊断比较困难。

3.胃肠息肉病

患者胃镜、肠镜提示有消化道多发息肉(超过 100 颗),因此胃肠息肉病诊断明确。胶囊内镜和肠系膜上动脉造影均提示小肠多发息肉,由于小肠息肉引起消化道出血可能性极大。

4.小肠憩室

主要是指由于肠腔内压力的影响,肠壁薄弱处向外膨出而形成的盲囊,或者因胚胎期卵黄管回肠端未闭而形成的 Meckel 憩室。前者 $75\% \sim 79\%$ 见于十二指肠,少数见于空肠,极少数见于回肠。小肠憩室一般均无症状,如引起感染发生憩室炎,可出现消化道出血甚至穿孔。Meckel 憩室出血最常见,多因与异位胃黏膜相邻的回肠黏膜发生消化性溃疡所致,并可出现疼痛及穿孔。小肠憩室的诊断主要靠钡餐 X 线检查。该患者小肠胶囊内镜未见明显憩室改变,诊断依据不足。

四、诊治经过

患者住院期间反复出现黑便,转外科行剖腹探查,术中发现距屈氏韧带 140cm 左右的小肠肿块,约 $4cm \times 4cm$ 大小,占据肠腔 3/4,其下肠段有大量血液。亚甲蓝注入肠系膜上动脉,发现肿块及周围肠段有亚甲蓝滞留,考虑出血部位所在。另见小肠多发息肉,但无活动性出血。手术切除出血病灶,标本组织送病理检查提示"小肠黏膜下海绵状平滑肌瘤、脂肪瘤"(图 5、图 6)。免疫组化结果 CD34(＋＋),SMA(＋),S-100(－),CD117(－),Ki-67(－),F8(－)。术后未发生黑便,Hb 升至 83g/L。

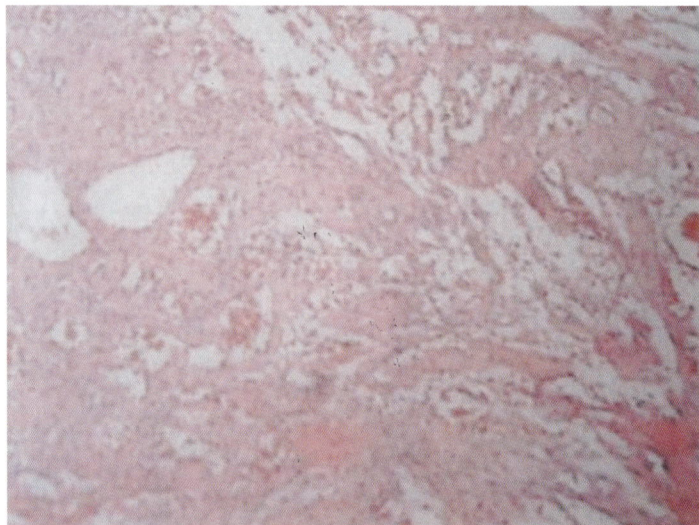

图 5　术中病理切片示"小肠海绵状平滑肌瘤"

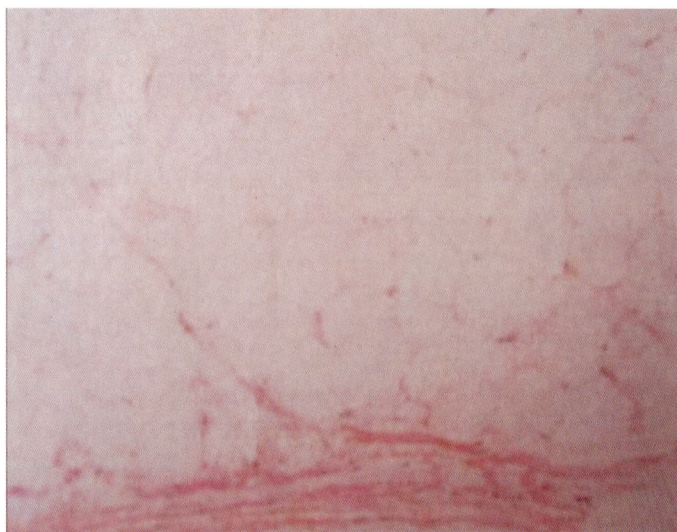

图 6　术中病理切片示"小肠脂肪瘤"

最后诊断：①小肠海绵状平滑肌瘤、脂肪瘤伴出血；②胃肠息肉病

五、讨论

小肠肿瘤的发病率仅占消化道肿瘤的 1‰～3.6‰，绝大部分为恶性，良性肿瘤罕见。

在小肠良性肿瘤中，50%发生在回肠，其中较多见的有腺瘤、平滑肌瘤、纤维瘤、血管瘤、脂肪瘤等。小肠平滑肌瘤占小肠良性肿瘤的 19%。该例患者同时合并平滑肌瘤和脂肪瘤。

小肠平滑肌肿瘤多数为单个，呈圆形、椭圆形或分叶状。小肠肿瘤可位于小肠各部，一般说来，良性肿瘤较小，平均直径 5cm 左右；肉瘤较大，平均直径 10cm。肿瘤生长以腔外型居多，约占 80%；少数为腔内型或壁间型。肿瘤质硬，常有囊性变。大的肿瘤往往有中心坏死，表面溃烂导致出血，甚至穿破，因此临床上以消化道出血为常见症状。70%左右患者有间歇性黑便，有时也可大量便血，甚至休克；约半数患者有腹痛；约 30%可及肿块；20%左右患者以急腹症就诊，包括肠套叠、肠扭转、肠穿孔、腹腔内出血等。

小肠平滑肌肿瘤早期缺乏典型临床表现，总的术前诊断率仅约 40%。小肠钡餐的常规检查阳性率低。选择性腹腔或肠系膜上动脉造影在动脉相时可见到较多血管进入瘤体，实质相时瘤体染色；合并出血时可见造影剂进入肠道。小肠 CT 常能显示肿瘤的大致位置、大小、形态和与肠壁的关系等。

胃肠道间叶来源的肿瘤中，发生于小肠的脂肪瘤较少见，而合并平滑肌瘤更罕见。

息肉超过 100 个者可称为息肉病，包括肿瘤性息肉和非肿瘤性息肉。腺瘤性息肉为公认的癌前期病变，常见的包括家族性腺瘤性息肉病、Peutz-Jeghers 综合征等。炎性增生性息肉则多继发于结、直肠慢性炎症刺激，如溃疡性结肠炎、血吸虫病、Crohn 病、肠阿米巴等。继发于结直肠各种炎症性疾病者内镜所见息肉一般无蒂，形态多为丘状或不规则形，多似绿豆、黄豆，有些呈树枝状、蠕虫样、高柱状或索条状，有些呈黏膜桥状；息肉表面光滑，颜色与周围黏膜相同，质软，一般不发生癌变。

六、点评

本例患者有胃肠息肉病，同时存在牙齿脱落、毛发减少和指甲发育不良等外胚层发育不全表现,又合并小肠两种良性肿瘤——海绵状平滑肌瘤和脂肪瘤,临床罕见。结合患者有既往贫血史 20 余年,考虑有长期慢性消化道失血可能。小肠出血和小肠肿瘤诊断较为困难,小肠插管气钡造影、血管造影、胶囊内镜联合检查对占位病灶可以提高检出率。

参考文献

1. Akhrass R,Yaffe M,Fischer C,*et al*. Small bowel diverticulosis:perceptions and reality. J Am Coll Surg,1997;184:383－388

2. 李劲高,占俊,甘小玲. 小肠憩室 69 例临床分析. 中国实用内科杂志,1998;14:41－42

3. Ritchie AC. Boyd's textbook of pathology. Vol Ⅱ. Nineth edition. Pennsylvania:Lea & Febiger,1990:1061

4. Sleisenger MH,Fordtran JS. Gastrointestinal disease pathophysiology diagnosis management. Third edition. Philadelphia:W. B. Saunders Company,1983;804:1272

5. Arnold JF,Pellicane JV. Meckel's diverticulum:a ten-year experience. Am Surg,1997;63:354－355

6. Pasztor E,Mikita J,Gyory F,*et al*. Diagnosis of Meckel diverticulum,containing ectopicgastricmucosa,by studying small bowel passage. Orv Hetil,1998;139:2845－2847

7. 徐富星,岑戎. 胃肠道息肉和息肉病的内镜及病理诊断. 中国胃肠外科杂志,2000;3:75－76

8. 潘国宗,曹世植. 现代胃肠病学. 上海:上海科学技术出版社.1994:1211－1221.

9. 张志星. 消化道肿瘤的诊断与外科治疗. 北京:军事科学技术出版社,2002:125

10. 李映南,胡振西,史俊昌,等. 小肠原发性恶性肿瘤的临床 X 线诊断(附 21 例分析). 实用放射学杂志,2000;16:548－550

病例5 "反复上腹痛伴黑便5年,加重3天"

一、病例资料

患者,男性,58岁,退休工人,因"反复上腹痛伴黑便5年,加重3天"入院。

患者5年来反复出现上腹烧灼痛伴嗳气反酸,有夜间痛,无放射痛,且伴间歇性黑便,量不多,无呕血。既往胃镜提示"十二指肠降部溃疡",给予"洛赛克"治疗,症状时重时缓,反复黑便不断,以后不规则服药物治疗。近3天黑便不成形,量增多,每次量约250g,今日已解黑便3次,总量约800g,伴头昏乏力、心悸,但无出汗,无昏厥,无呕吐及呕血。门诊再查胃镜示"十二指肠降部溃疡(约1.8cm大小)伴出血"。患病以来自觉消瘦明显(具体体重未测),睡眠可,小便无殊。幽门螺杆菌检查多次阴性。

既往有"左肾结石,左肾囊肿"病史3年余。不饮酒,无长期非甾体类抗炎药等服药史。

体格检查:血压14.0/8.7kPa,心率86次/分。消瘦,神清,精神软,重度贫血貌,浅表淋巴结未及,皮肤巩膜无黄染。双肺呼吸音清,未闻及干湿性啰音。心律齐,未闻及杂音。腹软,稍饱满,腹壁未见曲张静脉,肝脾肋下未及,腹部未及肿块,剑突下压痛,无反跳痛,移动性浊音阴性,肠鸣音7次/分。双肾区无叩痛,下肢无浮肿。神经系统检查正常。

实验室及辅助检查:血常规:WBC 7.5×10^9/L,Hb 49g/L,PLT 326×10^9/L;大便隐血(+~+++)(5次);尿常规正常;血肝肾功能、凝血谱、血糖正常;血AEP、CEA、CA199正常范围;血清胃泌素正常。

腹部B超提示"肝稍大伴肝光点较粗,胆囊壁毛糙"。

胃镜提示"十二指肠降部溃疡(A1),大小约1.8cm×1.5cm"。

入院后予"潘妥拉唑"制酸、补液支持、输红细胞纠正贫血等治疗后大便转黄,多次复查大便隐血阴性。4周后胃镜复查提示"慢性浅表性胃窦炎,十二指肠降部未见溃疡"。共住院治疗5周后出院,继续服用"埃索美拉唑和替普瑞酮"维持治疗。出院1月半,患者反复出现黏液血便,每日大便3~5次,伴下腹隐痛,但无里急后重感,无畏寒发热,无呕吐,再次入院治疗6周,期间血常规提示Hb 93g/L左右,大便隐血(+~+++),大便培养阴性,大便找钩虫卵阴性;肠镜检查提示"直肠炎、直肠息肉(直肠距肛门约13cm处见一颗约0.6cm大小宽基息肉,表面光滑无出血)",病理报告为"慢性炎症";胃镜复查提示"十二指肠降部见一巨大溃疡,边缘不规则隆起,底部覆血痂伴渗血",病理报告"符合十二指肠降部溃疡表现"。

二、病史特点

(1)患者,男,58岁。5年来反复出现上腹烧灼痛、夜间痛,伴有间歇性黑便,近期黏液血便。

(2)重度贫血,大便隐血持续(+~+++),血清胃泌素正常,Hp检查阴性。

(3)多次胃镜提示"十二指肠溃疡伴出血(十二指肠降部1.8cm×1.5cm溃疡,边缘不规则隆起,底部覆血痂伴渗血)"。结肠镜提示"直肠炎,直肠息肉"。

三、诊断思路和鉴别诊断

该患者长期、反复出现腹痛、黑便,胃镜多次检查发现十二指肠降部溃疡伴出血,常规治疗无效,诊断为难治性十二指肠溃疡应该无疑。虽然后有黏液血便,已被证实有直肠炎和直肠息肉伴发。对难治性溃疡排除Hp感染和非甾体药物因素要考虑以下疾病,必要时可以考虑手术治疗。

1. Zollinger-Ellison综合征

可发生于任何年龄,但大多在30~50岁,男女比例为2~3∶1。临床表现为顽固性溃疡,以球后溃疡多见,腹痛较剧。腹泻可先于溃疡出现,常为间歇性发作。如出现以下情况时需考虑本病可能:①常规抗溃疡药物治疗反应差;②胃溃疡行胃大部切除术后,早期出现吻合口溃疡或出血;③溃疡分布在少见部位,如十二指肠降部或空肠;④胃镜下胃黏膜肥厚,可形成巨大皱襞;⑤99%患者血清胃泌素升高。该患者反复发作十二指肠降部溃疡,药物治疗疗效欠佳,需考虑本病可能,但患者血清胃泌素正常,没有腹泻等临床表现,必要时复查血清胃泌素和上腹部CT检查,了解胰腺及周围结构。

2. 十二指肠黏膜肿瘤伴溃疡

十二指肠肿瘤可分为良性和恶性,可发生于十二指肠各段,以原发性十二指肠肿瘤多见,多为恶性,偶可发现转移性肿瘤,好发年龄50~70岁,男女发病无明显差异。十二指肠肿瘤早期无特异性症状,中晚期可出现腹痛、恶心、呕吐、呕血、黑便等消化道症状,诊断需结合内镜、胃肠造影及病理活检。该患者年龄较大,有反复腹痛和消化道出血症状,胃镜提示十二指肠降部溃疡(巨大溃疡),同时有消瘦表现,需警惕十二指肠恶性肿瘤可能。但该患者溃疡病理组织检查为良性溃疡,血肿瘤指标正常,临床慢性发病过程也不支持恶性肿瘤。必要时可再次进行活检。

3. Crohn 病

Crohn 病同时累及回肠末端及小肠多见,十二指肠单独受累则少见,约占 Crohn 病的 1%～2%。发病年龄多在 15～30 岁,男女发病比例相似。临床症状主要取决于病变的部位,腹痛、腹泻为最常见的症状,实验室检查可发现贫血、活动期白细胞增高、血沉加快和粪便隐血试验阳性等。患者十二指肠降部反复发作溃疡,不能完全排除是由 Crohn 病引起的,本病多表现为肠腔节断性狭窄,可以通过气钡双重造影、小肠 CT 或 MRI 检查了解肠腔形态。但该患者年龄偏大,没有大便性状、次数的改变和肠梗阻表现,相关实验室检查无明显异常,目前诊断依据不足。

4. Dieulafoy 病

本病发病部位可遍及消化道的各个部位,引起的上消化道出血为胃黏膜下恒径动脉破裂所致。可发生于任何年龄,男女之比为 2～3:1,无明显诱因。临床上可表现为突发反复呕血、黑便或急性上消化道大出血,常规内科止血无效。绝大多数病灶局限于贲门部位下 6cm 范围内,多见于小弯侧。镜下可见局限性黏膜糜烂灶或浅溃疡,或呈孤立性圆锥状息肉样,中央可见动脉搏动,病灶周围界限清楚。常易漏诊。患者无呕血表现,仅表现为间歇性黑便,多次胃镜未见明显胃内出血病灶,临床过程不支持诊断。

5. 十二指肠淋巴瘤

小肠淋巴瘤分为原发性和继发性,以后者多见。原发性小肠淋巴瘤占所有小肠原发性恶性肿瘤的 40%～50%,可发生于小肠各段,以回肠末段最多,十二指肠最少。小肠淋巴瘤的主要症状为慢性肠梗阻所致的间歇性腹痛,亦可有消化道出血。多数患者可有消瘦、乏力、发热等症状,约半数患者可触及腹块。患者无发热和肠梗阻表现,病程时间已愈 5 年,呈慢性发作过程,因此临床特征不符合本病表现。

6.十二指肠间质瘤

十二指肠间质瘤为起源于小肠肌层的黏膜下肿瘤,可向肠腔内生长,呈单个隆起,肿瘤的包膜完整,表面一般光滑,但易发生糜烂、溃疡和出血;也可向浆膜面生长,可使小肠扭转或压迫肠腔引起梗阻。本病可呈良性发展过程,但有恶变倾向。大多需要深部病理组织检查,常规病理染色发现率不高,需要免疫组化染色或手术标本证实。该患者降部溃疡面积大,需要警惕黏膜下有间质瘤导致黏膜溃疡出血可能,可进一步行小肠 CT 或胃肠道 X 线造影检查,必要时手术探查以明确诊断。

7.十二指肠憩室

十二指肠憩室相当常见,多见于中年以上,男女发病率相近,男性略高。单发多见,绝大部分发生于十二指肠第二段,其次为第三、四段,68%～90%位于十二指肠内侧凹面,距 Vater 壶腹 2.5cm 以内。本病的临床表现取决于憩室的继发性病理改变,如发生憩室炎,可表现为上腹痛、嗳气、反酸等类似消化性溃疡症状,使用制酸解痉药可使症状缓解;憩室内糜烂溃疡可蚀破血管引起消化道出血。该患者为中年男性,溃疡出血部位为憩室好发部位,需行十二指肠低张造影或十二指肠镜进一步排除。

四、诊治经过

患者因反复消化道出血,内科保守治疗失败,后行手术治疗。术中发现十二指肠降部巨大溃疡,边缘不规则隆起,向浆膜层浸润。病理检查诊断:"十二指肠间质瘤",遂行十二指肠肠段切除术。

> 最后诊断:①十二指肠间质瘤合并出血;②直肠息肉

五、讨论

胃肠间质肿瘤(gastrointestinal stromal tumor,GIST)是胃肠道最常见的间叶来源肿瘤。大部分 GIST 表达由原癌基因 c-kit 编码的酪氨酸激酶受体 KIT,在正常的胃肠壁,KIT 由星形细胞(interstitial cells of cajal,ICC)分泌,GIST 可能来源于 ICC 或其前体细胞。有研究发现,90%散发性 GIST 存在 c-kit 基因的体细胞突变,而无 c-kit 基因体细胞突变的 GIST 50%存在血小板源性生长因子受体 α 的突变,所以 c-kit 和血小板源性生长因子受体 α 基因的检测可用来明确诊断 GIST。GIST 好发于老年人,占所有胃肠道肿瘤的 1%,60%～70% 发生于胃,20%～30% 发生于小肠,5% 发生于直肠和乙结肠,<5% 发生于食管,<1% 发生于腹腔。

本病最常见的症状是消化道出血,也可表现为腹部不适、腹痛、腹部肿块、肠梗阻等,食管 GIST 可以表现为吞咽困难。小的肿瘤可以没有任何症状,在检查中偶然发现。胃肠造影检查可见孤立的充盈缺损,呈圆形或椭圆形,界限清楚,周围黏膜正常,并发溃疡者也可见充盈缺损区内深龛影,周围光滑,无黏膜聚集现象,难与真性平滑肌肿瘤鉴别。胃镜检查有时可见腔内半球形或球形隆起,表面黏膜紧张光滑,顶部有时可出现少量出血或溃疡病变,也可无任何异常发现。有上述临床表现,内镜发现黏膜下肿块伴黏膜溃疡者应高度警惕 GIST。单纯依靠病理检查难以明确诊断,需进行免疫组化检查。GIST 免疫组化检查最显著特征是 CD117 特异性的强染色,而平滑肌瘤 CD117 阴性。

治疗上可切除无转移的 GIST,首选手术,但是事实上所有的 GIST 都有转移的危险性。甲磺酸伊马替尼是选择性酪氨酸激酶抑制剂,可以抑制 c-kit 和血小板源性生长因子受体 α。甲磺酸伊马替尼 400mg/d 联合或不联合手术是再发或有转移的 GIST 的首选治疗方式,如果治疗中发生继发耐药性或存在特异基因型则需要加大甲磺酸伊马替尼剂量。当手术危险性大,死亡率高或手术可能导致器官功能丧失时,则用甲磺酸伊马替尼辅助化疗。本病有潜在恶变及复发可能,故需 CT 随访,每 3～6 个月检查一次,至少 5 年。c-kit 和血小板源性生长因子受体 α 基因的突变检测可用来判断药物的疗效。本病的预后与肿瘤的大小、位置和有丝分裂数有关。>2cm 的大肿块预后比小肿瘤差,<1cm 的肿瘤预后较好。如果肿瘤局限在一个器官,5 年生存率为 64%;已有邻近器官转移者约 30%;有远处转移者仅为 13%。

六、点评

对于十二指肠难治性溃疡及非典型部位发生溃疡(降部以下溃疡),临床上要考虑继发性溃疡。继发性溃疡常见于憩室病、间质瘤、淋巴瘤和 Crohn 病等一类疾病,它们可引起黏膜表面糜烂溃疡和出血,在出血静止期行胃肠造影或者小肠 CT 检查对鉴别溃疡周围的病灶和累及深度有重要价值。本病患者的十二指肠间质瘤没有典型的向肠腔内生长的"肿块"或"息肉"样改变,而表现为巨大溃疡形成。胃肠间质瘤常常多发,生长方式绝大部分为全层累及,也有相当一部分患者表现为恶性行为,呈黏膜下浸润或向浆膜外生长,或者发生肝内转移或腹腔内转移。临床治疗可以用药物控制,并发大出血或梗阻时可以采用手术治疗。

参考文献

1. Hiroba S,Isozaki K. Pathology of gastrointestinal stromal tumors. Pathl Int,2006;56:1—9

2. Blackstein ME,Blay JY,Corless C,*et al*. Gastrointestinal stromal tumours:consensus statement on diagnosis and treatment. Can J Gastroenterol,2006;20:157—163

病例6 "血便6小时"

一、病例资料

患者,男性,61岁,因"血便6小时"入院。

患者凌晨3点急起解暗红色糊状大便2次,每次量约500g,不含凝血块,无脓液。伴头晕眼花、心慌、恶心、乏力,无呕吐、腹痛,无畏寒、发热,无皮肤、眼白发黄,即来医院急诊。

患者20年前有"胃溃疡出血"病史;10年前患有"乙肝";患"高血压病"6年,血压最高17.3/13.3kPa,自服"珍菊降压片",血压控制尚稳定;无过敏史,婚育史和家族史无殊。

体格检查:体温36.4℃,脉搏78次/分,呼吸20次/分,血压16.0/9.3kPa。贫血貌,无肝掌及蜘蛛痣,全身淋巴结未及。心肺听诊无殊。腹平软,肝脾肋下未及,全腹未及包块,移动性浊音(一)。双下肢无浮肿。

实验室及辅助检查:急诊血常规:Hb 117g/L;2小时后复查Hb 95g/L;4小时后患者又解暗红色血便约400g,Hb下降至79g/L。肝功能和凝血时间均正常。

B超示"肝弥漫性病变,胆囊炎,胆囊结石,脾轻度肿大"。

急诊胃镜检查示"慢性浅表性胃炎伴糜烂,未见活动性出血病灶。"

入院后予"禁食、补液、止血"等治疗,予输浓缩红细胞2个单位。次日上午(24小时后)Hb上升为91g/L,但下午患者又解暗红色大便,予施他宁250μg/h持续静脉微泵维持,患者仍间断解暗红色血便。住院后第3天上午患者Hb又下降为72g/L,血小板降至48.2×10^9/L,肝功能示ALB 22g/L,出现全身浮肿并有血压一过性下降至10.7/8.0kPa。急诊行肠系膜血管造影检查,未见活动性出血病灶。经补充血容量、输注白蛋白、输浓缩红细胞和血小板等治疗,住院后第5天行结肠镜检查,提示"结肠黏膜苍白,有暗红色的液体黏附,可见数颗长蒂息肉,直径约0.4~1.2cm,表面欠光整,但无活动性出血征象,回肠末段内有暗红色血性液体潴留"。

二、病史特点

(1)患者,男性,61岁,有"胃溃疡"、"乙肝"、"高血压病"病史。

（2）急起无痛性反复大量血便，有严重贫血和循环不稳定表现。

（3）Hb 进行性下降，出现全身浮肿和严重低蛋白血症。

（4）B超提示有慢性肝病和脾肿大；胃镜示胃十二指肠无出血病灶；肠系膜血管造影未见活动性出血病灶；结肠镜发现结肠有非出血性多发息肉，小肠末段肠腔内有暗红色血液。

三、诊断思路和鉴别诊断

患者为老年男性患者，急性消化道大出血，以解血便为首发表现，经过急诊胃镜未发现上消化道有活动性出血病灶，结肠镜检查也未发现结肠有活动性出血病灶，唯小肠肠腔内有暗红色血液潴留，因此临床定位诊断考虑小肠病变引起消化道出血的可能，对病因鉴别如下：

1. 小肠血管性疾病

可以是先天性血管发育异常，或后天获得性血管退行性变及曲张静脉存在，也可能与慢性肠道黏膜缺血有关。国内多数学者认为，肠道血管畸形主要发生在年龄较大的患者。Boley 等认为本病的病理基础是肠壁内压增高使静脉回流障碍，导致血管曲张，发生退行性改变。小肠血管畸形的主要临床表现为下消化道出血，呈突发性、间歇性发作，不伴有腹痛，除肠鸣音亢进外，腹部常无阳性体征。出血方式有多种表现：①急性大量出血：可危及生命，此种情况少见；②反复间歇性出血：临床较常见；③慢性少量出血。小肠血管畸形致消化道出血的病变部位往往难以确定。临床诊断主要依靠选择性腹腔血管造影和小肠镜检查，而胃肠造影诊断价值不大。在排除肠腔内占位病变后应想到本病的可能。本例患者为老年男性，呈无痛性下消化道间歇性大出血，有高血压及慢性肝病史，可能导致血管退行性变及罕见部位曲张静脉破裂出血的可能，但在出血期间肠系膜动脉造影未见活动性出血病灶，不支持本病诊断。

2. 小肠憩室

绝大多数无症状，约 10% 的患者主诉上腹胀痛不适，伴恶心、嗳气，饱食后加重，并发憩室炎症或溃疡时症状较重或持久，憩室部位可有压痛，严重者可有出血与穿孔。Meckel 憩室大多发生于 10 岁前，1 岁以内的占 1/3，男性多见。获得性空回肠憩室发病率低，中年以上多发，男性多于女性，单个憩室多无症状，少数发生憩室炎症、出血、穿孔及梗阻并发症，小肠气钡造影有重要的诊断价值。憩室所引起的出血是老年人下消化道大出血最常见的原因之一,出血多为无痛性且不伴憩室炎,常由于憩室内压增高引起黏膜坏死或憩室内粪石直接损伤黏膜所致,大量出血时患者可发生休克,多数患者出血自行停止,同一憩室反复出血的情况罕见。本例患者为男性老年患者,出血持续时间较长,出血量较大,肠系膜血管造影未见明显异常,小肠气钡造影有助于明确诊断,但不宜在活动性出血期检查。

3. 小肠肿瘤

小肠恶性肿瘤约占胃肠道恶性肿瘤的 2%~3%,男性为女性的 2 倍,45 岁以后患病率上升,60~70 岁较多,主要为癌、类癌、恶性淋巴瘤和肉瘤,少见的尚有黑色素肉瘤和浆细胞瘤等。临床表现缺乏特异性,腹痛是最常见的症状,出现较早,轻重不一,呈慢性过程,腹痛部位与肿瘤部位密切相关;腹块是常见的体征之一,约占 40%,部分患者以腹块为主诉;消化道出血约占 18.1%~27.9%,主要是由于肿瘤表面糜烂、溃疡、坏死所致。恶性肿瘤中消化道出血以腺癌最常见,平滑肌肉瘤和淋巴瘤次之。小肠良性肿瘤发病率为小肠恶性肿瘤的 1/3,以血管瘤和平滑肌瘤为多,还有脂肪瘤、腺瘤、错构瘤样病变和纤维瘤等。平滑肌瘤好发于空肠,多数为单个,肿瘤生长方式有多种,由于平滑肌瘤的黏膜面的血管较丰富,可因糜烂、溃疡而发生肠道出血。脂肪瘤发病率次于平滑肌瘤,好发于回肠末端,肿瘤有明显的界限,自黏膜下膨胀生长而压迫肠腔,故肠套叠的发生率为50%,因其血管丰富常被误认为血管瘤,消化道出血较常见,多表现为反复的黑便,偶有血便。错构瘤样病变最常见的是Peutz-Jeghers综合征,空肠和回肠息肉多于胃和大肠,息肉数目极多,体积变化也很大,从细小无蒂到几厘米的巨大有蒂息肉,临床最初表现为反复出现的消化道出血。本病例患者为老年男性,需警惕小肠肿瘤可能,可进一步行小肠镜或胶囊内镜检查。

4. 急性出血性坏死性肠炎

起病急,发病前多有不洁饮食史,腹痛多为逐渐加剧的脐周或中上腹阵发性绞痛,其后逐渐转为全腹持续性痛并阵发性加剧,腹痛后伴有腹泻。粪便初为糊状含粪质,后渐为鲜血状或暗红色血块,出血量多少不定,轻者可仅有腹泻,或为粪便隐血阳性而无便血;严重者一天出血量可达数百毫升。发病后可出现乏力、发热等全身症状,体温一般为 38~39℃。体检可发现脐周和上腹部明显压痛,早期肠鸣音可亢进,其后减弱或消失。本病例发病急,出血量大,但不伴有腹痛,体检无腹部压痛,临床过程不支持此病。

5.肠结核

患者多为青壮年,女性多见,好发部位为回盲部。早期症状多不明显,可有腹痛、腹泻与便秘交替、腹部肿块。肠结核时由于常发生小血管闭塞,消化道出血少见,但晚期患者可有肠出血。肠结核有结肠毒血症如午后低热、盗汗,病情多迁延,全身情况和营养状况一般均较差。辅助检查如血沉加快、贫血、粪便隐血试验阳性、PPD试验阳性、血清ADA升高对诊断有一定的帮助,内镜下病理活检发现干酪性肉芽肿或发现抗酸杆菌可确诊本病。该患者年龄较大,临床表现主要为消化道大出血,肠镜检查至回肠末端,未见黏膜明显异常,可基本排除本病。

四、诊治经过

经初步判定出血部位在小肠后,选择胶囊内镜检查。胶囊内镜运行至2小时18分进入十二指肠水平部见黏膜下紫蓝色隆起,占据半个肠腔,伴有新鲜出血。次日行剖腹探查,在距十二指肠屈氏韧带约30cm处有一5cm×2cm×2cm肿块,合并肠套叠。肿块质软,表面光滑,仅有一浅小溃疡。切除肿块所在部分肠段,病理报告提示"小肠脂肪瘤"。术后患者大便渐渐转黄,未再发生出血。

最后诊断:①小肠脂肪瘤合并肠套叠;②消化道大出血

五、讨论

脂肪瘤(lipoma)是较为常见的软组织肿瘤,可发生于人体的任何部位,以皮下最为常见。胃肠道间叶来源的肿瘤中,脂肪瘤较少见,而发生于小肠的脂肪瘤更为罕见。小肠脂肪瘤可发生于任何年龄,多见于30~40岁之间。肿瘤常位于黏膜下层,切面呈特征性的淡黄色,有油腻感,包膜完整。一般不引起明显的临床症状,肿瘤较小,常可持续3~5年无症状,也有文献认为肿块超过4cm才有临床症状。临床症状与肿瘤大小、部位、生长方式及其并发症的类型有关。约1/3病例终身无任何症状,而是腹部其他手术时偶然发现,或在尸解中发现。本病的主要临床症状包括:①腹痛:约2/3患者可出现不同程度的腹痛。肿瘤牵拉、肠管蠕动失调及瘤体中心坏死并发感染、肠梗阻、肠穿孔等可引发不同性质的腹痛。小肠脂肪瘤引起的肠梗阻常有反复发作的剧烈腹痛伴肠鸣亢进,在腹痛发作时,可扪及圆形或椭圆形肿块。导致肠梗阻的主要原因是小肠黏膜下和较小的浆膜下脂肪瘤易发生肠套叠,应作为诊断小肠脂肪瘤的重要依据,较大的浆膜下脂肪瘤易发生扭转、压迫、阻塞等,而生长于肠壁间及环形生长者易致肠腔狭窄。②消化道出血:小肠良性肿瘤约1/4病例可出现消化道出血,多为下消化道出血,位于十二指肠者可发生上消化道出血,并有类似溃疡病症状。部分小肠脂肪瘤的出血为间歇性、持续少量出血或仅呈大便隐血阳性。③腹部肿块:较大的小肠脂肪瘤可触及肿块,质软,常呈分叶状,肿块活动度较大,且位置不固定,有时可触及,有时却难以发现。④其他症状:如恶心、呕吐、便秘、腹胀、腹泻等亦可伴随发生。

小肠脂肪瘤的诊断较难,主要依赖于影像学检查。胃肠钡餐造影有一定的价值,表现为肠腔内(通常在回肠末端)圆形、卵圆形或分叶状充盈缺损,直径2~4cm,边界光整,无蒂,加压时形态可改变,局部肠管蠕动及黏膜均正常。但由于胃肠造影时各肠段重叠较多、病变段肠管暴露不佳,尤其是合并肠梗阻、肠套叠时诊断更为困难,因此该检查方法有一定的局限性。多层螺旋CT对软组织具有良好的分辨率,能清晰显示各段肠管内外结构及病变,有时可发现小肠脂肪瘤为等密度肿块,显示小肠脂肪瘤及其所致肠套叠发生的部位和范围。此外,磁共振(MRI)对软组织也有较好的分辨率,脂肪瘤易被MRI确诊。内镜检查虽可确诊此病,但由于小肠镜并不能完整地检查整个小肠,因此也有一定的局限性。

小肠脂肪瘤的主要治疗方法为外科手术切除,经内镜下切除脂肪瘤也是一种可行方法。有文献报道,经内镜成功切除有出血的大小为5cm×2cm×2cm的小肠脂肪瘤。Baskaran V等认为,在剖腹探查术中或内镜检查未能发现小肠出血病因,但如同时发现有脂肪瘤存在也应进行切除。本例采用小肠胶囊内镜检查,发现了肠道黏膜下紫蓝色隆起,占据半个肠腔,伴有新鲜出血,随后进行了手术切除,术后病理证实为脂肪瘤。该患者术后恢复良好,未再发生出血,表明其出血原因为小肠脂肪瘤所引起。

六、点评

小肠脂肪瘤是少见疾病,以消化道大出血为首发更为少见,而并发肠套叠又以无痛性大出血为首发症状的极为罕见。本例患者过去有胃溃疡、慢性肝病、高血压等疾病,又有结肠多发息肉,以急性消化道大出血为首要表现,鉴别诊断困难,极易误诊危及生命。本例患者及时定位小肠,选择无创性胶囊内镜发现小肠肿块和出血病灶,为最后诊断和手术治疗奠定了基础,值得借鉴。

参考文献

1. Boley SJ, Sammartano R, Adams A, *et al*. On the nature and etiology of vascular ectasias of the colon:degenerative lesions of aging. Gastroenterology,1977;72:650—660

2. Olmsted WW, Ros PR, Hjermstad BM, *et al*. Tumors of the small intestine with little or no malignant predisposition:a review of the literature and report of 56 cases. Gastrointest Radiol,1987;12:231—239

3. Sou S, Nomura H, Takaki Y, *et al*. Hemorrhagic duodenal lipoma managed by endoscopic resection. J Gastroenterol Hepatol,2006;21:479—481

4. Baskaran V, Patnaik PK, Seth AK, *et al*. Intestinal lipoma:a rare cause of lower gastrointestinal haemorrhage. Trop Gastroenterol,2003;24:208—210

二、吞咽困难

病例 7 "反复吞咽困难 9 月余"

一、病例资料

患者,男,33 岁,因"反复吞咽困难 9 月余"入院。

患者于 9 个多月前出现咽喉部梗噎感,进食粗糙食物时明显,进食半流质及流质时不明显。上述症状反复发作,可自行缓解。无呕吐、胸痛,无反酸、嗳气,无腹痛、腹胀等不适。5 个月前自觉症状加重,3 个月前进食流质时也有吞咽不畅感,且症状持续存在,为进一步诊治收住入院。

患者精神尚好,睡眠佳,食欲好,大小便无殊,体重下降约 6kg。既往吸烟史 20～60 支/天×10 年,偶尔饮酒。

体格检查:体温 36.2℃,血压 14.7/9.6kPa,脉搏 72 次/分,呼吸 18 次/分,身高 167cm,体重 55kg。神清,心肺听诊无殊。腹部平软,无压痛,无反跳痛,肝脾肋下未及,移动性浊音(一)。颈部两侧不对称,甲状软骨稍偏右,左侧颈前区可扪及肿块,大小约 3.0cm×2.0cm,肿块可随吞咽活动,质较硬,边界欠清,表面光滑,无压痛,颈部表面皮肤无红肿表现,颈部右侧无异常。

实验室及辅助检查:血常规:WBC $3.5×10^9$/L,N 38.1%,L 49.9%;PLT $158×10^9$/L;大、小便常规正常;血电解质和肝肾功能均在正常范围;总胆固醇 203mg/dl;肿瘤标志物:CA 199、CA 125、AFP、CEA 在正常范围;自身免疫全套:ANA、抗-SSA、p-ANCA、抗-SSB、dsDNA、SM、RNP、SCL-70 抗体、抗 Jo-1、c-ANCA、ACA 均阴性;甲状腺功能:T_3、T_4 和 TSH 在正常范围。

心电图正常。

胸后前位 X 线检查示"心肺膈未见异常"。

上腹部 B 超示"右肝血管瘤(0.58cm×0.59cm)"。

X 线钡餐检查示"颈段食管略显僵硬"。

胃镜示"食管入口处明显狭窄,镜身不能通过,入口处黏膜光滑,未见破损和新生物"。

ECT 显示"甲状腺总摄锝率功能正常,甲状腺左叶上极放射性缺损,外形失常"(图 1)。

颈部 B 超检查显示"左侧颈前区甲状腺后方实质性占位"(图 2)。

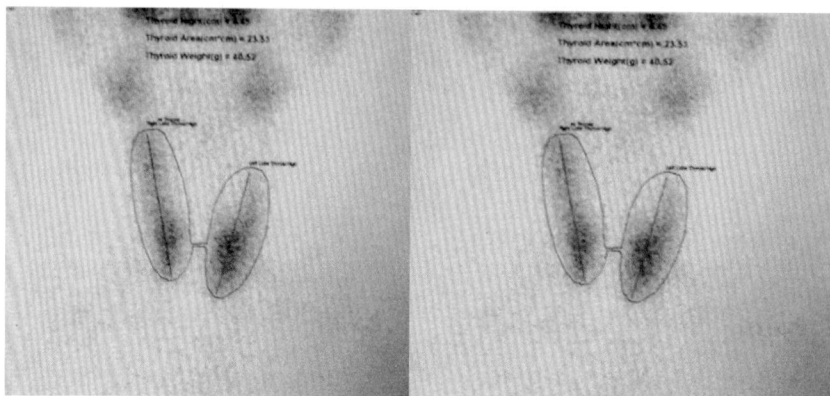

图 1 甲状腺 ECT 显示甲状腺总摄锝率功能正常,并显示甲状腺左叶上极放射性缺损,外形失常

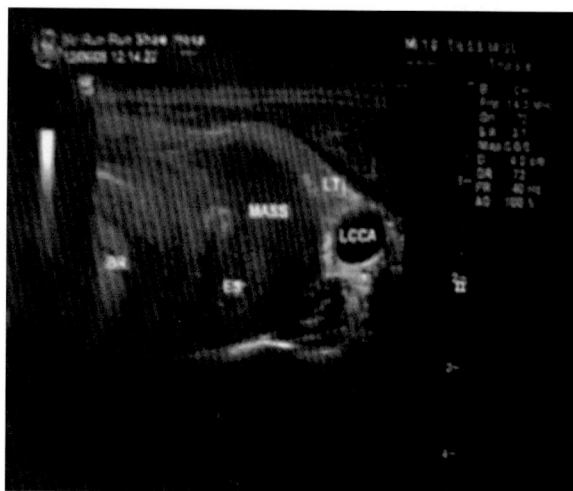

图 2 颈部 B 超检查显示左侧颈前区甲状腺后方实质性占位

二、病史特点

(1)男性,33岁。

(2)反复吞咽困难9月余。

(3)左侧颈前区可扪及大小约3.0cm×2.0cm的肿块,可随吞咽活动,质较硬,边界欠清,表面光滑,无压痛。

(4)食管钡餐造影检查颈段食管略有僵硬感。胃镜示食管入口处明显狭窄,胃镜不能通过,食管入口处黏膜光滑,无黏膜破损和肿块。

三、诊断思路和鉴别诊断

对吞咽困难患者通常先作定位诊断后作定性诊断(表1)。

表1 进行性吞咽困难的定性诊断和定位诊断

定性诊断病因分类	定位诊断部位分类
1.咽食管运动功能障碍性疾病 　原发性 　继发性 2.咽食管机械阻塞性疾病 　炎症 　肿瘤 　化学性腐蚀	1.口咽型吞咽困难(高位吞咽困难) 　咽和近端食管的因素造成的吞咽困难 2.食管型吞咽困难(低位吞咽困难) 　食管大部和食管胃结合部所致的吞咽困难

该患者吞咽困难为进行性加重,且胃镜示食管入口处狭窄,据此可以判定该患者吞咽困难位于口咽部,性质为机械阻塞性。

引起口咽型-机械阻塞性吞咽困难的病因主要有两大类:

1.咽食管交界处内源性病变

常见病因包括:咽部肿瘤,食管良、恶性肿瘤,Zenker憩室,食管高位狭窄,手术后狭窄,炎症性疾病(咽炎、化脓性扁桃体炎),食管异物,食管蹼等。

患者没有颈部手术外伤史,也没有腐蚀性物质误食史,临床表现为进行性吞咽困难,因此食管良性狭窄和炎症性疾病的可能性较小,需要重点排除有无食管占位性疾病。其中食管癌为较常见的一种恶性肿瘤,典型临床表现为进行性吞咽困难,发病年龄多在40岁以上。临床上按病理形态可分四型：①髓质型：食管呈管状肥厚，癌肿浸润食管壁各层及全周切面呈灰白色如脑髓，恶性程度最高；②缩窄型：又称硬化型，癌肿环形生长，造成管腔狭窄，常较早出现阻塞；③蕈伞型；④溃疡型。尽管患者年龄较轻，仍应警惕缩窄型或髓质型食管癌可能，其他占位性疾病如食管间质瘤或食管平滑肌瘤也有待排除。需要行胸颈部 CT 和超声内镜等进一步检查。

2.外源性压迫

常见因素有甲状腺肿大或肿瘤、颈椎骨刺、颈部淋巴结病、血管畸形。结合患者体格检查结果，患者左侧颈前区可扪及大小约 3.0cm×2.0cm 的肿块，该处肿块常见于各种甲状腺疾病及甲状舌骨囊肿。

甲状舌骨囊肿是与甲状腺发育有关的先天性畸形。在胚胎期，甲状腺是由口底向颈部伸展的甲状腺舌管下端发生的。甲状腺舌管通常在胎儿 6 周左右自行闭锁，若甲状腺舌管退化不全，即可形成先天性囊肿，感染破溃后成为甲状腺舌管瘘。本病多见于 15 岁以下儿童，男性为女性的 2 倍，表现为在颈前区中线、舌骨下方有直径 1～2cm 的圆形肿块，境界清楚，表面光滑，有囊性感，并能随吞咽或伸、缩舌而上下移动。但该患者颈部肿块质地较硬，非囊样感，肿块直径大于 2cm，且发病年龄较大，故诊断甲状舌骨囊肿依据不足。

由甲状腺疾病所致颈部肿块可见于单纯性甲状腺肿、甲状腺功能亢进症、亚急性甲状腺炎、慢性淋巴细胞性甲状腺炎、甲状腺腺瘤、甲状腺癌等疾病。该患者甲状腺功能正常，甲状腺 ECT 显示甲状腺总摄锝率功能正常，甲状腺左叶上极放射性缺损，外形失常，考虑为甲状腺外肿块压迫所致。颈部 B 超显示左侧甲状腺后方实质性占位，可排除甲状腺来源疾病。

四、诊治经过

颈部 CT 扫描显示：C_6 水平气管后软组织团块，食管来源肿瘤可能性大（图 3），不排除食管外病灶压迫。食管入口处超声内镜扫描显示：食管上段管壁明显增厚，最厚处达 1cm，层次消失，代之以均匀低回声改变（图 4）。因此明确肿块来源于食管。为进一步明确肿块性质，解除患者梗阻症状，转头颈外科手术治疗。

术中发现：食管颈段肿块源于食管肌层，质地较硬，边界不清，大小约 3cm×2cm，范围上至甲状软骨中份，下至第一气管环。冰冻送检肿块组织，诊断为食管颗粒细胞瘤。手术切除了部分肿块。术后病理组织学检查

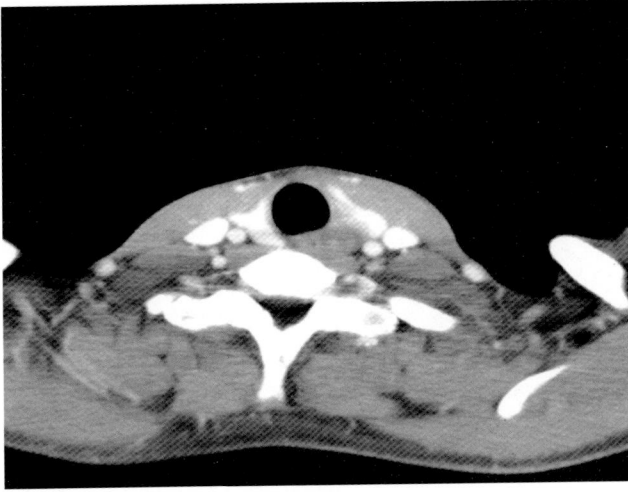

图3 颈部 CT 扫描显示:C$_6$ 水平气管后软组织团块,
食管来源肿瘤可能性大

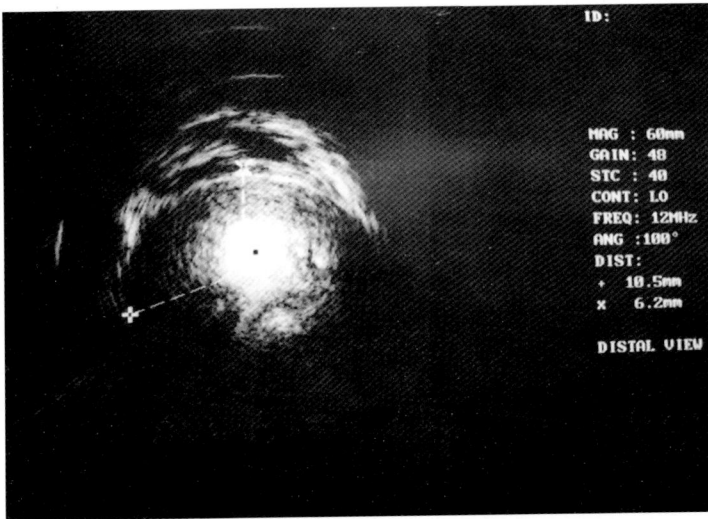

图4 超声内镜扫描显示:食管上段管壁明显增厚,
最厚处达 1cm,层次消失,代之以均匀低回声改变

示肿瘤细胞弥散分布,核小而圆,胞界不清,胞浆丰富,细小嗜酸性颗粒状,
细胞间胶原纤维沉积。免疫组织化学分析结果:S-100(＋),CD68(＋),NF

43

（一），PAS 散在阳性。病理诊断：（左颈）颗粒细胞瘤。

因肿块未完全切除，术后患者吞咽困难症状无明显缓解，于半年后行颈部 MRI 检查，显示气管左后方、左侧甲状腺前方及外侧术后改变，伴肿瘤残留。再次行食管开口处肿块切除术，术后病理诊断：（食管入口处）不典型颗粒细胞瘤，肿瘤大小 2.5cm×2.0cm×1.0cm，切缘见肿瘤细胞。免疫组化：Vim（＋），NSE（＋），S-100（＋），GFAP（±），CD34（－），KP-1（＋），SMA（－），DES（－），CD117（－），Ki-67（－），AE1/AE3（－）。切口Ⅰ/甲愈合，痊愈出院。

> 最后诊断：食管颗粒细胞瘤

五、讨论

颗粒细胞瘤（granular cell tumors）也称为颗粒细胞肌母细胞瘤（granular cell myoblastoma）、颗粒细胞神经鞘瘤（granular cell schwannoma）、颗粒细胞神经纤维瘤（granular cell neurofibroma）、颗粒性神经源瘤（granular neurogenic tumor）等。近年来多认为本病是施万细胞或外周神经来源的新生物性病变，故有作者主张采用颗粒细胞瘤的命名来替代沿用已久的颗粒细胞肌母细胞瘤。本病可发生于人体各个部位，多见于皮下组织及舌，亦可发生在乳腺、呼吸道、胃肠道、泌尿生殖道及颅内等处。胃肠道占5%左右，其中以食管多见，占 1/3，且多位于食管下段。

食管颗粒细胞瘤临床特征包括：

（1）好发于中年以上，多为 30～60 岁，其中 73% 为女性。

（2）多为单发，多发者占 10%。

（3）多为良性，恶性仅占 2%～3%。其少数病变的浸润性不能视为恶性特征，恶性诊断依赖于转移病灶的发现。本病最终依靠病理确诊。

（4）一般无临床症状，多为胃镜下偶然发现。较大病灶可致食管狭窄，产生吞咽困难。

（5）肿瘤直径多在 0.5～2.0cm，良性很少＞3cm，恶性多在 4～15cm。

（6）内镜下表现：淡黄色或灰白色黏膜下肿物或息肉样新生物，很难与平滑肌瘤或息肉相鉴别，少数局部呈环形狭窄，容易与浸润型食管癌相混。

（7）超声内镜检查可显示肿瘤起源的层次，病变处呈低回声实体型团块。

病理学特点：肿瘤细胞大小较一致，一般体积较大，圆形、椭圆形或多角形；胞膜不清；胞质丰富，充满嗜酸性颗粒，部分颗粒融合呈小球状，PAS染色阳性。瘤细胞排列紧密，呈条索状或巢状，间质稀少。细胞形态学很难区分良恶性，归为低度恶性肿瘤。核分裂象如＞2/10个高倍视野，多提示恶性。电镜下瘤细胞胞质内颗粒为自噬小泡，主要包括线粒体、髓鞘样结构、粗面内质网碎片以及有髓鞘和无髓鞘的轴突样结构，并可见细胞周围有不完整的基膜包绕。免疫组织化学染色：颗粒细胞 S-100 蛋白、神经元特异性烯醇化酶(neuron-specific enolase，NSE)、髓磷脂蛋白、层粘连蛋白(laminin)、纤维连接蛋白、α_2 抗胰蛋白酶、CD68、波形蛋白均可显示不同程度阳性，而上皮性、内皮性、肌源性及胶质细胞标志物均阴性。

对于良性病变，外科手术切除是可治愈的，放疗、化疗是不必要的。对于恶性病变，应当扩大手术切除范围，放疗、化疗的疗效差。

六、点评

患者病史较长，初以环咽部综合征表现，即反复发作的吞咽困难，但找不到器质性病变存在，症状缓解期吞咽困难可以完全消失，常规检查未见异常，病因不明，易误诊为神经肌肉功能异常。直到肿瘤可触及，胃镜检查有狭窄，手术最后明确诊断，且是十分少见的环咽部颗粒细胞瘤，值得回顾。

参考文献

1. Chatelain D，Terris B，Molas G，*et al*. Infiltrating granular cell tumor of the esophagus：a description of two cases. Ann Pathol，2000；20：158－162

2. 袁亮，周子成，于冬梅. 食管颗粒细胞瘤 1 例. 第三军医大学学报，2001；23：1033

3. 王沧海，于永征，冀明. 食管颗粒细胞瘤一例. 中华消化内镜杂志，2005；22：318

4. 薄元恺，韩俊杰，张金宝. 食管颗粒细胞瘤一例. 中华消化内镜杂志，2005；22：137

5. 范如英，李虹义，刘光，等. 食管颗粒细胞瘤一例. 中华内科杂志，2005；44：168

6. 王志强，杨云生. 消化道颗粒细胞瘤. 中华消化内镜杂志，2002；19：57－58

7. 钱俊波，陆华生，陈天敏，等. 内镜下超声微探头在诊治消化道黏膜下隆起病变的作用. 中华消化内镜杂志，2005；22：391－393

病例8 "进行性吞咽困难2月,右上腹痛1月"

一、病例资料

患者,女性,73岁,因"进行性吞咽困难2月,右上腹痛1月"入院。

患者于2个月前无明显诱因下出现进食后哽噎感,进食干饭时尤明显。1个月前始仅能进食半流质,并出现右上腹痛,疼痛为阵发性,并向右肩放射,不剧,尚可忍受,曾去当地医院就诊,B超提示"胆囊炎、胆囊结石"。半月前始仅能进食流质,1天前进流质也出现呕吐,非喷射性。发病以来无畏寒发热,无胸闷气急,无胸痛咳嗽。

既往有类风湿关节炎病史多年。个人史、婚育史、家族史无殊。

体格检查:生命体征平稳,皮肤巩膜无黄染,全身浅表淋巴结未及;双肺呼吸音清,未闻及干湿啰音;心律齐,未闻及杂音;全腹平软,无明显压痛及反跳痛,未见胃肠型及蠕动波,肝脾肋下未及,墨菲征阴性,未及明显包块,移动性浊音阴性,肠鸣音4次/分;双下肢无浮肿;神经系统检查阴性;五官科多次检查未见咽喉部异常。

实验室及辅助检查:血常规:Hb 109g/L,WBC 5.9×10^9/L,N 81.5%,PLT 80×10^9/L;大小便常规无殊;血生化:TP 58g/L,ALB 34g/L,总胆红素 1.8mg/dl,直接胆红素 0.54mg/dl,AST、ALT正常,乳酸脱氢酶334U/L,血胆碱酯酶114U/L;血肿瘤标志物:CEA 47.8ng/dl(正常参考值<5ng/dl),CA211 7.8ng/dl(正常参考值<5ng/dl),AFP、CA199、CA125等肿瘤标志物均正常。

心电图示"窦性心律、低电压"。

胸片正位片正常。腹部B超示"胆囊壁毛糙,肝脏、胰腺、脾脏未见明显异常,腹膜后未见明显异常"。

腹部CT示"胆管轻度扩张,胆囊结石伴胆囊炎"。

胃镜检查示"食管上段狭窄,性质待查"(图1)。病理示"距门齿32cm黏膜慢性炎伴黏膜下水肿,距门齿28cm伴鳞状上皮增生"。

二、病史特点

(1)女性,73岁。

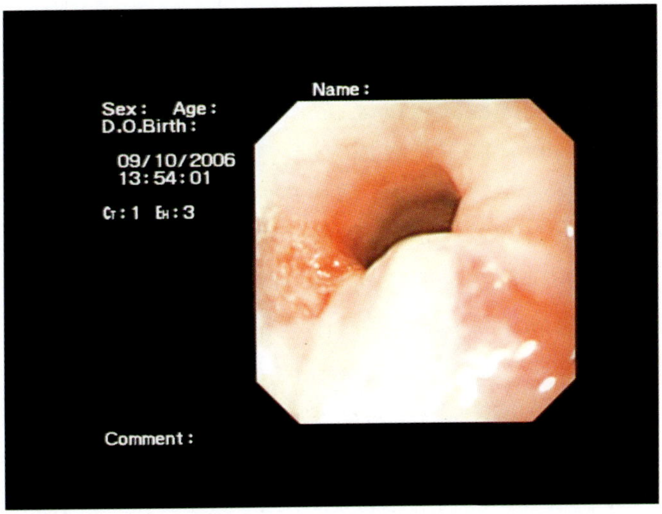

图1　胃镜提示：食管上段狭窄，肿块待查

（2）进行性吞咽困难2月，胃镜查有食管上段狭窄；右上腹痛1月，B超查有"胆囊炎、胆石症"。无发热、胸闷、气急，无胸痛、咳嗽。

（3）血肿瘤标志物CEA 47.8ng/dl↑，其余体格检查和常规辅助检查无明显异常。

三、诊断思路和鉴别诊断

患者为老年女性，临床主要表现为进行性吞咽困难，胃镜提示"食管上段明显狭窄"。食管狭窄的常见病因如下：

1.食管腔内狭窄

（1）良性狭窄

1）食管炎瘢痕形成：常见病因包括手术后狭窄，异物腐蚀食管，反流性食管炎，长期糜烂、溃疡，最后导致瘢痕狭窄。病程较长，且梗阻之前多有胃食管反流症状，如烧心、胸骨后疼痛等。该患者无类似症状，没有颈部手术外伤史，也没有异物和腐蚀性物质误食史，临床表现为进行性吞咽困难，因此食管良性狭窄和炎症性疾病的可能性较小。

2）弥漫性食管痉挛：表现为高幅的、为时甚长的、非推进性的重复性食管收缩，使食管呈串珠状或螺旋状狭窄，但常有胸痛，非持续性，常发生于食管下段。患者没有胸痛症状，病变在食管上段，临床不支持。

3)食管良性肿瘤：如食管平滑肌瘤、息肉、鳞状细胞乳头状瘤、颗粒细胞瘤、脂肪瘤、血管瘤等，但内镜下均表现为食管腔内肿物突起。该患者内镜多次检查均未发现隆起肿块改变，故不首先考虑。

（2）恶性狭窄：食管癌主要表现为进行性吞咽困难，其内镜下多表现为肿物或溃疡。食管癌可浸润管壁，形成环状狭窄，在多数病例内镜无法通过狭窄病灶。狭窄口常不对称，黏膜粗糙不平，可见糜烂及结节状隆起，触之易出血。该患者病理结果未取到肿瘤细胞学依据，但临床仍应警惕有缩窄型或髓质型食管癌的可能，可多次多处活检或进一步行超声内镜检查，了解病变浸润深度。

2.食管外部压迫

（1）肺癌：肿瘤局部扩展可引起胸痛、呼吸困难、吞咽困难和声音嘶哑等，肺癌引起吞咽困难一般由肿瘤侵犯或压迫食管所致，可出现支气管-食管瘘。该患者无呼吸系统症状和体征，常规正位胸片未见异常，但仍需警惕肺癌的肺门或局部淋巴结转移压迫食管可能，可进一步行肺部CT检查。

（2）纵隔肿瘤：包括畸胎瘤、神经源性肿瘤和胸腺瘤等，可压迫食管引起狭窄，临床大多有胸痛、呼吸困难等症状。该患者不能完全排除，胸部CT可鉴别。

（3）左心房增大：明显增大的左房亦可压迫食管，该患者狭窄位于距门齿28cm处，与左心房位置相符，但左房增大多有原发心血管系统疾病，如二尖瓣狭窄、心肌病等，多为长期疾病造成，心超可鉴别。

（4）主动脉瘤：除引起食管狭窄吞咽困难外，可无其他症状。该患者不能排除，胸部CT可明确诊断。

四、诊治经过

入院第3天行内镜下食管扩张术，狭窄部位以硅胶探条扩张后胃镜进入食管见局部黏膜光滑，28cm和32cm处有糜烂。取食管组织，病理检查示黏膜慢性炎伴鳞状上皮增生。术后患者可进食半流质，予抑酸、补液等支持治疗，于食管扩张术后第22天又出现吞咽不适感，伴频繁干呕和咳嗽，咳黏液痰。胃镜下行第二次扩张术，术后咳嗽加剧。

考虑到有食管气管瘘可能，遂行胸部CT检查，提示：左肺上叶舌段可见片状密度增高影，边界欠清，病灶有分叶，密度尚均匀。局部支气管受压变窄，增强扫描示病灶有强化。纵隔内可见多个肿大的淋巴结，隆突下淋巴结融合,与食管边界不清。右肺下叶可见条索状密度增高影,边界尚清,右上肺小结节。心包少量积液。两侧胸腔积液,左侧明显,伴左肺局部膨胀不全。考虑左肺上叶舌段肺癌,伴纵隔淋巴结转移,两侧胸腔积液,伴左肺局部膨胀不全。

在 B 超引导下行左侧胸腔穿刺。胸水呈血性,胸水常规:红细胞(＋＋＋),中性粒细胞 7％,淋巴细胞 88％,间皮细胞 3％,异常细胞 2％;胸水葡萄糖 126mg/dl,总蛋白 33.5g/L,白蛋白 22.3g/L,乳酸脱氢酶 144U/L;胸水肿瘤标志物:CEA 91.3ng/ml、CA211 ＞105ng/ml;胸水涂片找到散在或呈小巢核大深染的癌细胞,胞浆较丰富,含空泡,考虑低分化腺癌。再查胸部正侧位片(1 个月后),示左肺上叶癌伴左下肺阻塞性肺炎。给予抗感染及雾化吸入等对症治疗,并行食管支架置入术,症状缓解出院。

> 最后诊断:①肺腺癌伴胸膜转移、纵隔转移,阻塞性肺炎;②食管上段狭窄(外压性);③胆囊炎

五、讨论

食管狭窄的患者当管腔的直径小于 1.3cm 时,可出现咽下困难;当管腔直径大于 1.9cm 时,很少有咽下困难。食管狭窄可由以下病因所致:①炎性狭窄:如反流性食管炎、感染性食管炎(如真菌、结核)、食管术后吻合口炎、腐蚀性食管炎;②术后吻合口狭窄;③肿瘤性狭窄:如食管癌、贲门癌、食管平滑肌瘤;④发育异常:如食管环、食管蹼;⑤食管异物、结石;⑥外压性狭窄;⑦食管动力性狭窄:如贲门失迟缓症、弥漫性食管痉挛。

X 线造影或 CT 检查与内镜检查具有很强的互补性,将两者有机地结合起来对狭窄的诊断具有十分重要的价值。近年来广泛开展的超声内镜检查对食管狭窄的鉴别诊断具有重要意义,尤其对食管黏膜下肿瘤、外在压迫引起的狭窄、形态不典型的食管癌等有一定的诊断价值。

临床上要特别关注食管外压迫所致食管狭窄,其中食管上段外压性狭窄可有以下几种情况:①脊柱病变:颈段食管与颈椎很近,且移动范围小,易受颈椎病变压迫。常见的有结核、脊髓炎和肿瘤等。②甲状腺病变:甲状腺肿大、甲状腺肿瘤可使食管受压移位。③纵隔病变:纵隔内心血管病变对食管的压迫多位于食管下段。但当肿瘤转移至纵隔或纵隔内原发肿瘤如淋巴瘤时,可压迫食管向腔内隆起。④肺及胸膜病变:凡能造成纵隔

移位的肺及胸膜病变均可引起食管移位,如一侧胸腔占位性病变,大量胸腔积液、气胸、肿瘤等,纵隔和食管向健侧移位;一侧肺不张、胸膜肥厚等,可使食管向患侧偏移。

原发性肺癌按组织学分为小细胞肺癌和非小细胞肺癌,后者可分为鳞状细胞癌、腺癌、大细胞肺癌和鳞腺癌。其中腺癌好发于女性,与吸烟无密切关系,可发生于周边或中央气道。由于腺癌富含血管,故局部浸润和血行转移早,易累及胸膜引起胸腔积液,并容易转移至肺、肝脏、脑和骨。该病的严重性在于其症状无特异性,只是在胸部 X 线检查时意外发现肺部有异常阴影。88%的患者在就诊前均有症状,可表现为轻度刺激性咳嗽、咳少量白色泡沫样痰。

肺癌由肿瘤局部扩展可引起胸痛、呼吸困难、吞咽困难、声音嘶哑、上腔静脉阻塞综合征、Horner 综合征和臂丛神经压迫征等。由于肺癌局部扩展、远处转移及副癌综合征引起的其他系统的症状而就诊的肺癌患者并不少见。该患者即由于单纯的吞咽困难就诊,胃镜发现食管上段狭窄,临床一直关注食管腔内病变导致狭窄,进行扩张等治疗取得一定疗效,从而有可能会疏忽继续寻找食管腔外疾病。本例患者最后通过胸部 CT、胸水检查及病理学诊断为肺腺癌伴胸膜和纵隔转移,胸部 CT 示纵隔内多发肿大淋巴结,隆突下淋巴结融合,说明肺癌引起的纵隔淋巴结肿大融合,压迫食管导致狭窄。

六、点评

环咽部综合征常常表现为间歇性的、反复发作的吞咽困难,临床通常以单纯食管上段(环咽部)非器质性狭窄表现,难寻病因,多认为是功能性疾病。该患者临床上表现为不典型的进行性吞咽困难,多次检查提示为单纯食管非器质性狭窄,没有呼吸道表现,最后却是左上舌叶肺癌纵隔淋巴转移肿大淋巴结压迫所致,几乎误诊。值得思考!

参考文献

1.王吉耀,等.内科学.北京:人民卫生出版社.2002

2.沈志祥,等.消化系统疾病诊断与治疗学.北京:科学技术文献出版社.2004

3.许国铭,等.上消化道内镜学.上海:上海科学技术出版社.2003

三、呕吐

病例 9 "纳差 5 天,呕吐伴四肢乏力 3 天"

一、病例资料

患者,女,76 岁,因"纳差 5 天,呕吐伴四肢乏力 3 天"入院。

5 天前,无明显诱因下不愿进食,当时未经注意。3 天前开始出现恶心、呕吐,呕吐发作 2～3 次/天,非喷射性,呕吐物为清水样和胃内容物,混杂有咖啡色液体,无鲜血,伴四肢乏力,无腹痛腹胀,无畏寒发热,无肢体抽搐,无呼吸困难。发病后四肢乏力逐渐加重,近 1 天行走困难。患病以来,未进食,睡眠差,尿量减少,大便未解。

患者有高血压病 10 年,吸烟史 10 支/天×40～50 年。饮酒史白酒约 50g/d×45 年。

体格检查:体温 37℃,脉搏 96 次/分,呼吸 20 次/分,血压 17.3/12.0kPa。神清,表情淡漠。颈软,气管居中。心尖区闻及收缩期杂音,吹风样,3/6 级。腹部平软,剑突下轻压痛,无反跳痛,肝脾肋下未及,腹部叩诊鼓音,无移动性浊音,肠鸣音 2 次/分。双下肢无浮肿。神经系统反射未见异常。

实验室及辅助检查:血常规:WBC 11×10^9/L,RBC 4.76×10^{12}/L,Hb 157g/L,HCT 45.92%,MCV 96.4fl,MCH 33.1pg,MCHC 34.3g/dl,PLT 259×10^9/L,N 84.2%;PT、APTT 正常;ESR 4mm/h。尿常规:隐血微量,WBC 微量,比重 1.010。粪常规:黄软,隐血阴性。血生化:K 2.06mmol/L,Na 135mmol/L,Cl 96mmol/L,Ca 4.39mmol/L,BUN 11～27mg/dl,Cr 0.9～1.7mg/dl,BUN/Cr 12,Glu 148mg/dl,P 0.55mmol/L(0.8～1.6mmol/L),ALT 18IU/L,AST 57IU/L,ALP 131IU/L,GGT 18IU/L,TP 70g/L,ALB 45g/L,A/G 1.81,TBIL 0.4mg/dl,DBIL 0.2 mg/dl,甘油三酯 108mg/dl,胆固醇 129mg/dl。24h 尿电解质:K 46.67mmol/24h(51～

102mmol/24h），Ca 10.8mmol/24h（2.5～7.5mmol/24h），P 10.40mmol/24h（22～48mmol/24h）。血免疫球蛋白：IgG、IgA、IgM 正常。甲状腺功能：T_3 1.04nmol/L（1.2～3.4nmol/L），T_4 138nmol/L（54～174nmol/L）。血气分析：pH 7.492，PCO_2 42.3mmHg（35～45mmHg），PO_2 63.5mmHg，BE 7.5，SB 30.7mmol/L（21.3～24.8mmol/L），AB 31.6mmol/L（21.3～24.8mmol/L），SaO_2 94.1%。肿瘤标志物测定：CA125、CA199、AFP、CEA 均属正常范围。

心电图：窦性心律，72 次/分，左室肥大伴劳损。

胸片：两肺纹理增多。

X 线：头颅未见明显异常，未见髋关节改变。

心超：室间隔肥厚处约 1.76cm，与左室游离壁不成比例，左室后壁厚约 0.9cm，室间隔与左室后壁之比为 1:9。肥厚心肌运动幅度轻度降低。EF:67%。左室流出道及主动脉腔内见高速血流信号，最高流速约 3.3cm/s。二尖瓣口见少量反流信号。结论：室间隔与左室后壁不对称性肥厚，提示肥厚型心肌病（梗阻型），少量二尖瓣反流。

腹部 B 超：肝囊肿，胆囊壁胆固醇结晶，胆囊胆汁淤积。双肾、输尿管、膀胱、肾上腺未见异常。腹主动脉正常。

甲状腺 B 超：双侧甲状腺外形增大，实质回声不均，内见多个低回声结节，右侧较大者约 0.54cm（中极），边界清；左侧较大者约 2.5cm×1.7cm（下极），边界清，内可见不规则液性暗区。结节周边可见少许绕边血流信号。双侧甲状旁腺未显示。甲状腺 ECT 提示甲状腺总摄锝功能低于正常范围。

全身骨 ECT：全身骨显像未见明显异常。

二、病史特点

(1)女，76 岁。

(2)急起纳差，反复呕吐，进行性四肢乏力并出现行走困难。

(3)血压正常，表情淡漠，无神经系统定位病征，剑突下轻压痛，心尖区闻及收缩期吹风样杂音 3/6 级。

(4)血电解质提示低钾、高钙、低磷。24h 尿电解质提示尿钾和磷下降，尿钙升高。肿瘤标志物正常范围。

(5)全身骨骼未见破坏。

(6)B超发现双侧甲状腺外形增大,实质回声不均,内均见多个低回声结节;ECT提示甲状腺总摄锝功能低于正常范围。

三、诊断思路和鉴别诊断

该患者最突出的表现为反复呕吐。实验室检查显示高钙血症、低钾血症。而高钙血症可造成呕吐,反复呕吐可继发低钾血症。因此,该患者鉴别诊断的要点就是高钙血症的病因鉴别。临床上引起高钙血症的疾病主要有:

1.内分泌系统疾病

包括原发性甲状旁腺功能亢进症、甲状腺功能亢进症和Addison病。该患者有双侧甲状腺外形增大,ECT提示甲状腺总摄锝功能低于正常范围,B超发现甲状腺实质回声不均和多个低回声结节,双侧甲状旁腺未显示。需要行进一步的甲状腺ECT、甲状旁腺及内分泌激素水平测定进行鉴别。

2.恶性肿瘤

(1)恶性肿瘤伴骨转移,如乳腺癌、甲状腺癌、肾癌、支气管癌、前列腺癌、子宫颈癌等。

(2)恶性肿瘤不伴骨转移,但有甲状旁腺激素相关肽(PTHrP)产生,如支气管癌、胃肠道癌、肾上腺瘤等。

(3)血液系统恶性肿瘤,如急性白血病、多发性骨髓瘤和Burkitt淋巴瘤等。

上述恶性疾病均应有相应的临床表现,该患者肿瘤标志物均属正常范围,没有全身骨骼X线和ECT破坏表现,因此临床支持依据不足。

3.外源性和钙摄入过多

包括维生素D中毒、维生素A中毒和噻嗪类药物治疗等,患者无外源性和钙摄入过多的病史。

4.肾功能受损

急性肾功能不全时钙排出减少。患者没有急性肾功能不全的诱因,肾功能检查均属正常,可排除本病可能。

四、诊治经过

从该患者的病史特点来看,高钙血症的病因主要考虑内分泌系统疾病所致。行甲状腺增强 CT:左侧甲状腺下极后方见 3cm×1.5cm 大小低密度影,边界尚清,部分明显强化,与正常甲状腺组织有分界(图1)。右侧甲状腺未见明显占位征象。结论:左侧甲状旁腺占位,腺瘤可能性大。甲状腺 ECT:左叶甲状腺下方放射线增高,结合临床考虑为甲状旁腺腺瘤或增生可能。甲状旁腺素:1103pg/ml(7～53pg/ml)。降钙素:56pg/ml(＜100pg/ml)。临床考虑原发性甲状旁腺功能亢进症,腺瘤可能。行左甲状旁腺肿瘤切除术＋左甲状腺结节切除术＋右甲状腺探查术,术中所见:左甲状腺下极后方可见一大小约 3cm×2cm 肿块,囊状,壁薄,内可见黄色胶

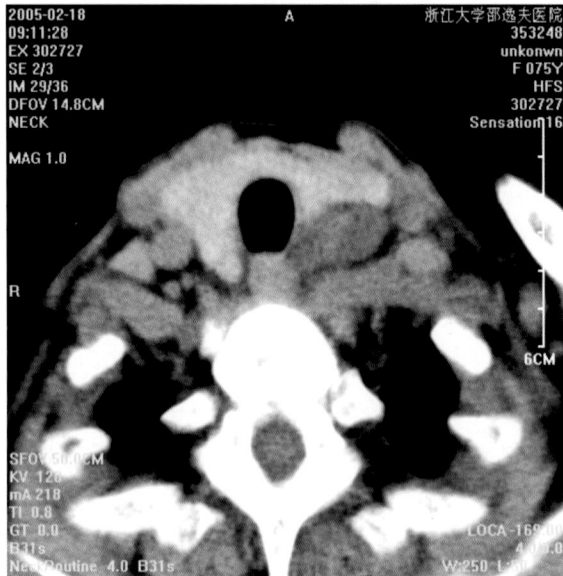

图1 甲状腺增强 CT:左侧甲状腺下极后方见低密度影,
边界尚清,部分明显强化,与正常甲状腺组织有分界

胨样组织,边界清,质韧,与周围无明显粘连。左甲状腺中极有一肿块(结节),大小约 0.5cm×0.5cm,质韧,边界清。右甲状腺探查无殊。手术病理显示:冰冻送检灰黄色组织一块,2.5cm×2cm×1.3cm,切面灰黄,附一囊肿 3cm×3cm×1.5cm,内见黄色清亮液体,镜示实性区肿瘤组织呈巢状或梁索状分布,细胞大小较一致,核小,圆形,位于中央,部分细胞巢内见囊腔形成,大小不等,局部见瘤细胞呈巢状累犯包膜。冰冻另送检淡红色结

节一个，0.5cm×0.4cm×0.4cm，胶质状，镜示由大小不等的甲状腺滤泡构成，间质少量纤维组织增生（图2）。结论：左侧甲状旁腺腺瘤，左侧结节性甲状腺肿。

手术后患者呕吐症状消失，低钾血症和高钙血症得到纠正。

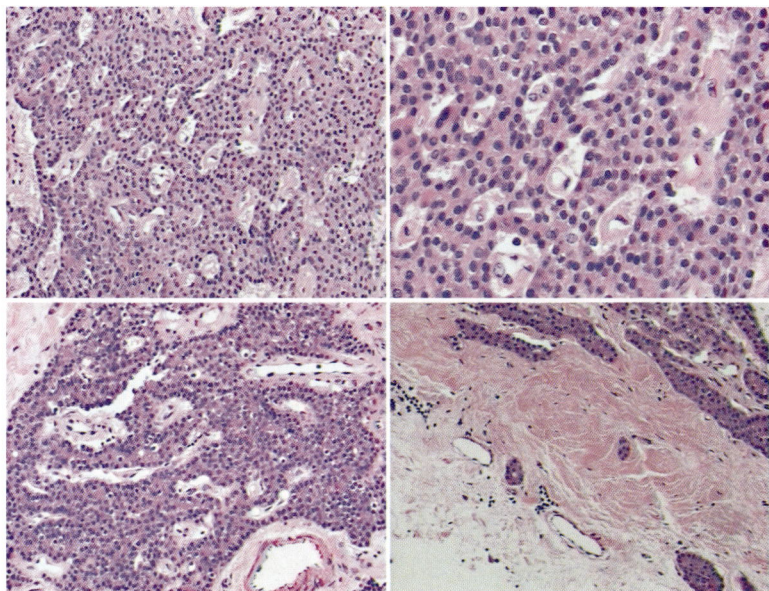

图2 实性区肿瘤组织呈巢状或梁索状分布，细胞大小较一致，核小，圆形，位于中央，部分细胞巢内见囊腔形成，大小不等，局部见瘤细胞呈巢状累犯包膜；结节呈胶质状，镜示由大小不等的甲状腺滤泡构成，间质少量纤维组织增生

最后诊断：①甲状旁腺功能亢进症；②甲状旁腺腺瘤；③肥厚性心肌病

五、讨论

甲状旁腺功能亢进症（hyperthyroidism）分为原发性、继发性。

原发性甲状旁腺功能亢进症（primary hyperthyroidism，PHPT）可有多系统表现，其主要的临床特点有：①反复发作的肾结石；②精神神经系统改变；③广泛的骨损害，严重者发生骨折；④消化系统症状，表现为：平滑肌张力下降,胃肠蠕动减弱,出现食欲减退、腹胀、消化不良、便秘、恶心和呕吐;钙离子易沉积于胰管和胰腺内,致急性胰腺炎;高钙致血清胃泌素增高和胃酸分泌增加,致消化性溃疡;如为多发内分泌肿瘤(multiple endocrine neoplasia, MEN),常伴有胰岛胃泌素瘤,致顽固性溃疡,即 Zollinger-Ellison 综合征。

继发性甲状旁腺功能亢进症的常见病因有:①甲状旁腺瘤(85%):多数单个,常位于甲状旁腺下极,6%~10%位于胸腺、心包或食管后;②甲状旁腺增生(10%):常累及 4 个腺体;③甲状旁腺癌(2%以下);④维生素 D 受体表达异常;⑤多发内分泌肿瘤:包括 MEN-I、PHPT、垂体瘤、胰岛细胞肿瘤、嗜铬细胞瘤和甲状腺髓样癌等。

甲状旁腺功能亢进症患者的 PTH 分泌增加可加速骨转换,降低骨密度,导致高钙血症;PTH 可促进 $25-(OH)D_3$ 在肾转化为 $1,25-(OH)_2D_3$,后者促进肠钙吸收,进一步加重高钙血症。PTH 抑制肾小管对无机磷的重吸收,尿磷排出增加,血磷降低,出现低磷血症。如肾功能完好,尿钙排泄增加。PTH 使骨组织脱钙,严重者形成纤维囊性骨炎;骨基质分解,羟脯氨酸自尿排泄增加。尿磷、尿钙排出增多,导致肾结石、肾钙盐沉积,严重者致肾衰。钙沉积于软组织,导致迁徙性钙化,如发生在肌腱和软骨,可引起关节部位疼痛。PTH 抑制肾小管重吸收碳酸氢盐,使尿液碱化,出现高氯血症性酸中毒。

甲状旁腺功能亢进症的实验室检查主要表现为高血钙和低血磷。血氯常升高,氯/磷比值>33,血碳酸氢盐常降低,可出现代谢性酸中毒。尿液检查常发现尿钙增加,尿磷增加(意义不如尿钙,因影响因素多)、多尿、等渗尿。血清 PTH 测定常明显增高。CT、MRI 和超声检查的敏感性均低于 ^{99m}Tc 放射性核素扫描(敏感性 85%~100%)。

外科手术是本病唯一有效的治疗方法。一般在血钙下降到 3.75mmol/L,全身情况好转即可手术。术式包括常规手术、甲状旁腺腺瘤酒精注射坏死疗法和腔镜技术切除甲状旁腺腺瘤。临床上西咪替丁可用于阻滞 PTH 合成和分泌,血钙可降至正常,但停药后易出现反跳,适用于手术禁忌证患者。对于重度高钙血症伴明显脱水、威胁生命的高血钙危象患者应紧急处理,尽量将血清钙降至 3.25mmol/L 以下。措施包括静脉注射大量生理盐水,根据脱水情况每天补 4~6L;必要时可用低钙或无钙透析液进行血液透析或腹膜透析降低血钙;合理应用利尿剂和降钙素

(calcitonin),可抑制骨吸收,治疗高钙血症。

六、点评

该患者以急起消化系统症状呕吐为首发表现,最后诊断是内分泌系统的少见疾病,强烈提醒临床专科医生在疾病诊断过程中必须思路开阔,不能拘泥于本系统疾病。呕吐病因众多,主要有中枢性疾病引起的颅内高压刺激呕吐中枢、胃肠道梗阻溢出及各脏器疾病和代谢性因素反射刺激引起呕吐,另外,精神性呕吐在排除器质性和代谢性因素后也要考虑。该患者由于及时发现有高钙血症等代谢异常,从高钙血症的鉴别诊断入手,得以顺利查明原因和诊断,并得到及时有效的治疗。非消化系统疾病,但以消化系统症状为首发表现的疾病经常发生,值得消化专科医师借鉴。

参考文献

1.陈维安,崔颖鹏,李春亿,等.核素显像对甲状旁腺功能亢进的诊断价值.中华内分泌代谢杂志,2005;21:518-521

2.周建平,李晓莉,李昱骥,等.原发性甲状旁腺功能亢进35例诊治分析.中国普通外科杂志,2005;14:653-655

3.张静,刘峥嵘.原发性甲状旁腺功能亢进症的诊治.中国实用外科杂志,2001;21:341-343

4.杨立新,陈伟,林叶.原发性甲状旁腺功能亢进症的诊断及治疗——附10例报告.新医学,2005;36:526-527

5.游振辉,黄东航,顾恩郁,等.原发性甲状旁腺功能亢进症的术前定位诊断.中华内分泌代谢杂志,2004;20:331-332

6.刘军,富昭,惠锐钧,等.钙的异常骨内沉积与甲状旁腺激素.国外医学·医学地理分册,2005;25:189-192

病例 10 "反复腹胀伴恶心、呕吐 1 月"

一、病例资料

患者,男,57 岁,因"反复腹胀伴恶心、呕吐 1 月"于 2005 年 8 月 28 日入院。

患者 1 个月前无明显诱因下出现上腹胀,进食后明显,伴恶心呕吐,呕吐物为胃内容物,不含咖啡色液体,无头晕、头痛,无腹痛、腹泻,无肛门排气排便停止,无便血,无畏寒发热,经"胃肠减压"等治疗后未见明显好转,拟"胃潴留"收住入院。起病来,神清,精神软,睡眠欠佳,胃纳差,消瘦明显,体重下降约 5kg。既往无类似病史。个人史、婚育史、家族史无殊。

体格检查:生命体征平稳,慢性病容,皮肤巩膜无黄染,浅表淋巴结未及;心肺检查无明显异常;全腹平软,无明显压痛及反跳痛,未见胃肠型及蠕动波,肝脾肋下未及,墨菲征阳性可疑,腹部未及明显包块,移动性浊音阴性,肠鸣音 4 次/分。

实验室及辅助检查:血常规:WBC 5.1×10^9/L,N 64.9%,Hb 136g/L,PLT 192×10^9/L。血生化检查:肝肾功能、血糖血脂、血电解质、心肌酶谱均正常。血肿瘤标志物:AFP、CA199、CA242、CA50 和 CEA 均正常。大便常规、隐血无殊。血沉正常,凝血谱无殊。入院后腹部平片示腹部肠腔胀气,上腹部见气液面。上消化道钡餐造影示十二指肠水平段梗阻伴十二指肠扩张。胃镜提示胃潴留。小肠镜示十二指肠降部前壁有一溃疡,屈氏韧带附近可见肠腔狭窄伴充血,并有大量宿食菜叶聚集而影响观察。上腹部 CT 示十二指肠及胃潴留,肝脾胰胆未见明显异常。

入院诊断:高位肠梗阻(肿瘤? 炎症?),十二指肠降部溃疡。予胃肠减压,营养支持对症处理后,患者腹胀、恶心、呕吐等症状未见好转。

二、病史特点

(1)男性,58 岁,反复腹胀伴恶心、呕吐 1 月。

(2)1 个月前出现上腹胀,进食后明显,伴恶心、呕吐,呕吐物为胃内容物,无头晕、头痛,无腹痛、腹泻,无肛门排气排便停止,无发热。

(3)体格检查:全腹平软,无明显压痛及反跳痛,未见胃肠型及蠕动波,肝脾肋下未及,墨菲征阳性可疑,未及明显包块,移动性浊音阴性,肠鸣音

4次/分。

(4)腹部平片示腹部肠腔胀气,上腹部见气液面。上消化道钡餐造影示十二指肠水平段梗阻伴十二指肠扩张(图1)。小肠镜示十二指肠降部前壁有一溃疡,屈氏韧带附近可见肠腔狭窄伴充血(图2)。

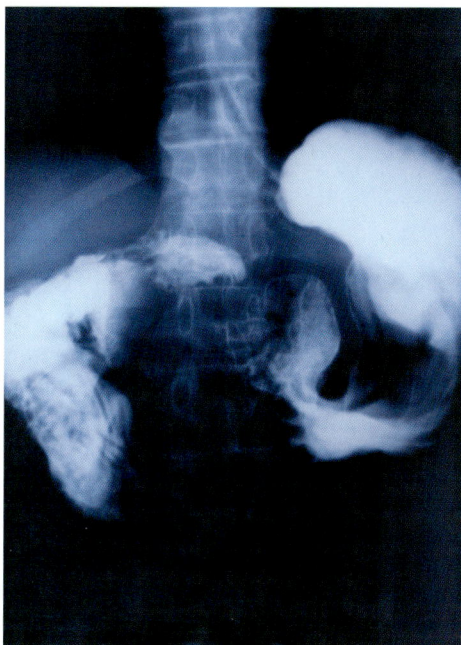

**图1　上消化道钡餐造影示十二指肠水平段
梗阻伴十二指肠扩张**

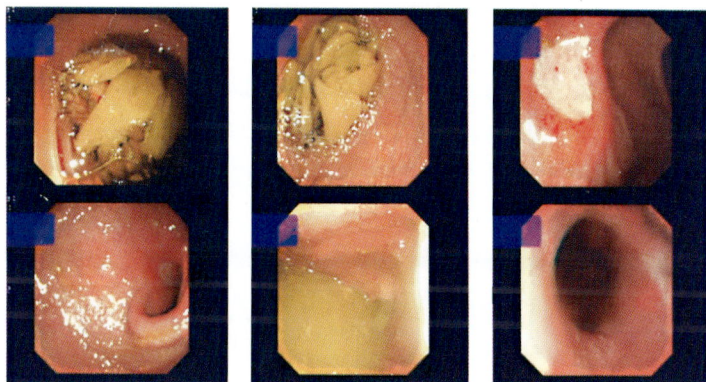

**图2　小肠镜提示:十二指肠降部前壁有一溃疡,
屈氏韧带附近可见肠腔狭窄伴充血**

三、诊断思路和鉴别诊断

结合上述特点,临床诊断为肠梗阻,定位在高位小肠,十二指肠梗阻可能性大,合并十二指肠降部溃疡。按临床疾病的性质和发生频率需要考虑以下疾病:

1. 肠系膜上动脉压迫综合征

肠系膜上动脉压迫综合征又称良性十二指肠淤滞症或十二指肠壅滞症。所有年龄均可发病,成人中女性多见,也可从儿童期起病,多见于瘦长体形的患者。临床表现为反复发作的上腹饱胀、腹痛、呃逆、恶心及呕吐,多发生于餐后。呕吐多在进食后 15～40 分钟出现,呕吐物为胃内容物,可含有胆汁。俯卧或左侧卧位可使部分患者的症状得到缓解。诊断需依靠X 线钡餐造影,典型表现为:钡剂不能通过十二指肠水平部或有极少量钡剂通过,而降部肠腔明显扩张,甚而出现胃扩张。腹部 CT 血管成像(CTA)或腹主动脉造影可见肠系膜上动脉与腹主动脉的夹角变小。该患者体形消瘦,临床有腹胀腹痛、恶心及呕吐等临床表现,钡餐造影提示十二指肠水平段梗阻伴十二指肠扩张,临床需要考虑此病,可行腹部 CTA 或血管造影等进一步明确。

2. 十二指肠肿瘤

十二指肠肿瘤可分为良性和恶性,可发生于十二指肠各段,以原发性十二指肠肿瘤多见,多为恶性,偶可发现继发性肿瘤,好发年龄 50～70 岁,男女发病无明显差异。十二指肠肿瘤早期无特异性症状,中晚期可出现腹痛、恶心、呕吐、呕血、黑便等消化道症状,位于水平部的肿瘤常表现为肠道梗阻症状。诊断需结合内镜、胃肠造影及病理活检。该患者年龄较大,有反复腹胀、呕吐等梗阻症状,小肠镜提示十二指肠降部溃疡,需警惕十二指肠肿瘤可能。但该患者溃疡呈类圆形,周围边界清晰,血肿瘤指标正常,临床过程不支持恶性肿瘤。必要时可复查小肠镜对可疑溃疡病灶取病理组织检查。

3. Crohn 病

Crohn 病同时累及回肠末端与右半结肠为最多见,只累及小肠者占其次,主要在回肠,十二指肠单独受累则少见,约占 Crohn 病的 1％～2％,发病年龄多在 15～30 岁,男女发病相似。临床症状主要取决于病变的部位,腹痛、腹泻为最常见的症状,常有肛旁脓肿及肛瘘,可伴有肠外症状,如关节痛、结节性红斑、口腔黏膜溃疡等。诊断需结合实验室检查,如贫血、活动期白细胞增高、血沉加快、粪便隐血试验阳性等。小肠病变常需做胃肠钡餐造影,病理活检有诊断意义。考虑到患者十二指肠降部下方有食物潴留,不能完全排除有狭窄病变,可以通过气钡双重造影、小肠 CT 或 MRI 检查了解肠腔有无节断性狭窄,以鉴别有无 Crohn 病可能。但该患者年龄偏大,以亚急性肠梗阻为首发表现,没有大便性状、次数的改变,相关实验室检查无明显异常,目前诊断依据不足。

4.粘连性十二指肠梗阻

多因胆囊或胃手术后发生粘连、牵拉十二指肠所致,腹腔内炎症、创伤、出血等也可引起粘连性肠梗阻。该患者发病前无手术、外伤史,故诊断该病的可能性较小。患者有墨菲征阳性可疑,需要警惕胆囊慢性穿孔或引起胆囊十二指肠漏的可能,导致继发的十二指肠粘连甚至梗阻。

5.十二指肠结核

消化道结核多侵犯回盲部,十二指肠结核在临床上少见,约 0.3%～2.5%,可累及降部及水平部。十二指肠结核缺乏特异的临床表现,可合并有肺结核,患者多为青壮年,女性多见。病情多迁延,全身情况和营养状况一般均较差。早期症状多不明显。发病后可出现进食后上腹部饱胀感、疼痛、呕吐,呕吐后上腹胀痛可减轻,服用抗酸剂治疗无效。一般来讲,腹痛和呕吐是十二指肠结核最常见的表现,患者就诊时常已有十二指肠梗阻的症状与体征。术前诊断十二指肠结核比较困难,辅助检查如血沉加快、贫血、粪便隐血试验阳性、PPD 试验阳性对诊断有一定的帮助,胃肠造影无特征性表现,内镜下病理活检如发现干酪性肉芽肿或发现抗酸杆菌可确诊本病。该患者年龄较大,主要表现为十二指肠梗阻的症状,毒血症状不明显,实验室检查无异常发现,诊断该病可能性较小。必要时可重复内镜检查取病理,并行抗酸染色检查。

6.先天性肠旋转不良

该病常见于新生儿,成人少见。其临床表现主要为十二指肠梗阻或肠扭转所致的症状,十二指肠梗阻多为不全性。发病时上腹膨隆,有时可见胃蠕动波,剧烈呕吐后即可平坦。梗阻常反复发生,时轻时重。诊断需借助腹部平片、胃肠造影、内镜等辅助检查。该患者 1 个月来反复出现腹胀、恶心、呕吐等肠梗阻表现,胃肠造影提示十二指肠水平部扩张,"C"环位置明显扩大移位,需要考虑有无解剖异常,但诊断本病多需要手术证实,且该患者为成年男性,先天性疾病发病概率不高。

7. 环状胰腺

环状胰腺是胰腺组织完全或不完全环绕十二指肠的胚胎发生异常所致。成人环状胰腺较为罕见,1955—2000 年国内报道成人环状胰腺 34 例。成人环状胰腺病例中男性占 50%～70%,年龄 18～76 岁,60% 在 20～40 岁发病。成人环状胰腺多以消化性溃疡、胆道疾病、胰腺炎、十二指肠梗阻为首发表现。临床表现为上腹部疼痛、腹胀、恶心呕吐、黄疸、食欲不振、体重减轻、腰背酸痛等。该病术前诊断较为困难,需结合腹部平片、胃肠造影、腹部 CT、MRCP 等影像检查。ERCP 可见主胰管在胰头部从后外侧向右侧环绕十二指肠,并向左侧横向走行;体、尾部主胰管变短,降部狭窄被牵拉,乳头位置变异等。该患者虽有腹胀、呕吐等临床表现,但上消化道钡餐造影示十二指肠水平段梗阻,小肠镜示屈氏韧带附近可见肠腔狭窄伴充血,均提示梗阻部位在水平部,而非降部,而环状胰腺主要表现为降部狭窄。该患者诊断环状胰腺依据不足,必要时可行 MRCP 检查。

该患者有十二指肠降部溃疡,下方有可疑梗阻病灶,临床常考虑溃疡病是继发于梗阻。明确十二指肠腔内病灶和腔外压迫病灶十分重要,小肠 CT 或 MRI 检查,以及腹部 CTA 对判断腔外有无压迫病灶有一定帮助。对于单纯的十二指肠降部溃疡,需要鉴别结核、Crohn 病和肿瘤,病理组织学检查有重要鉴别价值。结合上述分析,考虑该患者十二指肠梗阻原因主要有肠系膜上动脉压迫综合征、十二指肠肿瘤、先天性肠旋转不良,还需考虑十二指肠结核及粘连性十二指肠梗阻的可能。而对于十二指肠梗阻的治疗主要是祛除病因,凡内科治疗无效或不宜用内科治疗的梗阻患者如先天异常或肿瘤等,应该及时手术,明确诊断,从而采取相应的处理。

四、诊治经过

患者于 2005 年 9 月 12 日转外科手术治疗。术中发现胆囊与十二指肠、横结肠粘连,十二指肠扩张达 6cm,肠壁增厚,分离胆囊与十二指肠之粘连,胆囊底部有一 3cm×2cm 的实质性占位,打开十二指肠侧腹壁及游离肝区等后,见十二指肠完全位于肠系膜上动脉右侧,十二指肠水平部见一缩窄环。术中诊断考虑胆囊腺肌瘤、十二指肠梗阻、十二指肠旋转不良。术后病理示慢性胆囊炎急性发作(急性化脓性感染)、胆囊腺肌瘤、十二指肠黏膜慢性炎(活动性)。

最后诊断:①十二指肠旋转不良合并高位肠梗阻;②十二指肠降部溃疡;③胆囊腺肌症

五、讨论

先天性肠旋转不良多见于新生儿及儿童,在成人中则罕见,其在成人中的发病率国内外均无明确报道。先天性肠旋转不良是指在胚胎期肠发育过程中,以肠系膜上动脉为轴心的旋转运动不完全或异常,使肠道位置发生变异和肠系膜附着不全,从而引起十二指肠梗阻或肠扭转。

先天性肠旋转不良多与胚胎发育有关。在胚胎发育的第5周,血管蒂形成,消化管分为前肠、中肠和后肠。中肠是由肠系膜上动脉供血的,它最终分化为小肠及脾曲以上的结肠。在中肠的旋转过程中,可以分为三个阶段:第一阶段发生于胚胎发育的第5~10周,包括中肠的突出部进入胚外体腔,逆时针方向旋转90°,中肠重新进入胎儿腹腔;第二阶段发生于第11周,中肠进一步逆时针旋转270°,在肠系膜上动脉后形成十二指肠的一个"C"字环,此时,横结肠位于上腹部,降结肠位于左腹部,升结肠位于右腹部;第三阶段主要为肠系膜的融合及固定,包括盲肠下降至右下腹,升结肠及降结肠固定于后腹壁。

根据胚胎时期肠发育的不同阶段,肠发育异常可以有不同的表现:第一阶段的异常表现为脐疝,是由于中肠未能重新进入胎儿腹腔所致;第二阶段的异常包括未旋转、旋转不良及逆旋转;第三阶段的异常包括游离十二指肠、游离盲肠及游离肠系膜。而本例患者最终诊断为肠旋转不良,判断可能由于该患者在肠胚胎发育的第二阶段发生异常所致。

通过X线摄片及透视技术,尤其是胃肠造影,可以明确十二指肠空肠曲及盲肠的解剖位置。正常情况下十二指肠空肠曲位于第二腰椎的左侧,而盲肠位于右髂窝。根据这两者的位置不同,Stringerha等将肠旋转分为以下三种:未旋转、十二指肠旋转不良、十二指肠及盲肠旋转不良。根据本患者的术中所见,应属于十二指肠旋转不良。

并不是所有的肠旋转不良的患者都有临床症状,许多患者可以无任何主诉,甚至有些患者是在尸解中发现的。总的说来,成人肠旋转不良有以下三种临床表现:急性梗阻症状,慢性腹部不适包括腹痛及间歇性梗阻症状,与其他一些腹部疾病相似的非特异性症状。本例患者主要表现为急性梗阻症状,如明显腹胀、恶心、呕吐等。

诊断成人肠旋转不良主要依靠影像学检查,如胃肠造影、钡灌肠、腹部平片、腹部 CT、B 超等。胃肠造影联合钡灌肠仍然是诊断肠旋转不良的金标准。胃肠造影常表现为十二指肠空肠曲位于第二腰椎的右侧,其位置低于十二指肠球部;钡灌肠可表现为右半结肠及盲肠的错位。因为正常位置的十二指肠空肠曲和错位的盲肠可并存或异常的十二指肠空肠曲和正常位置的盲肠可并存,故单一胃肠造影或钡灌肠正常不能排除肠旋转不良的诊断。腹部平片仅可明确有无肠梗阻和梗阻可能部位,对于诊断肠旋转不良临床价值不大;腹部 CT 和 B 超对于发现异常位置的十二指肠、盲肠、肠系膜上动静脉有一定价值。

一旦先天性肠旋转不良引起急性肠梗阻或出现肠扭转、肠坏死的临床表现时,需外科手术治疗。经典的术式为 Ladd 手术,其要点为:①如果有肠扭转,使扭转完全复位;②分离压迫十二指肠的腹膜索带(Ladd 索带),解除十二指肠梗阻;③使小肠和大肠恢复到一个无旋转的位置;④阑尾切除。这些原则一直延续到现在没有改变。Spigland 等建议所有诊断为肠旋转不良的患者即使无症状也需行开腹手术,而 Mazziotti 等认为肠旋转不良的患者也可通过腹腔镜手术来治疗。对于那些因体检或其他原因诊断为肠旋转不良,而又没有临床症状的患者来说,需不需要手术及手术的获益和风险,需要外科医生和患者一起决定。

六、点评

成人肠旋转不良是一种罕见的疾病,因此其诊断也非常困难。这些患者常因急性肠梗阻伴或不伴肠扭转就诊。本例患者即因急性不完全肠梗阻的表现而入院。对于十二指肠梗阻的患者,除常规考虑肠腔内外炎症、肿瘤的同时,应想到肠道先天畸形的可能。影像学检查对于诊断该病有很大的临床意义,尤其是胃肠造影及钡灌肠,同时也对临床医生及放射科医生提出了一定的要求,即重视腹部各部分肠管的位置及相关表现。

本例患者的胃肠造影仅提示十二指肠水平段梗阻伴十二指肠扩张,而未注意到十二指肠空肠曲与腰椎的位置关系。同时,对于怀疑有肠旋转不良的患者,应行钡灌肠检查,以排除盲肠畸形可能,也有利于探查手术的进行。另外,对于此例患者,术前可行肠系膜上动脉造影鉴别肠系膜上动脉压迫综合征。本例患者合并胆囊腺肌瘤和胆囊炎急性发作(急性化脓性感染),引起十二指肠和胆囊粘连,是否会诱发肠旋转不良症状发生,引起十二指肠梗阻值得临床考虑。也有报道十二指肠旋转不良可以合并胆囊和胆道疾病,这一点也应引起临床重视。

参考文献

1. 李盟,李庆瑞. 成人环状胰腺 20 例分析. 中华消化杂志,1995;15:58—59.

2. 沈来根,陈文斌. 成人环状胰腺伴十二指肠结肠瘘 1 例. 中华外科杂志,2000;38:673

3. Wang C,Welch CE. Anomalies of intestinal rotation in adolescents and adults. Surgery, 1963;54:839—855

4. Dott NM. Anomalies of intestinal rotation:their embryology and surgical aspects:with report of five cases. Br J Surg,1923;11:251—286

5. Gohl ML,DeMeester TR. Midgut nonrotation in adults. Am J Surg,1975;129:319—323

6. Kapfer SA,Rappold JF. Intestinalmalrotation-not just the pediatric surgeon's problem. J Am Coll Surg,2004;199:628—635

7. Balthazar EJ. Intestinalmalrotation in adults:roentgenographic assessment with emphasis on isolated complete and partial nonrotations. Am J Roentgenol,1976;126:358—367

8. Ladd WE. Surgical diseases of the alimentary tract in infants. N Engl J Med,1936;215:705—708

9. Mazziotti MV, Stasberg SM, Langer JC. Intestinal rotation abnormalities without volvulus:the role of laparoscopy. J Am Coll Surg,1997;185:172—176

10. Spigland N,Brandt ML,Yazbeck S. Malrotation presenting beyond the neonatal period. J Pediatr Surg,1990;25:1139—1142

病例 11 "反复恶心、呕吐 7 年,再发 1 天"

一、病例资料

患者,男,23 岁,农民,因"反复恶心、呕吐 7 年,再发 1 天"入院。

患者于 7 年前,在不明原因情况下出现上腹部不适、恶心、呕吐,呕吐物为胃内容物,非喷射性,不含咖啡样液体和胆汁。在门诊行胃镜检查提示"胃多发性溃疡,幽门梗阻伴食物潴留",服用"金奥康"等药物治疗后症状好转。后复查胃镜示"十二指肠球部变形,慢性胃炎",服用"兰索拉唑"维持治疗一段时间,症状缓解。7 年来,症状时常反复发生,性质类似,程度较轻,服用"金奥康、果胶铋"等药物治疗后好转。1 年前因上述症状再发而住院,又诊为"十二指肠球部溃疡伴变形,慢性浅表性胃炎伴糜烂,反流性食管炎",经用"奥美拉唑针"等其他支持治疗后好转出院。1 天前又出现恶心,呕吐出成串小圆珠样黑色胃内容物,四肢有发作性痉挛感,但无抽搐,无神志不清,无大小便失禁。患病来,精神软,睡眠欠佳,进食量少,二便正常,体重下降约 15kg。

体格检查:体温 36.4℃,脉搏 96 次/分,呼吸 19 次/分,血压 12.0/7.5kPa。神清,痛苦病容,皮肤巩膜无黄染,浅表淋巴结未及,颈软无抵抗。腹部平坦,未见胃肠型及蠕动波,肝脾肋下未及,肠鸣音 4 次/分,全腹无压痛及肌紧张,移动性浊音(一)。肛门指检未及肿块,指套无血染。四肢肌力 V 级,腱反射正常,病理性反射未引出。

实验室及辅助检查:血常规:WBC 12.7×10^9/L,N 77.0%,Hb 91g/L,PLT 170×10^9/L;大便常规和隐血均正常;尿常规正常;血电解质检查:K 2.95mmol/L ↓,Na 143.0mmol/L,Cl 98.7mmol/L,Mg 0.68mmol/L;BUN 11.1μmol/L ↑(1.7 ~ 8.3μmol/L),Cr 120.0μmol/L ↑(49 ~ 92μmmol/L);肝功能检查:ALT 59U/L ↑,AST 31U/L,TP 64.2g/L,ALB 40.5g/L,TBIL 0.4mg/dl,DBIL 0.12mg/dl;乙肝三系示:HBsAb(+),余阴性;ESR 26mm/h;抗结核抗体和 PPD 试验均阴性;甲状腺功能和醛固酮水平(卧位和立位)正常范围;血胃泌素 35.0pg/ml(28~108pg/ml);AFP、CEA、CA199 均属正常范围。

肝胆胰脾、肾脏、肾上腺 B 超未见异常。

胃肠造影提示"十二指肠球部溃疡伴不全梗阻"。

头颅 CT 平扫未见异常。

腹部 CT（两次检查）提示"肝内胆管、胆总管和胆囊内较多积气，胃扩张"。

腹部 MRI 和 MRCP 提示"胆囊、胆总管及肝内胆管多发小结石，胰腺未见异常"。

入院时胃镜示"反流性食管炎，糜烂性胃炎，十二指肠多发溃疡伴球部变形"，病理检查"十二指肠球部黏膜慢性活动性炎，胃窦黏膜中度活动性炎，食管黏膜慢性活动性炎"，1 个月后再查胃镜示"贲门糜烂，胃窦多发浅溃疡，十二指肠球降交界处不全梗阻伴食物潴留"，病理提示"胃窦黏膜慢性炎伴轻度肠化及纤维素样渗出"。

二、病史特点

(1)患者，男性，23 岁，反复恶心、呕吐 7 年，再发 1 天，呕出成串小圆珠状黑色胃内容物，四肢有发作性痉挛样感觉异常。长期间歇使用质子泵抑制剂治疗似乎有效。

(2)体检：颈软无抵抗，腹部平坦，未见胃肠型及蠕动波，全腹无压痛及肌紧张。

(3)血常规示：WBC 12.7×10^9/L↑，N 77.0%↑，Hb 91g/L↓；电解质示 K 2.95mmol/L↓；BUN 11.1μmol/L↑，Cr 120.0μmol/L↑。

(4)多次胃镜均提示：幽门不全梗阻，十二指肠变形，胃多发溃疡、糜烂，十二指肠球部溃疡。

(5)腹部 CT 提示：肝内胆管、胆总管和胆囊内较多积气；腹部 MRI 和 MRCP 提示胆囊、胆总管及肝内胆管多发小结石。

三、诊断思路和鉴别诊断

患者为青年男性，反复发生呕吐症状，从第一次胃镜检查开始就提示有幽门梗阻，胃及十二指肠多发和反复的溃疡发生。这次又有成串黑色小圆珠状物呕出，CT 和 MRCP 都提示肝内外胆管和胆囊积气以及多发结石存在，临床上除了一般性判断难治性溃疡的因素外，还应考虑特殊类型溃疡和其他并发症的发生，尤其是一些罕见的情况。

1. 难治性溃疡

对于经过正规、足疗程的抗溃疡药物治疗，溃疡病难以愈合或者反复发作的患者，需要考虑难治问题。以下因素与溃疡难治有关：合并幽门螺杆菌（Hp）感染；突然撤离质子泵抑制剂等导致胃酸反跳；溃疡病正规治疗疗程不足，溃疡病愈合质量差；存在着黏膜损伤的刺激因素（如胆汁、酒精、非甾体类抗炎药物）；营养不良（贫血、低蛋白血症）；胃肠排空障碍等。该患者没有经过有效抗 Hp 治疗，有贫血、进食不足及体重下降等因素存在。

2. 特殊类型的胃肠道溃疡

特殊类型的溃疡有内分泌肿瘤（如胃泌素瘤）引起溃疡，特殊感染如结核、梅毒、真菌、血吸虫等引起溃疡，肉芽肿性溃疡如 Crohn 病，放射性溃疡如放疗后，缺血性溃疡如血管栓塞后，癌性溃疡，异位胰腺或胆胰瘘口溃疡等。

（1）胃泌素瘤：亦称卓-艾氏综合征，临床上以顽固性消化性溃疡和腹泻为特征，发病率居胰岛细胞肿瘤的第二位。本病可发生于 17～74 岁各年龄者中，平均发病年龄为 47 岁。男性稍多于女性，占总发病率的 60% 左右。胃泌素瘤可为散发性或为家族性，散发性者多见。临床表现主要是顽固性多发性溃疡、异位性溃疡或胃次全切除术后溃疡，多容易复发，并伴有明显腹泻和消瘦。实验室检查可发现血清胃泌素水平增高、胃酸和胃液分泌显著增高。患者有反复发作的复合性消化性溃疡，但没有明显腹泻症状，临床过程不支持胃泌素瘤的诊断，可以复查血清胃泌素或胃液胃酸分析以排除本病。

（2）癌性溃疡：胃癌多好发于老年患者，男女发病率约为 2∶1。多为单发病灶，症状缺乏规律性，有进行性加重趋势，晚期消瘦明显，胃镜下可见到恶性溃疡的表现，活检可以找到癌细胞。本例患者年龄较轻，为复合性溃疡，一般认为胃溃疡若伴随十二指肠溃疡，则恶变机会较少，而且多次胃镜活检检查均未找到癌细胞，故可以排除胃癌。

（3）真菌性溃疡：较少见，临床报道以毛霉菌致胃溃疡多见，其他尚有白色念珠菌和曲菌等。易误诊为溃疡恶变或胃癌。本病常有上腹部隐痛伴反酸，可伴呕血或黑便，病情发展缓慢易反复，病程数月至数年，胃液检查可以找到真菌菌丝和孢子，胃镜所见溃疡表面覆有灰白色黏液状分泌物。本例患者有溃疡病反复发作，呕吐物伴成串小圆形黑色物，类似真菌特殊形态物质呕出，作为难治性溃疡的少见病因需要考虑。

3. 胆肠内瘘

该患者有反复腹痛呕吐,并呕吐黑色小串珠物,影像学检查发现胆道内有积气和结石,不能排除有胆肠内瘘及呕出小结石的可能。胆囊内结石可穿破胆囊壁至十二指肠、结肠、胃、空肠和回肠而引起内瘘,以胆囊十二指肠内瘘为多见。一般病史较长,临床表现为反复发作上腹部疼痛、发热、黄疸,也可因慢性胆囊结石引起幽门梗阻,出现反复呕吐胆汁样液体。以呕吐结石为主要表现较少见,可能是胆囊收缩致内压骤升或呕吐致十二指肠内压降低。

四、诊治经过

患者在病程中反复呕吐出成串小圆形黑色物,呕吐物镜检提示颗粒状,部分结晶,可见真菌孢子及菌丝,经真菌培养提示"热带假丝酵母菌"。患者经过抗真菌和抗溃疡药物治疗,以及全消化道外营养支持治疗,症状好转,低钾血症得到纠正,患者不愿复查,出院。

> 最后诊断:消化性溃疡合并真菌感染,可能并发胆肠内瘘

五、讨论

1. 消化性溃疡伴真菌感染

胃溃疡合并真菌感染的报道较为少见,但近年来有增多的趋势,因此对胃真菌感染的防治越来越受到重视。真菌广泛存在于自然界中,进食时带入消化道或口腔内的真菌直接咽下可进入胃内。胃溃疡并发真菌感染首先由 Hearse 于 1936 年报道,国内本病的发病率为 $8.2\% \sim 30\%$。通常情况下,进入胃的真菌并不使人致病,但是当胃黏膜组织损伤时,同时使用免疫抑制剂、糖皮质激素、抗肿瘤药物以及长期使用广谱抗生素时可引起胃真菌感染,严重者甚至可引起真菌性败血症。目前普遍认为胃溃疡是胃真菌感染的重要病理基础,胃溃疡形成后局部黏膜屏障作用受损,真菌容易进入溃疡面。胃腔的内在环境以及溃疡面的糜烂性分泌物对真菌的生长十分有利,一旦溃疡面继发真菌感染,它就长期寄居,不断繁殖,在繁殖的过程中不断产生真菌酶、真菌毒素,使溃疡面面积明显大于单纯胃溃疡。

胃溃疡合并真菌感染的临床表现无特异性,病史较长,腹部症状缺乏规律性,制酸药物治疗效果欠佳,容易复发,且容易发生出血、穿孔等并

发症。

本病诊断主要依据包括：①胃液检查涂片和培养均发现真菌菌丝和孢子；②X 线检查可发现胃溃疡；③胃镜下组织活检对诊断有非常重要的价值，活检组织培养可以确诊本病。

治疗上除了改善全身营养状况、增强免疫力和治疗基础疾病外，还包括：①治疗消化性溃疡：原则上按照难治性溃疡处理，足疗程选用质子泵抑制剂联合胃黏膜保护剂；②抗真菌治疗：可使用制霉菌素治疗，疗程 2～4 周；也可以使用两性霉素 B、氟康唑、伊曲康唑等药物治疗；③外科治疗。内科抗真菌治疗 4 周，但溃疡无明显缩小或出现溃疡的并发症，如穿孔、出血甚至癌变时，可以选择手术治疗。

2.胆肠内瘘继发消化性溃疡

胆囊内结石可穿破胆囊壁至十二指肠、结肠、胃、空肠和回肠而引起内瘘，以胆囊十二指肠内瘘为多见。其临床主要表现包括：①病史较长，反复发作上腹部疼痛、发热、黄疸等胆道感染表现，但经抗炎治疗后症状可以消失。②因慢性胆囊结石引起幽门梗阻，出现反复呕吐胆汁样液体。③胆囊内结石较大者，胆肠内瘘可形成胆石性肠梗阻表现，在中老年女性中多见，一般梗阻部位多位于末端回肠，其次为空肠上段，十二指肠结石堵塞者较少，高位梗阻可引起呕吐胆汁样液体，甚或少见呕吐结石。有人认为，呕吐结石为本病特异性临床表现之一。④可引起消瘦、腹泻和水电质紊乱表现。

本病的诊断除了符合上述临床表现外，下列辅助检查发现有重要诊断价值：①X 线腹部平片可见胆囊积气征象，胆道内积气及从肝门部向肝内呈树枝状充气影；②B 超诊断率较低，若提示胆囊萎缩，边界模糊，周围积气，有一定意义；③CT 检查发现胆囊与肠道之间有较高密度影有诊断价值；④内镜检查和 ERCP 造影有助于本病诊断；⑤胆肠内瘘约占同期胆道手术的 0.2%～0.5%，确诊大多需要手术证实。

结合该病例，年轻患者有反复发作性腹痛和呕吐成串小圆形黑色物表现；多次胃镜均提示幽门不全梗阻，十二指肠变形，胃多发溃疡、糜烂，十二指肠球部溃疡；腹部 CT 和 MRCP 提示肝内胆管、胆总管和胆囊内较多积气，胆囊、胆总管及肝内胆管多发小结石；呕吐物镜检提示颗粒状，部分结晶，临床需要高度怀疑胆肠内瘘引起继发性消化性溃疡和幽门不全梗阻。

六、点评

从一般角度看,本例难治性溃疡发病不典型,属无痛性溃疡,以并发症为首发表现就诊,第一次就有幽门梗阻特征表现和诊断依据存在,以后反复发作。虽有胃内多发反复的溃疡及糜烂,甚至有贲门炎、食管炎发生,但主要还是十二指肠溃疡并发幽门梗阻导致反复呕吐的结果,以至于贫血、营养不良、继发真菌感染等导致溃疡难治。但是深究患者十二指肠溃疡病因,早就发现有十二指肠的畸形改变和梗阻,腹部 CT 和 MRCP 反复提示肝内胆管、胆总管和胆囊内较多积气及结石多发,呕吐物中有胆石样结晶物,要考虑是否存在十二指肠胆瘘合并真菌感染可能。在随访中值得重视,必要时可以手术治疗难治溃疡并明确病因诊断。

参考文献

1. Si JM,Jin YY,Wu JG,*et al*. The relationship between ulcer recurrence and Helicobacter pylori:a prospective one-year follow-up study in China. Journal of Zhejiang University (SCIENCE),2000;1:227-228

2. 邹永恒.胃霉菌性溃疡并发出血与穿孔 16 例报告.实用外科杂志,1988;8:43

3. 徐千里.慢性胃溃疡伴发真菌感染(附 7 例报告).中华医学杂志,1980;60:105

4. 邝贺龄.消化性溃疡.北京:人民卫生出版社,1990:253-264

5. 王娟,王枕,伊富华,等.消化性溃疡霉菌感染的前瞻性调查.世界华人消化杂志,1999;7:634

6. 陈玉杰,赵问前.胆囊内瘘 16 例报告.中国实用外科杂志,1997;1:37

7. 任培土,许焕建,鲁葆春,等.胆囊十二指肠内瘘的诊治分析.肝胆胰外科杂志,2004;16:308-309

病例 12 "上腹痛 5 年,伴呕吐 2 月, 突发上腹痛 10 小时"

一、病例资料

患者,男,58 岁,工人,因"上腹痛 5 年,伴呕吐 2 月,突发上腹痛 10 小时"急诊入院。

近 5 年多来患者经常出现反酸,有时伴有上腹部隐痛,常于餐后 3 小时左右出现,进食后可以缓解,服用"雷尼替丁"后上述症状可以缓解。近 4 个月来反复出现上腹饱胀,以餐后为甚,一直服用"多潘立酮(吗丁啉)"治疗,无明显好转。近 2 个月来伴有恶心呕吐,呕吐后腹胀等症状好转,多发生于清晨,呕吐物为隔夜宿食,带有酸臭味。胃镜检查提示"幽门梗阻、幽门管溃疡",经用"奥美拉唑"等药物后腹胀好转,反酸消失,以后患者间断服用"潘托拉唑、多潘立酮(吗丁啉)"等,但仍有腹胀和反酸出现。10 小时前进食油炸食物后出现上腹部持续性疼痛,并放射至腰背部,屈曲体位稍可减轻,伴呕吐 1 次,为胃内容物,急诊入院。发病以来无畏寒发热,无黄疸,无腹泻。

体格检查:神志清,身高 168cm,体重 49kg,体温 36.8℃,脉搏 76 次/分,呼吸 19 次/分,血压 14.7/9.3kPa。锁骨上淋巴结无肿大,两肺呼吸音清,心律齐,心前区未闻及杂音。腹平,上腹部腹肌稍有紧张,剑突下有轻压痛,未见胃型与肠型,腹式呼吸存在,肝脾肋下未及,肠鸣音正常。神经系统体检正常。

二、病史特点

(1)男性,58 岁,似有典型溃疡病史 5 年余,加重 2 月,在油炸食物诱因下突发上腹痛 10 小时。

(2)体检:锁骨上淋巴结无肿大,腹式呼吸存在,上腹部腹肌稍有紧张,剑突下有轻压痛,未见胃型与肠型。

(3)入院后胃镜检查示"幽门前区黏膜显著出血、水肿,球腔变形,球部前壁近小弯侧可见约 1.0cm×1.0cm 溃疡,底深,可见表面分泌物"。胃镜病理报告示"(胃幽门前区)黏膜、固有膜高度水肿,腺体形态正常,小灶肠化生,未见癌细胞"。

(4)X 线腹部平片检查发现膈下有游离气体。

(5)B 超提示膈下脓肿形成。

(6)手术证实有十二指肠球部癌性溃疡并穿孔发生。

三、鉴别诊断和讨论

该患者有较为典型的溃疡病症状,加重 2 月,在诱因下突然腹痛,临床上应该考虑溃疡病并发穿孔的可能。该患者在以后的检查中得以证实,且发现是十二指肠癌性溃疡穿孔。

原发性十二指肠癌是指原发于十二指肠黏膜,而不包括壶腹部及乳头周围其他来源的恶性肿瘤,占消化道恶性肿瘤的 1.6%,平均发病年龄64.9 岁,男性多于女性。病理类型以腺癌最多见,其次为淋巴瘤、类癌等。其中十二指肠腺癌的尸解发现率为 0.035%～0.048%,占消化道恶性肿瘤的 0.5%,占小肠恶性肿瘤的 30%～45%。腺癌发生率较高可能与十二指肠黏膜下腺体丰富有关。肿瘤在十二指肠各段发病率也不同,最多见于降部,其次为水平部及球部,这可能与进入肠道的胆酸在肠液和细菌的作用下形成胆蒽和甲基胆蒽等致癌物质有关。

原发性十二指肠癌从出现症状到确诊的平均时间为 6.2 个月。十二指肠球部腺癌确诊时间相对要短,国内报道确诊时间平均为 1.75 个月,这与检查方式易于到达十二指肠球部有关。十二指肠球部腺癌临床表现并无特异性,上腹不规律性疼痛及幽门梗阻症状是其最主要的表现,尤其在同时伴有黑便、贫血及体重减轻时更应引起注意,但发现时多为晚期。合并梗阻时患者胃区震水音阳性,晚期有时可触及腹部肿块或锁骨上淋巴结肿大。上述临床表现常与十二指肠球部溃疡相混淆。原发性十二指肠癌的转移率为 64.7%,初起为肠壁扩散,之后累及区域淋巴结,最后发生远处转移,肝、胰、腹膜、卵巢和肺均为常见的转移部位。Ryder 等报道,64%的患者发生周围组织浸润,44%的患者有周围淋巴结侵犯,14%的患者远处转移。

胃镜和十二指肠气钡双重造影是十二指肠癌的主要诊断手段。最常见的病变形态为增生-溃疡型,约占 40%。胃镜可在直视下观察病变的部位、形态和范围,并可进行活检取得病理依据,确诊率高达 86.2%～88%,但其对十二指肠第三、四段的肿瘤观察不满意。当肿瘤位于十二指肠球部且表现为溃疡型时,易误认为十二指肠球部溃疡,受"十二指肠球部溃疡无癌变"的这一"常识"概念的影响,往往不进行活检,导致漏诊。十二指肠气钡双重造影的诊断率可达81.9%,主要表现为充盈缺损、龛影、环形狭窄及肠壁僵硬,缺点在于常不能分辨病变性质。B超对十二指肠肿瘤诊断价值较小,但超声内镜可判断肿瘤的发源层次及局部血管侵犯情况,并有助于黏膜下肿瘤与外源性肿瘤侵犯十二指肠的鉴别。CT的主要意义在于可显示周围器官和血管、淋巴结受侵犯的情况,有利于判断肿瘤分期以选择合理的手术方式。

原发性十二指肠癌诊断明确后,手术切除是最为重要的治疗方法。能够进行肿瘤切除的患者应尽量切除肿瘤,对于有远处转移的晚期肿瘤患者可行姑息性的短路手术。前者的术后生存率远高于后者,前者的5年、3年、1年生存率分别为43%、47%和90%,后者分别为13%、20%和50%。对十二指肠腺癌进行切除有两种术式可进行选择,即根治性的胰十二指肠切除术和局部的十二指肠肠段切除术,两种术式的选择仍有争议。过去曾主张对所有患者均行胰十二指肠切除术以保证充分的肿瘤切除及淋巴结清扫。近来有研究提出,局部十二指肠肠段切除术与胰十二指肠切除术有相似的术后生存率,尤其是肿瘤位于十二指肠第三、四段者;对肿瘤位于十二指肠球部患者同时进行胃远端大部切除术也有类似疗效,但必须保证切缘阴性及淋巴结的充分清扫。十二指肠癌对放疗、化疗不敏感,两者均无预防复发的作用。

原发性十二指肠癌的预后及其相关因素各家报道并不完全相同,有报道淋巴结转移、肿瘤分期、切缘阳性与预后相关;另有研究报道与预后相关的因素有肿瘤大小、组织病理分化类型、浆膜外浸润,但淋巴结是否转移则与预后无关。总之,提高患者生存率在于及早发现肿瘤,切除肿瘤。

国内有学者提出,部分十二指肠球部腺癌患者既往有十二指肠球部溃疡病史,因此球部溃疡有癌变可能;并提出关于球部良性溃疡恶变的病理诊断必须符合以下3个条件:①起源于十二指肠黏膜溃疡所发生的癌变,除外来源于胰腺、胆总管下段及壶腹部癌累及十二指肠形成的继发溃疡;②既往有溃疡病史,包括临床症状、X线诊断等;③镜下观察能看到腺癌与慢性溃疡之间的明显关系,癌变仅出现在某一点,溃疡基底则无癌。但有关十二指肠球部溃疡是否会癌变,国内外均未见明确报道,一般认为十二指肠球部溃疡不会癌变。十二指肠球部恶性肿瘤临床表现可类似于良性溃疡,内镜下可表现为溃疡型,易与良性溃疡混淆,确诊需依赖于活检病理。

四、诊治经过

入院后给予禁食、"奥美拉唑"静滴等治疗,1 天后腹痛稍有好转。入院 72 小时,胃镜检查示"幽门前区黏膜显著出血、水肿,在幽门蠕动收缩时水肿黏膜呈菜花状,表面未见糜烂;十二指肠球腔变形,球部前壁近小弯侧可见约 1.0cm×1.0cm 溃疡,边缘尚光滑,底深,可见表面分泌物"(图 1)。胃镜病理报告提示"胃幽门前区黏膜及固有膜高度水肿,腺体形态正常,小

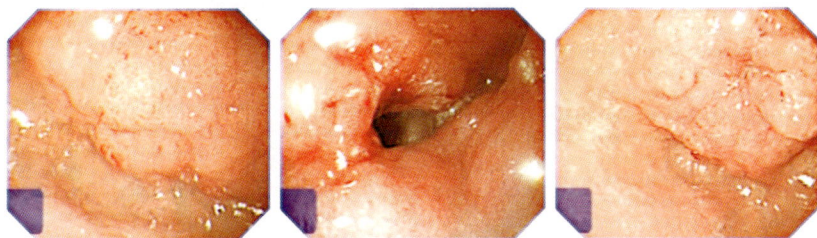

图 1 胃镜检查示"幽门前区黏膜显著出血、水肿,幽门蠕动收缩时水肿黏膜呈菜花状;十二指肠球腔变形,球部前壁近小弯侧可见约 1.0cm×1.0cm 溃疡,边缘尚光滑,底深,可见表面分泌物"

灶肠化生,切片上 5 块组织均未见癌细胞"。行 X 线腹部平片检查,发现膈下有游离气体(图 2)。B 超提示膈下脓肿形成可能。经胃肠减压、禁食、膈下脓肿穿刺引流等治疗 30 天,口服碘剂造影发现膈下脓肿仍存在,即在全麻下行毕氏 I 式胃大部切除术。术中发现:球部小弯侧可见 1.5cm×1.5cm 大小溃疡,溃疡周围 2cm 范围内组织增厚、质韧,周围淋巴结无肿大;十二指肠降部正常;膈下有一脓肿与球部溃疡相通。胃大部切除标本病理报告:①球部黏膜溃疡边缘深部可见中低分化腺癌组织浸润,溃疡边缘浅部残留正常黏膜腺体(图 3);②球部溃疡底部表面为炎性坏死组织,其下可见瘢痕组织,有的切片可见癌细胞浸润,有的切片未见癌细胞;③癌细胞浸润肌层,浆膜层未见癌细胞,近远切缘未见癌细胞。术后恢复良好,半个月后出院。

最后诊断:十二指肠球部腺癌

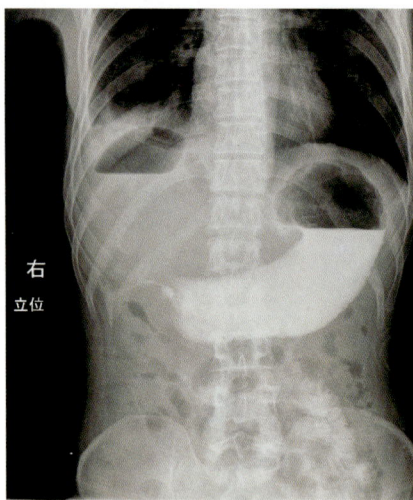

图 2　腹部平片 X 线检查,发现膈下有游离气体

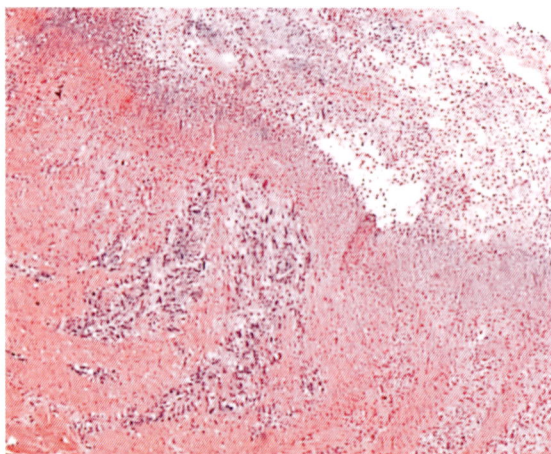

**图 3　手术标本病理:球部黏膜溃疡边缘深部可见中低分化腺癌组织
浸润,溃疡边缘浅部残留正常黏膜腺,提示十二指肠球部腺癌**

五、点评

原发性十二指肠癌临床少见,起病隐匿,临床表现缺乏特异性,易于与消化性溃疡等常见病混淆,误诊率极高。因此,当内镜下发现十二指肠球部溃疡较大、边缘有隆起、形态欠佳，或考虑为十二指肠球部溃疡的高龄患者，经正规抗溃疡治疗效果不佳时，均应提高警惕，考虑恶性肿瘤的可能，尽早反复在病变部位多处活检送病理检查，以明确诊断。

本例患者有多年反复发生节律性上腹痛的较为典型的溃疡病史，近期加重出现幽门梗阻症状，似有在诱因下出现溃疡穿孔的可能，整个诊治过程都是按溃疡病常规来考虑的，结果在偶然中发现十二指肠腺癌。回头思考，患者一直在进行抗溃疡病治疗，而病情却在加重；一般十二指肠溃疡穿孔小、症状不典型者通过保守治疗应该有效，而该患者的病情却在加重，这些都提示溃疡是否为恶性可能。另外，就该患者是否为原发腺癌的问题，由于手术中仍未考虑恶性可能，所切除的标本不足以作连续切片，明确从胃窦→幽门→十二指肠球部的癌变确切起始部位，因此是否十二指肠球部原发腺癌或是否十二指肠球部溃疡癌变可能尚不能断论。

参考文献

1. Rosas ME,Frisancho VO,Yabar BA,*et al*. Malignant duodenal neoplasia:clinical-pathological profile. Rev Gastroenterol Peru,2003;23:99−106

2. Kaklamanos IG,Bathe OF,Franceschi D,*et al*. Extent of resection in the management of duodenal adenocarcinoma. Am J Surg,2000;179:37−41

3. Sarma DP,Weilbaecher TG. Adenocarcinoma of the duodenum. J Surg Oncol,1987;34:262−263

4. Ryder NM,Ko CY,Hines OJ,*et al*. Primary duodenal adenocarcinoma:a 40-year experience. Arch Surg,2000;135:1070−1075

5. 刘志忠,张立春,王阳.原发性十二指肠癌 11 例分析.中国误诊学杂志,2006;6:2614−2615

6. 毛国风,张雪元,顾岩.原发性十二指肠球部腺癌的临床诊治.中华医学实践杂志,2004;3:494−496

7. Santoro E,Sacchi M,Scutari F,*et al*. Primary adenocarcinoma of the duodenum:treatment and survival in 89 patients. Hepatogastroenterology,1997;44:1157−1163

8. Sohn TA,Lillemoe KD,Cameron JL,*et al*. Adenocarcinoma of the duodenum:factors influencing long-term survival. J Gastrointest Surg,1998;2:79−87

9. Bakaeen FG,Murr MM,Sarr MG,*et al*. What prognostic factors are important in duodenal adenocarinoma? Arch Surg,2000;135:635−642

10. 周汉勇,王立,古赛,等.浅析原发性十二指肠球部癌（附 30 例文献复习）.重庆医学,2002;31:866−867

病例13 "腹胀伴恶心呕吐,排便停止3天"

一、病例资料

患者,女,52岁,农民,因"腹胀伴恶心呕吐,排便停止3天"入院。

3天前无明显诱因下出现腹胀,并逐渐加重,伴恶心呕吐。起初在进食后呕出少量胃内容物,无咖啡样及胆汁样物,后未进食时亦出现恶心呕吐,呕出黄绿色胆汁样及粪渣样物,伴全腹胀痛,阵发性加剧。腹痛与进食、体位变化无明显关系。无腹泻呕血黑便,无发热头晕,无胸闷气急。起病来精神软,纳差,尿量少,大便未解,有肛门排气。

既往有"高血压史"4年。

体格检查:神志清,精神软,体温37℃,血压21.3/12.7kPa,心率96次/分,呼吸21次/分,皮肤巩膜未见黄染,全身浅表淋巴结未及,双肺呼吸音清,未闻及干湿啰音,心律齐,未闻及病理性杂音。腹膨隆,全腹轻压痛,无反跳痛,肝脾触诊不满意,移动性浊音阳性,肠鸣音未闻及。直肠指检未及肿块,指套无血染。双下肢无浮肿。

实验室及辅助检查:血常规:WBC $8.9×10^9$/L,N 86.2%,Hb 165g/L,PLT $285×10^9$/L;尿常规:尿蛋白(＋＋～＋＋＋),尿微量蛋白1911mg/d;ESR 4mm/h,CRP 9.6mg/L;肝功能:ALB 31.1g/L,余正常范围;甲状腺功能:T_3、T_4和TSH正常范围;血电解质正常;肿瘤标志物:AFP、CEA、CA199、CA125均属正常范围。

B超提示"中等量腹腔积液,肝、胆、胰、脾、双肾、子宫附件均无殊"。

腹部立位平片示"肠管积气,可见数个气液平"。

腹部CT提示"肠腔扩张,肠壁肿胀明显,腹腔积液"(图1)。

腹腔穿刺:黄色浑浊腹水,WBC $80×10^6$/L,LDH 311U/L,李凡他试验阳性,腹水抗酸染色阴性,腹水AFP、CEA无异常,病理检查未见脱落肿瘤细胞。

住院后予胃肠减压、抗感染等治疗,症状无明显好转,遂行腹腔镜下腹腔探查术。术中所见:腹腔内大量淡黄色稍浑腹水,小肠壁广泛充血,小肠及系膜、胃脾韧带处水肿,无明显空回肠结肠梗阻和肿块。病理所见:小肠壁肌壁组织:平滑肌组织萎缩、水肿,纤维组织增生,淋巴、浆细胞浸润(图2);大网膜组织:脂肪及纤维组织、小血管旁水肿,淋巴、浆细胞浸润。

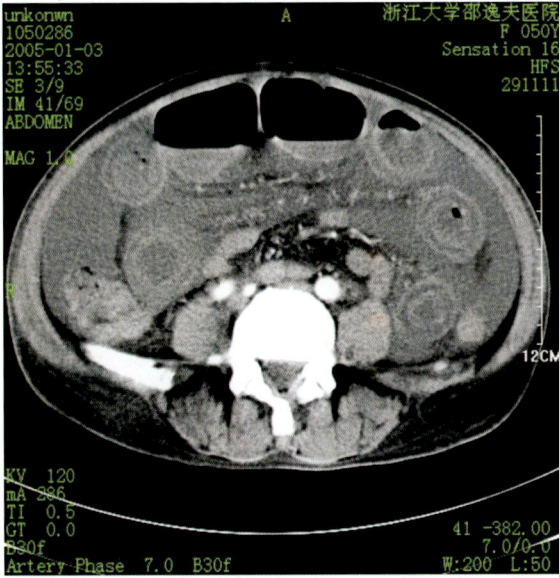

图 1 腹部 CT 提示"肠腔扩张,肠壁肿胀明显,腹腔积液"

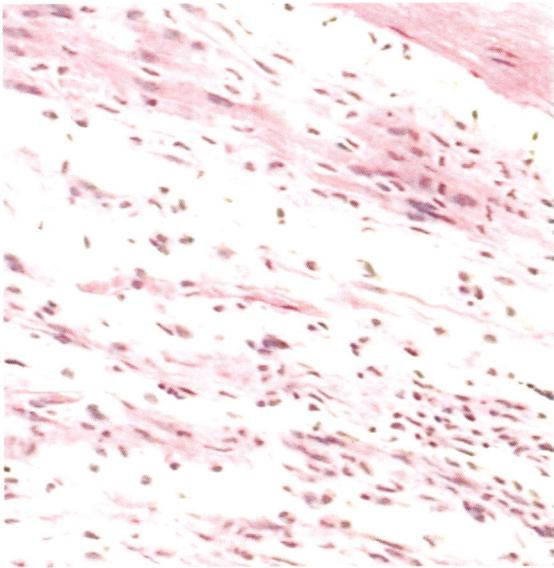

图 2 术中病理所见:小肠壁肌壁组织平滑肌组织萎缩、水肿,纤维组织增生,淋巴、浆细胞浸润

二、病史特点

(1)女性,52岁,腹胀,恶心呕吐,排便停止3天。

(2)腹膨隆,全腹轻压痛,移动性浊音阳性,肠鸣音消失。

(3)腹部立位平片有肠管积气、积液;B超提示中等量腹腔积液;腹部CT提示:肠腔扩张,肠壁肿胀明显,腹腔积液。

(4)腹腔镜探查术见:腹腔内大量淡黄色腹水,小肠壁广泛充血,腹腔脏器未见明显肿块。

(5)病理提示腹壁浆膜、网膜、肠壁炎症。

三、诊断思路和鉴别诊断

患者有急性肠梗阻表现,肠鸣音减弱,有腹膜炎的证据,但临床未找到器质性机械性肠梗阻的依据。临床需要重点考虑假性肠梗阻,即指由各种因素引起的肠道动力障碍,有肠梗阻表现,但找不到导致肠腔梗阻病因的一种临床综合征。假性肠梗阻包括原发性(特发性假性肠梗阻)和继发性两类,只有在找不到病因时才考虑原发性。

以下是假性肠梗阻常见的病因:

1. 感染或缺血后

感染包括全身感染和肠系膜血管栓塞等。患者无全身感染表现,也无突发腹痛和血性腹水,但有腹膜炎,需鉴别细菌性腹膜炎或结核性腹膜炎局部感染。原发性细菌性腹膜炎主要是肠道细菌移位或经阴道逆行性腹腔内感染所致。该患者无腹泻腹痛病史,无发热,血象不高,因此由细菌性腹膜炎引起假性肠梗阻的可能性不大。结核性腹膜炎一般起病相对缓慢,多有发热、盗汗、消瘦、乏力等全身中毒症状,胃肠道表现可以有腹痛、腹胀和便秘,但很少继发肠梗阻。该患者发病急,没有毒血症症状,血沉不快,PPD皮试阴性,不支持结核性腹膜炎诊断。

2. 内分泌疾病或多发内分泌肿瘤

该患者血糖和甲状腺功能正常,电解质正常,没有其他内分泌失调现象,故可排除之。

3. 药物引起

药物如三环类抗抑郁药、抗高血压药等。患者无特殊药物使用史,有腹膜炎也不能解释,可排除。

4. 系统性疾病

如帕金森病、硬皮病、淀粉样变、肌营养不良、系统性红斑狼疮（SLE）等。其中 SLE 可以导致非特异性肠道全层炎症和腹膜炎症，患者又有蛋白尿，值得高度怀疑。

四、诊治经过

术后查血自身抗体全套提示：ANA1:640 颗粒型，dsDNA（＋），SSA（＋），P-ANCA（＋），狼疮细胞（＋）。术后继续胃肠减压，予甲强龙 80mg/8h 静脉滴注，2 天后症状缓解，改口服强的松片治疗，病情明显好转。

系统性红斑狼疮（SLE）诊断标准为：①蝶形红斑或盘状红斑；②光敏感；③口鼻腔黏膜溃疡；④非畸形性关节炎或多关节痛；⑤胸膜炎或心包炎；⑥癫痫等精神症状；⑦蛋白尿、管型尿或血尿；⑧血小板 $< 10 \times 10^9/L$ 或白细胞 $< 4 \times 10^9/L$ 或溶血性贫血；⑨抗核抗体阳性；⑩抗 dsDNA 抗体阳性或 LE 细胞阳性；⑪抗 Sm 抗体阳性；⑫补体 C3 降低；⑬皮肤狼疮带试验（非病损部位）或肾活检阳性。符合上述 13 项中任何 4 项者，可诊断为 SLE。该患者有 ANA1:640 颗粒型，dsDNA（＋），狼疮细胞（＋）和蛋白尿，诊断系统性红斑狼疮成立。

最后诊断：系统性红斑狼疮合并假性肠梗阻

五、讨论

假性肠梗阻（intestinal pseudo-obstruction，IPO）可原发，也可继发于系统性疾病，如系统性红斑狼疮、系统性硬化病、硬皮病和重叠综合征等。IPO 是 SLE 的一个罕见但严重的并发症，有时 IPO 可以是 SLE 的首发症状。由于病例罕见，查国内外文献对 SLE 合并 IPO 多为个别病例报道。

SLE 是累及全身各脏器的自身免疫性疾病，女性常见，临床表现多种多样，起病可呈暴发性、急性或隐匿性，可单一器官受累，也可多个器官同时受累。其中一部分患者可表现为胃肠道症状，如上消化道出血、便血、腹水和假性麻痹性肠梗阻等。该患者为女性，虽无关节、血液系统和颜面红斑等其他系统受累情况，但有蛋白尿，此次发病以肠梗阻为首发表现。

SLE 并发 IPO 的原因目前尚不清楚，其主要发病假说是：SLE 在胃肠道形成血管炎，造成血管平滑肌损伤，最终导致胃肠道平滑肌运动障碍；另一假说则认为,肠道神经元的病变或肠道平滑肌本身的病变导致了平滑肌运动功能的障碍。

综合文献分析,IPO 好发于中青年女性,平均发病时间为诊断 SLE 后的 8 年,大多数病例发生于狼疮活动期。

IPO 患者肠道组织活检可以发现肠道平滑肌血管的血管炎表现、肠道神经节炎症或免疫反应的存在、肠道神经节自身的退行性变、肠道平滑肌的纤维化。

IPO 影像学与肠梗阻的一般表现相似,即表现为肠管扩张、液气平形成、肠管壁增厚。SLE 合并 IPO 的临床诊断主要依靠:①狼疮活动期的自身抗体血清学表现,部分患者可有抗心磷脂 IgG 抗体的升高;②通过内镜、影像学检查排除机械性梗阻因素;③小肠测压虽然不是诊断 IPO 的必需条件,但它可以用来鉴别肠道动力障碍的类型是肌源性还是神经源性,对了解 IPO 可能的病因有一定帮助;④手术取肠壁全层活检也是诊断 IPO 病因的方法之一,但手术本身可能造成肠道粘连,从而加重病情,目前并不推荐此做法。

SLE 合并 IPO 的治疗以保守治疗为主。文献报道大剂量的激素治疗,激素联合硫唑嘌呤、环磷酰胺等免疫抑制剂疗效肯定。

推荐早期足量静脉用激素,具体使用激素方法文献报道如下:①甲强龙:1000mg/d 静滴×3 天,后改用强的松 1mg/(kg·d)(国外报道);②甲强龙:40~100mg/d 静滴×3 天(国内报道);③氢化可的松:100~300mg/d 静滴×3 天(国内报道);④地塞米松:10mg/d 静滴×3 天(国内报道)。

此外,口服广谱抗生素、促胃肠动力药物和奥曲肽等也有一定的作用。

目前尚无对 SLE 合并 IPO 的长期预后情况的报道。现有资料显示,在接受激素、免疫抑制剂治疗的情况下,部分患者 IPO 症状反复发作,但不累及其他脏器。有学者报道,SLE 患者出现 IPO 症状后 6 个月内的死亡率为 18%,死因主要是感染或 SLE 进展累及其他脏器。

六、点评

对于临床上出现急性肠梗阻患者,区分机械性还是麻痹性肠梗阻(假性肠梗阻/动力性肠梗阻/血运性肠梗阻)有时比较困难,直接采取手术探查对于假性肠梗阻患者极其不利。早期肠鸣音消失又缺乏肠绞窄坏死依据的必须考虑假性肠梗阻,应进一步作鉴别诊断。该例 SLE 患者以肠梗阻为首发症状,虽然临床极易误诊,但初期处理时走了弯路,接受了不必要的手术探查,值得临床思考。

参考文献

1. Narvaez J,Perez-Vega C,Castro Bohorquez FJ,*et al*. Intestinal pseudo-obstruction in systemic lupus erythematosus. Scand J Rheumatol,2003;32:191—195

2. Giorgio RD,Sarnelli G,Corinaldesi R,*et al*. Advances in our understanding of the pathology of chronic intestinal pseudo-obstruction. Gut,2004;53:1549—1552

3. Mok MY,Wong RWS,Lau CS. Intestinal pseudo obstruction in systemic lupus erythematosus:an uncommon but important clinicalmanifestation. Lupus,2000;9:11—18.

4. Perlemuter G,Cacoub P,Chaussade S, *et al*. Octreotide treatment of chronic intestinal pseudo obstruction secondary to connective tissue diseases. Arthritis Rheum,1999;42:1545—1549

四、腹痛

病例 14 "反复腹痛 20 年,再发 1 天"

一、病例资料

患者,女,43 岁,因"反复腹痛 20 年,再发 1 天"入院。

20 年前患者无诱因下出现上腹部阵发性疼痛,后渐转变为全腹绞痛,经消炎解痉治疗后症状可缓解。无恶心、呕吐、腹泻,无黑便、呕血,无发热、黄疸,无腰背部放射痛,有肛门排便排气。上述症状 1 月数次或 1 年数次发作。3 年前,外院诊为"不全性肠梗阻",经保守治疗好转出院。1 天前上述症状再发,且腹痛较剧烈,遂来急诊。

患者有慢性便秘病史 10 余年,大便 3～4 天一次,较干结,否认创伤、手术和药物过敏史,婚育史、月经史无殊,顺产,育有一子一女。

体格检查:神志清,脉搏 70 次/分,血压 17.3/12.3kPa,体温 36.7℃,巩膜未见黄染。腹平软,右下腹压痛明显,无反跳痛,肠鸣音 8 次/分,未及明显包块,移动性浊音(一)。肛门指检未及肿块,指套无血染。神经系统检查未见异常。

实验室及辅助检查:血常规:WBC 11.8×10^9/L,N 73.3%,Hb 126g/L。

腹部 B 超探及右下腹腔 4.3cm×1.66cm 液性包块,肝胆胰脾未见异常,阴道 B 超未见异常。

入院拟诊"阑尾脓肿",行腹腔镜探查术,术中见阑尾萎缩,回盲部肠壁、腹膜、大网膜广泛粘连,腹腔各脏器未见肿块,亦无明显脓性渗出。因腹腔镜下分离肠管难度较大,遂转为开腹手术,行阑尾切除及粘连松解术。术后第 2 天肛门排气,予常规抗炎治疗,后患者出现腹泻,排黄色糊状便约 3～4 次/天。术后第 7 天,患者再次出现腹胀腹痛,无恶心呕吐,无发热。查体:脉搏 70 次/分,血压 18.7/9.3kPa,体温 36℃;腹膨隆,轻压痛,肠鸣音亢进,移动性浊音(一);血常规:WBC 8×10^9/L,N 74.7%;腹部立位平片提示"不全性小肠梗阻"。以禁食、胃肠减压等处理,症状未改善。

二、病史特点

(1)女性,43岁,因"反复腹痛20年,再发1天"入院。

(2)体检:右下腹压痛明显,无反跳痛,肠鸣音活跃。

(3)术前腹部B超探及右下腹腔4.3cm×1.66cm液性包块。

(4)行腹腔镜探查及"阑尾切除及粘连松解术",术后腹部立位平片提示"不全性小肠梗阻"。

三、诊断思路和鉴别诊断

本病有几十年慢性发作腹痛病史,出现过"不全性肠梗阻"表现,没有慢性感染和营养不良依据,B超发现有"右下腹可疑肿块"。应作以下鉴别诊断:

1.慢性阑尾炎伴发阑尾脓肿

慢性阑尾炎常具有急性阑尾炎发作史,右下腹经常疼痛,有的患者仅有隐痛和不适感,剧烈运动或饮食不节可诱发急性发作,少数慢性阑尾炎患者的阑尾腔内有粪石、虫卵等异物,或阑尾先天性扭曲、粘连,可使肠腔变狭窄,发生慢性不全性肠梗阻表现。慢性阑尾炎化脓坏疽时,大网膜可移至右下腹,将阑尾包裹并形成粘连,出现炎性肿块或形成阑尾周围脓肿,大多数患者白细胞计数和中性粒细胞比例增高,术后患者可发生粘连性肠梗阻。但患者术中未发现明显的阑尾周围脓肿和慢性阑尾炎病理改变,临床不支持。

2.肠系膜淋巴结结核

肠系膜淋巴结结核青少年多见,男多于女,可以是原发性,也可以继发于肺结核、肠结核,临床症状多变,仅少数有典型中毒症状,常表现为腹痛、腹部肿块或慢性肠梗阻,手术前确诊者较少,易误诊为慢性阑尾炎或盲肠炎,原因可能与本病无特异性临床表现和临床医生对本病及其并发症症状的多样性认识不足有关。肠系膜淋巴结结核可分为结核性肉芽肿性淋巴结炎、结核性淋巴结干酪样坏死、结核性淋巴结脓肿和结核性淋巴结钙化,临床所见常为多种病理改变同时存在。肠系膜淋巴结结核除结核本身症状外可引起多种并发症,如急性或慢性肠梗阻;形成腹腔巨大结核性脓肿,脓肿穿破肠壁致急性或慢性肠穿孔,引起消化道出血或肠瘘;脓肿穿破腹壁形成窦道等。外科临床上常见的肠系膜淋巴结结核多因腹部包块或急腹症等情况就诊。该患者有慢性腹痛病史,发现右下腹块,多次发现"不全性肠梗阻",但患者无发热、盗汗、消瘦等中毒症状,血沉正常,PPD 试验阴性,没有结核病接触史,CT 检查未见明显肠系膜液性坏死,多环或单环强化等表现。但肠系膜淋巴结结核常无特异性表现,有必要对肠系膜组织进行活检并进行抗酸染色和结核菌检查以排除诊断。

3. Crohn 病

本病病因未明,是主要累及末端回肠和邻近结肠的慢性炎症性肉芽肿性疾病,常表现为消化道管壁全层性炎症,呈节段性或区域性分布,年龄以青少年多见(15～30 岁),临床上以腹痛、腹块、发热等表现为特点,呈发作缓解交替出现,临床报道不少患者以腹部肿块或肠梗阻进行手术治疗。本病的诊断要点包括:①非连续性或阶段性病变;②铺路石样表现或纵形溃疡;③全壁性炎症性病变伴肿块或狭窄;④病理提示结节病样或非干酪样肉芽肿;⑤裂沟、瘘管;⑥肛门病变,有难治性溃疡、肛瘘或肛裂。该患者表现为慢性腹痛病史,发现"右下腹块",多次发现"不全性肠梗阻",但患者为中年女性,不符合前述 Crohn 病诊断标准(具有前 3 项为疑诊,加后 3 项任何一项可确诊,具有第 4 项,加上前 3 项任何两项可确诊),必要时可再对病理切片作进一步检查。

4. 原发性肠系膜淋巴瘤

原发性肠系膜淋巴瘤少见,男女发病之比为 2∶1,以回肠系膜最多,其次是空肠系膜和小肠系膜根部。一般都在局部扩展,表现为结节融合而形成大的肿块,或腹腔种植性生长。临床以腹痛及腹部肿块为主,分别为64％和 54.4％,也可表现为食欲减退、乏力、贫血和肠梗阻等症状。由于早期症状轻微或无症状,临床极少早期发现,误诊率报道可高达 69.5％。本例患者为中年女性,有慢性腹痛和"腹部肿块"表现,但无淋巴结肿大,无发热、消瘦。但本病常规染色检查阳性率极低,可进一步对多处组织活检并进行免疫组化分析,以期鉴别。

5. 嗜酸性粒细胞性胃肠炎

该病是一种少见的不明原因的胃肠疾病,以胃肠道局限性或弥漫性嗜酸性粒细胞浸润为主要特征,可累及整个消化道,但以胃窦、近段空肠相对多发。临床缺乏特异性表现,主要症状有腹痛、恶心、呕吐、低热等慢性症状,病程可长达 10 余年,部分病例有一定的自限性。当累及黏膜肌层时可表现为不明原因的肿块和肠梗阻。诊断依据主要为血嗜酸性粒细胞升高、活检病理示胃肠道有一个或一个以上部位的嗜酸性粒细胞浸润。该患者血常规未提示血嗜酸性粒细胞升高,无过敏体质,而且病变可疑部位在回肠末段,临床特征不符合本病表现。

四、诊治经过

于术后第 13 天再次行剖腹探查,见腹腔内肠管严重粘连,空回肠广泛水肿,回盲部及回肠末端部分肠管粘连成团,血供差,遂切除部分升结肠、回盲部及末端回肠,并行回肠-升结肠吻合术。术后患者仍诉腹胀,胃肠减压引出咖啡色液体 $300 \sim 500ml/d$。多次腹部立位平片均提示"不全性小肠梗阻",B 超提示"少量腹腔积液",CT 报告"小肠轻度扩张伴液平,管壁增厚,肠周及系膜混浊"(图 1)。大便培养、大便找真菌、血沉、抗核抗体、PPD 试验、自身抗体检查均无异常发现。

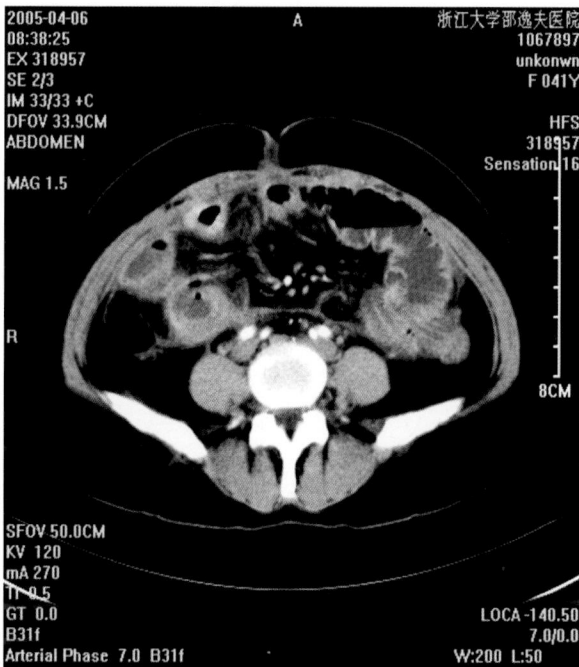

图 1　腹部 CT 提示"小肠轻度扩张伴液平,
管壁增厚,肠周及系膜混浊"

患者经过两次手术,症状加重,我们对所有肠道和肠系膜的手术标本重新进行检查,免疫组化和抗酸染色检查结果均为阴性,肠系膜病理检查提示"肠系膜粘连增厚,肠系膜内纤维组织大片增生,可见大量泡沫细胞沉积"(图 2),符合硬化性肠系膜炎的特征性改变。予非甾体类消炎药物(万络片)及肠道菌群调节药物、促动力药物等对症处理后,患者症状逐渐改善,随访半年未复发。

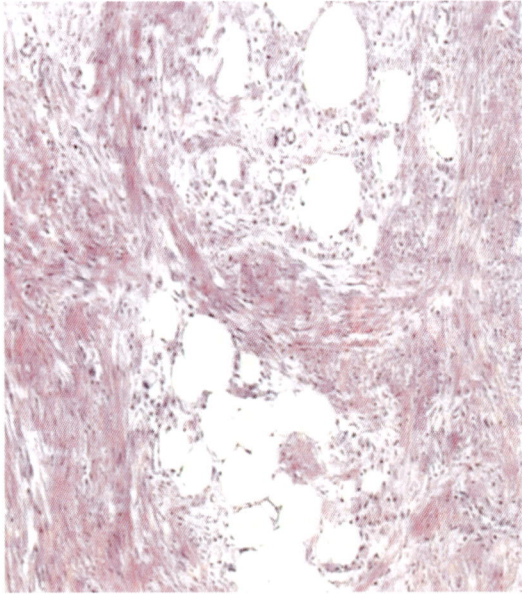

**图 2　肠系膜的手术标本病理检查提示"肠系膜粘连增厚,
肠系膜内纤维组织大片增生,可见大量泡沫细胞沉积"**

最后诊断:硬化性肠系膜炎(肠系膜 Weber-Christian 病)

五、讨论

硬化性肠系膜炎又称为收缩性肠系膜炎或纤维性肠系膜炎,由 Jura 于 1924 年首先报道,1965 年由 Ogden 等详细描述了本病的临床表现及病理改变,但长期以来未能得到广泛统一的认识,对本病的命名也较为混乱,包括缩窄性肠系膜炎、肠系膜脂膜炎、肠系膜脂性营养障碍、肠系膜Weber-Christian病、肠系膜黄色肉芽肿、肠系膜炎性假瘤、多灶性肠系膜和腹膜后硬化、系统性结节性脂膜炎。对于以上的命名,是指同一种疾病还是不同种疾病,由于缺乏大型研究的支持,目前仍有分歧。大多数学者对本病的认知渐趋一致,认为以上的命名是对同一疾病在不同阶段的不同侧重面的描述。例如,将病理改变中早期以脂肪慢性炎症为主的称为肠系膜脂膜炎,以脂肪坏死为主的称为肠系膜脂性营养障碍,而晚期以纤维化为主的称为硬化性肠系膜炎。事实上,在大多数病例中三种病理改变几乎同时存在,故命名有一定难度。目前多数人认为以硬化性肠系膜炎命名较妥。

1. 流行病学

本病好发于 50～80 岁男性,儿童罕见,这可能是因为儿童相对于成人肠系膜脂肪较少。在 Emory 等的临床研究中报告本病患者的男女比例为2:1,白人与黑人的比例为 7:1。

2. 病因及发病机制

关于本病的病因及发病机制目前有多种理论,但尚缺乏有力依据。感染、创伤、手术、局部缺血、恶性肿瘤均可能为本病的诱因。Daskalo 等报道,69% 的硬化性肠系膜炎患者同时患有恶性疾病,如淋巴瘤、乳腺癌、肺癌,也有报道合并硬化性胆管炎并引起 Klatskin 瘤者。本病亦可伴发其他特发性炎症或免疫反应失调性疾病,如腹膜后纤维化、硬化性胆管炎、Riedel 甲状腺炎、眼窝炎性假瘤、自身免疫性溶血性贫血。

3. 病理

病变主要发生于小肠系膜,常由根部开始,可累及结肠系膜、阑尾系膜,亦可发生于腹部其他位置如胰周、网膜,甚至肾上腺、盆腔,但较少累及肠管。病灶可表现为单发包块、多发包块或弥漫性病变;病灶呈灰或黄色,质韧,偶有钙化。Emory 等对 84 例患者的研究测得,包块直径从 1～40cm不等(平均 10cm),可呈球形、分叶状或为一主病灶周边围绕卫星灶;弥漫性病灶表现为 10～30cm 长的硬结节样系膜增厚。

镜下病灶可见不同程度的慢性炎症、纤维化及脂肪坏死。典型表现为纤维组织将脂肪组织分割成小叶,慢性炎症细胞(淋巴细胞及少量浆细胞、嗜酸性粒细胞)浸润及巨噬细胞吞噬脂质形成泡沫细胞;分叶核粒细胞少见,无血管增厚或血管炎表现,偶可见淋巴滤泡;在纤维组织中有时可见营养不良性钙化灶。在病变的不同阶段，非特异性慢性炎症浸润、泡沫细胞浸润和纤维化之间的比例不同，病变早期以泡沫细胞形成为主，晚期则以纤维化、慢性炎症为主。

4. 临床表现及辅助检查

临床表现通常无特异性，可表现为腹痛、腹胀、腹部包块、腹泻、便秘、厌食、体重减轻、乏力，其中腹部包块是最为常见的症状，可在约 50% 的患者中出现。晚期可有肠梗阻或急腹症表现。临床少见的表现有黄疸、胸腹水或心包积液、不明原因发热和自身免疫性溶血性贫血。也有无症状者，因其他原因手术时偶然发现。体格检查时常出现腹部压痛，可触及位置较深、边界不清、相对固定、质地中硬的包块。

CT 对本病的诊断、随访有较大价值。根据脂肪坏死、慢性炎症和纤维化所占的比例不同，CT 通常表现为肠系膜软组织密度包块，偶可累及胰腺或肝门部；脂肪包块坏死区中心可见钙化灶，偶有肠管壁增厚、肠系膜局部密度降低或肠系膜或腹膜后淋巴结肿大，有时也可因静脉、淋巴回流障碍或组织坏死形成囊肿。较为特异的表现为"脂肪环征"，是由于肠系膜血管周围脂肪组织的炎症反应所致，并可以此来鉴别其他发生于肠系膜的疾病，如淋巴瘤、类癌、转移性肿瘤。此外，Sabate 等报道在 50% 患者中发现了瘤样假性囊肿。

肠镜检查多无异常，有时可见肠黏膜充血糜烂。腹部立位平片常可见液平、肠管扩张积气等梗阻表现。实验室检查亦无特异性，血沉可增快或正常，外周血白细胞计数可轻度升高。

5. 治疗及预后

本病尚无特异性治疗方法。无症状或症状较轻的患者只需取组织进行活检，明确诊断即可。症状较重或病情进展者，除非出现严重肠梗阻症状，否则以内科保守治疗为主。目前公认有效的药物有肾上腺皮质激素和免疫抑制剂（较常用的有硫唑嘌呤、环磷酰胺），也有报道秋水仙碱、口服孕酮治疗有效。若必须手术治疗，旁路吻合或结肠造口术则较肠段切除更可行。Mathew 等提出存在本病的诱因时，如胃肠道穿孔、肿瘤，去除诱因是治疗的关键。

本病预后良好，有时不经治疗即可自愈，病情进展或复发者少见。在Emory 等对 84 名患者的临床研究中，仅 3 人死于术后并发症，1 人于 10年后出现恶性间皮瘤，未发现病情进展或复发者。但有报道显示本病与类癌及淋巴瘤的发生有相关性。

六、点评

硬化性肠系膜炎好发于中老年男性,其病因未明,常有多种病理改变并存,因临床表现不特异,所以诊断困难。对于腹部包块或出现腹痛、腹胀等肠梗阻症状的患者,在血液、生化、消化道内镜等检查未找到支持其他诊断的明确依据时,应考虑到本病。对于考虑本病但尚缺乏病理证据或肠梗阻、腹部包块原因不明需手术探查的患者,腹腔镜下手术探查作为一种相对微创且可靠的方法,在本病的诊断及治疗中占有重要地位。术中取部分病变肠系膜组织送冰冻病理检查,若病灶范围较大,则应取多处病灶组织活检,以免漏诊本病合并恶性肿瘤的情况,但不要急于切除全部病灶;若术中冰冻证实为本病则应尽量避免不必要的手术,以糖皮质激素、免疫抑制剂治疗即可;即使因梗阻症状严重必须手术者,手术也宜小,以解除梗阻症状为主,不必为求彻底清除病灶而扩大手术。本例患者反复腹痛 20 年,慢性便秘 10 余年,既往无腹腔手术或创伤史,第一次术中见肠道粘连,并切除病变阑尾,术后不久又出现更为严重的肠粘连;未发现感染、结石、脏器破裂扭转、缺血性肠病等常见的腹痛原因,亦未发现肿瘤、慢性炎症等常见的致肠道粘连的因素;单纯的术后肠粘连进展通常也不至于如此迅速,故此时应考虑其他少见疾病,尤其是以肠粘连为主要表现的肠系膜疾病。应在术中对可疑的病变肠系膜做冰冻检查明确诊断后再行相应处理。

参考文献

1. Papadaki HA, Kouroumalis EA, Stefanaki K, *et al*. Retractilemesenteritis presenting as fever of unknown origin and autoimmune haemolytic anemia. Digestion, 2000;61:145-148

2. Ikegami T, Sasaki Y, Ezaki T, *et al*. Retractile Mesenteritis:Report of a case. Surg Today,2004;34:547-549

3. Parra-Davila E, Mckenney MG, Sleeman D, *et al*. Mesenteric panniculitis:Case report and literature review. Am Surg,1998;64:768-771

4. Parra-Davila E, McKenney MG, Sleeman D, *et al*. Mesenteric Panniculitis:Case report and literature review. Am Surg,1998;64:64-68

5. Adachi Y, Mori M, Enjoji M, *et al*. Mesenteric panniculitis of the colon:Review of the literature and report of two cases. Dis Colon Rectum, 1987;30:962-966

6. Kelly JK, Hwang WS. Idiopathic retractile (sclerosing) mesenteritis and its differential diagnosis. Am J Surg Pathol, 1989; 13:513—521

7. Ogden WW, Bradburn DM, Rives JD. Mesenteric panniculitis: Review of 27 cases. Ann Surg, 1965; 161:864—875

8. Emory TS, Monihan JM, Carr NJ, et al. Sclerosing mesenteritis, mesenteric panniculitis and mesenteric lipodystrophy: A single entity? Am J Surg Pathol, 1997; 21:392—398

9. Ueda D, Chiba S. Retractile mesenteritis in a 12-year-old girl: CT findings. Pediatr Radid, 1997; 27:342—344

10. Daskalogiannaki M, Voloudaki A, Prassopoulos P, et al. CT evaluation of mesenteric panniculitis: prevalence and associated diseases. Am J Roentgenol, 2000; 174:427—431

11. Medina-France H, Listinsky C, Wilcox CM, et al. Concomitant sclerosing mesenteritis and bile duct fibrosis simulating Klatskiu's tumor. J Gastrointest Surg, 2001; 5:658—660

病例 15 "反复中下腹疼痛 2 月,加剧 2 周"

一、病例资料

男性,46 岁,个体户,因"反复中下腹疼痛 2 月,加剧 2 周"入院。

2 个月前开始出现中下腹隐痛,呈持续性,伴双侧肩背酸痛,无发热,无呕吐和腹泻,无尿频、尿急和尿痛,经抗炎治疗(具体不详)后腹痛可缓解。2 周前无明显诱因下症状再发,疼痛剧烈难忍,伴乏力、头晕,在当地医院住院治疗,疗效不佳,转入本院。起病来大便干结,2～3 天一次,食欲下降,消瘦。

既往有牛皮癣 10 年,吸烟 20 支/天×20 余年,饮黄酒 750ml/d×20余年,家族史无殊。

体格检查:神清,精神软,面色稍苍白,巩膜轻度黄染,浅表淋巴结未及。双肺呼吸音清,未闻及干湿啰音,心律齐,各瓣膜听诊区未及病理性杂音。腹平软,未及包块,脐周有压痛,无肌紧张及反跳痛,移动性浊音阴性,肠鸣音 4 次/分。双下肢无浮肿。神经系统未及阳性体征。

实验室及辅助检查:血常规:WBC 4.2×10^9/L,N 73.1%;Hb 96g/L,PLT 166×10^9/L。大便常规和隐血试验正常。尿常规未见异常。肝功能:ALT 31IU/L,AST 33IU/L,ALP 76IU/L,γ-GT 59IU/L,TBIL 3.6mg/dl,DBIL 0.3mg/dl,HBsAb(＋)。血肿瘤标志物:CEA、AFP 正常,CA199 14.5IU/ml,CA125 3.5IU/ml。网织红细胞比例 4.3%。Coombs 试验(－),含铁血黄素(－)。

腹部平片提示"肠腔积气,脾曲间位结肠"。

腹部 B 超提示"肝胆脾胰肾未见明显异常"。

X 线静脉肾盂造影未见明显异常。

腹部 CT 提示"右肝小血管瘤,右肾小囊肿"。

胃镜提示"慢性浅表性胃炎"。

结肠镜未见结肠黏膜明显异常。

二、病史特点

(1)患者,男,46 岁,有吸烟、饮酒史 20 余年。

（2）反复中下腹疼痛2月，加剧2周。

（3）体检：皮肤稍苍白，巩膜轻度黄染，脐周有压痛，无肌紧张及反跳痛，肠鸣音正常。

（4）轻度贫血（Hb 96g/L），网织红细胞比例升高（4.3%），间接胆红素增高，Coombs试验（－），含铁血黄素（－），大便常规和隐血试验正常。

三、诊断思路和鉴别诊断

该患者临床特征为腹痛、贫血和黄疸。贫血伴有网织红细胞增加，黄疸表现为间接胆红素升高，临床符合溶血性贫血表现。对有腹痛和溶血性贫血的患者应该考虑下面几种疾病：

1. 系统性红斑狼疮

女性多见，尤其是20～40岁的育龄妇女，男女比例更年期前阶段为1：9，儿童及老人为1：3。临床表现为多系统损害症状，根据美国风湿病协会的主要诊断标准包括：①颧部红斑：平的或高于皮肤的固定性红斑；②盘状红斑；③光过敏；④口腔溃疡；⑤关节炎：非侵蚀性关节炎，≥2个外周关节；⑥浆膜炎：心包炎、胸膜炎；⑦肾病变：尿蛋白>0.5g/d或细胞管型；⑧神经系统病变；⑨免疫学异常：狼疮细胞阳性或抗dsDNA抗体或抗Sm抗体阳性或梅毒血清实验假阳性；⑩抗核抗体阳性；⑪血液系统异常：溶血性贫血或血白细胞减少或淋巴细胞绝对值减少或血小板减少。上述11项，如果4项或4项以上阳性，则可诊断为系统性红斑狼疮。该患者仅表现为溶血性贫血，没有其他系统的临床表现和实验室检查阳性结果，不支持该诊断。

2. 血栓性血小板减少性紫癜（TTP）

TTP多见于30～40岁女性患者，起病急骤，进展迅速，主要临床特点包括：①血小板消耗性减少引起的皮肤、黏膜和内脏广泛性出血，严重者有颅内出血；②红细胞受机械性损伤而破碎引起的微血管病性溶血，出现贫血、黄疸伴脾肿大；③神经精神症状；④肾血管广泛受累导致肾损害；⑤发热等。实验室检查可发现血小板明显减少，中至重度贫血，网织红细胞升高，外周血出现较多的破碎红细胞，Coombs试验阴性。血小板减少、红细胞碎片和乳酸脱氢酶升高三联征即可诊断本病。如果外周血中破碎红细胞>2%，即使没有上述表现也不能排除TTP。该患者起病为慢性过程，除了溶血需要考虑微血管病性溶血外，临床上没有精神神经症状，血小板计数正常,诊断依据不足。

3. 溶血尿毒症综合征

发病机制与 TTP 大致相同,因其微血管病性溶血及毛细血管损害主要局限在肾脏,故可看作是 TTP 的局限型。本病多见于婴幼儿,部分儿童发病前有发热或病毒性疾病,临床表现与 TTP 相似,有发热、血小板减少、微血管病性溶血性贫血、高血压及急性肾衰竭,但神经系统症状不常见。该患者临床过程不符合本病表现。

4. 阵发性睡眠性血红蛋白尿

发病高峰年龄在 20~40 岁之间,男性显著多于女性,是红细胞膜的获得性缺陷引起的对激活补体异常敏感的一种慢性血管内溶血,临床表现为血红蛋白尿、贫血、感染、出血和血栓形成,如肠系膜血管血栓形成,可出现不同程度的腹痛。实验室检查可有酸溶血试验、蔗糖溶血试验、尿含铁血黄素试验或蛇毒因子溶血试验阳性。本病例无血红蛋白尿,尿常规阴性,尿含铁血黄素试验阴性,血 Coombs 试验阴性,故可以排除诊断。

5. Zieve 综合征(酒精性高脂血症综合征)

Zieve 综合征系指慢性酒精中毒患者出现黄疸、高脂血症和溶血性贫血三联征的一组疾病。本病临床特点包括:①多见于有长期饮酒史及慢性酒精中毒患者,常在大量饮酒后出现恶心呕吐、纳差及上腹疼痛,停止饮酒后可有震颤与谵妄;②肝脏肿大,质地中等并有压痛,少有脾脏肿大,晚期可有肝硬化表现,如腹水、肝掌、蜘蛛痣等;③皮肤及巩膜黄染;④有血红蛋白尿及含铁血黄素尿等溶血性贫血表现。实验室检查特点包括:①血象:血红蛋白降低,网织红细胞增多,红细胞形态改变,如大红细胞和球形红细胞等;②红细胞脆性增加;③骨髓检查示红细胞系统增生活跃;④有血脂增高,其中以胆固醇、磷脂及甘油三酯为著;⑤血清胆红素增加,碱性磷酸酶增高,肝功能异常;⑥肝脏活检有脂肪浸润及肝硬化改变;⑦一般禁酒 2~3 周症状可消失。该患者有慢性饮酒史,但血脂和肝功能正常,如高度怀疑可戒酒 2~3 周观察症状,同时可行红细胞形态观察。

6. 铅中毒

慢性铅中毒早期表现为神经衰弱,可出现贫血、腹绞痛和周围神经症状。患者日常生活中没有长期铅接触病史,但有饮黄酒 20 余年,需详细了解黄酒饮用习惯中是否用"铅壶",可进一步查尿铅和尿粪卟啉等以明确诊断。

四、诊治经过

患者查尿铅 0.292mg/L(正常值上限 0.08mg/L)明显升高,尿粪卟啉(＋＋),尿 δ-氨基-乙酰丙酸(ALA)11.2mg/L(正常值上限 4mg/L),血细胞涂片可见点彩红细胞增加(铅中毒颗粒)(图 1),追问病史中发现,患者当地习俗用"锡壶"泡酒,结合病史和实验室检查,诊断患者有慢性铅中毒。经过驱铅治疗,依地酸钙钠(EDTA)1.0g 静脉滴注 3 天,再停药 4 天,共用 4 个疗程,患者腹痛消失,黄疸指数下降至正常,贫血得到纠正。

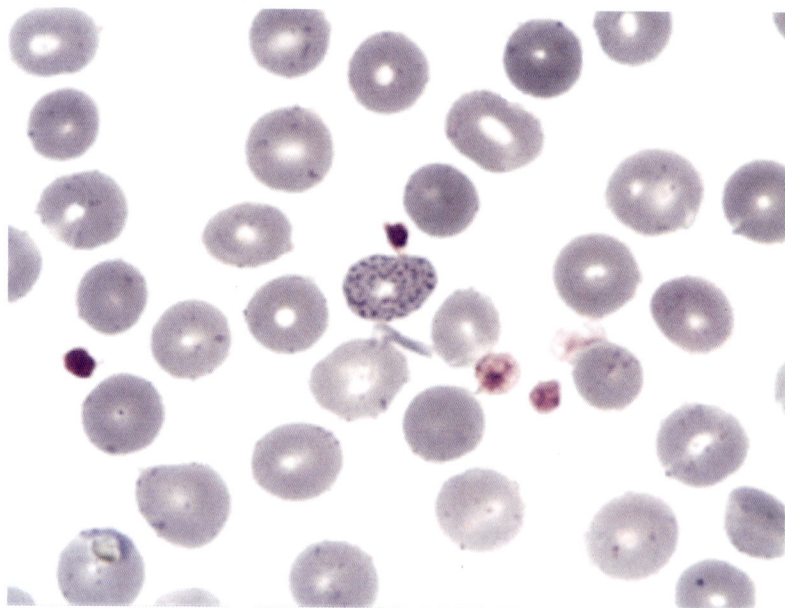

图 1　血细胞涂片可见点彩红细胞增加(铅中毒颗粒)

最后诊断:慢性铅中毒

五、讨论

急性铅中毒主要由大量铅摄入引起,患者服含铅化合物 4～6 小时后(个别长至 1 周)出现恶心、呕吐、腹胀、腹痛和血压升高,少数患者发生消化道出血和麻痹性肠梗阻。严重中毒者数日后出现贫血、中毒性肝炎、中毒性肾炎、多发性周围神经病变和中毒性脑病。急性四乙铅中毒由短期内大量吸入或皮肤吸收所致,潜伏期6小时至11天,患者有诉头晕、头痛、乏力、失眠、噩梦、记忆障碍、忧郁、食欲不振、恶心呕吐等,病情发展可有间歇性幻觉、谵妄、抽搐、昏迷;间歇期患者表情淡漠、痴呆、动作迟缓、说话含糊,或呈木僵状态。

在慢性铅中毒中,神经衰弱是早期和较常见症状,贫血、腹绞痛、周围神经病变、腕下垂、脑病等典型症状已较少见。轻度中毒可有食欲不振、腹胀、腹隐痛、便秘等消化道症状,亚临床患者仅在神经肌电图检查时有周围神经感觉和运动神经传导速度减慢。实验室检查血铅升高(正常值上限 $20\mu g/L$),尿铅增高,血游离原卟啉(FEP 正常值上限 $40\sim100\mu g/dl$)和尿 δ-氨基-乙酰丙酸(ALA)增加以及尿粪卟啉半定量 $\geqslant++$(脱离铅接触,尿粪卟啉在数日后可转阴)。血中点彩红细胞增加,导致红细胞血管外破坏增多,出现贫血和轻度黄疸。诊断主要根据职业史、劳动卫生调查和慢性铅摄入病史,临床表现和实验室检查。诊断及分级标准如下:

(1)轻度中毒:血铅 $\geqslant2.9\mu mol/L$($0.6mg/L$)或尿铅 $\geqslant0.58\mu mol/L$($0.12mg/L$),且具有下列一项表现者,可诊断为轻度中毒:①ALA $\geqslant61.0\mu mol/L$($8mg/L$)者;②血红细胞游离原卟啉(FEP)$\geqslant3.56\mu mol/L$($2mg/L$);③红细胞锌原卟啉(ZPP)$\geqslant2.91\mu mol/L$;④有腹部隐痛、腹胀、便秘等症状;⑤诊断性驱铅试验,尿铅 $\geqslant3.86\mu mol/L$($0.8mg/L$)或 $4.82\mu mol/24h$($1mg/24h$)者。

(2)中度中毒:在轻度中毒的基础上,具有下列一项表现者:①腹绞痛;②贫血;③中毒性周围神经病。

(3)重度中毒:具有下列一项表现者:①铅麻痹;②中毒性脑病。

治疗原则:中毒患者应根据具体情况使用金属络合剂驱铅治疗,如依地酸二钠钙、二巯丁二酸钠等注射,或二巯丁二酸口服,辅以对症治疗。观察对象也可酌情进行驱铅治疗。轻、中度中毒,治愈后可恢复原工作,不必调离铅作业;重度中毒,必须调离铅作业,并根据病情给予治疗和休息。铅中毒早期停止铅毒的吸收,预后良好;脑症状出现后,虽经治疗,往往发生后遗症,如癫痫及智力受损等。

六、点评

腹痛伴有黄疸和贫血在消化科多见于胆道及周围病变。但从腹痛查找病因,临床医生要先定位再定性,包括腹腔内还是腹腔外、腹内空腔脏器还是实质性脏器;是中毒、感染、炎症、肿瘤、血管病变还是全身代谢、变性因素等,结合症状对患者进行一系列客观检查。但对一些腹痛症状明显,而客观体检和实验室、影像检查没有客观表现时,临床需要考虑可能存在中毒、感染、代谢性疾病的可能。其中切不可忘记仔细收集毒物接触和职业、特殊生活史。该患者就是范例。

参考文献

1. Haberle J, Kehrel B, Ritter J, *et al*. New strategies in diognosis and treatment of thrombotic thrombocytopeinc purpura: case report and review. Eur J Pediatr, 1999; 158: 883 — 887

2. Kim Y, Harada K, Ohmori, *et al*. Evaluation of lead exposure in workers at a lead-acid battery factory in korea: with focus on activity of erythrocyte pyrimidine P5N. Occup Environ Med, 1995; 52: 484 — 488

3. 李德鹏,黄一虹,鹿群先,等. 血栓性血小板减少性紫癜的临床诊断与治疗对策. 临床内科杂志, 2004; 3: 340 — 341

病例 16 "腹痛伴腹泻 6 月余，便秘、呃逆、呕吐 4 天"

一、病例资料

患者，男性，49 岁，因"腹痛伴腹泻 6 月余，便秘、呃逆、呕吐 4 天"入院。

6 个多月前患者无明显诱因下出现中腹部疼痛，为隐痛，与饮食和体位无关，伴有腹泻，3～4 次/天，为黄色糊状便，无黏液脓血，无寒战发热，无咳嗽咳痰，无胸闷心悸，时有夜间盗汗。于当地医院治疗后（具体不详）有所好转；但腹痛腹泻仍反复发作，同时伴乏力纳差。于 7 天前在外院查 CT 示"左侧胸腔积液，腹膜污垢征"，疑为"腹膜转移癌"。近 4 天来患者大便未解，出现呃逆，频繁呕吐。起病来体重减轻约 5kg。

10 余年前曾行痔疮切除术。否认肝炎、肺结核、高血压、糖尿病病史。有嗜烟史 20 年，每天吸烟 20 支，已戒 3 年；无嗜酒史。

体格检查：体温 36.8℃，脉搏 74 次/分，血压 12.3/9.1kPa，皮肤巩膜无黄染，右侧颈部以及左侧锁骨上扪及数枚肿大淋巴结，质地中，活动，无压痛，周围皮肤无破溃。两肺呼吸音清，左下肺呼吸音低，叩诊呈浊音。心律齐，未闻及病理性杂音。腹部平坦，未见胃肠型，全腹部无压痛，无反跳痛，肝脾肋下未及，未触及肿块，移动性浊音（±）。双下肢无浮肿。神经系统检查无异常。

实验室及辅助检查：血常规：WBC $11.6×10^9$/L，N 76.6%；Hb 128g/L，PLT $412×10^9$/L。尿常规正常。大便隐血（＋）。肝功能：γ-GT 180IU/L，余无明显异常。ESR 99～118mm/h。血肿瘤标志物：AFP 2.4μg/L、CEA 3.7μg/L、CA199＜2.00μg/L。痰找结核杆菌（－），PPD 试验（5U）：16mm×16mm；血腺苷脱氨酶（ADA）17U/L。

胸水检查提示"渗出液，ADA 25U/L，CA125 728.5U/ml，培养无细菌生长，病理检查未见肿瘤细胞"。

胃镜检查示"慢性浅表性胃炎伴糜烂，食管炎"。

腹部立位平片提示"小肠不全性肠梗阻"。

B 超提示"左侧胸腔积液，左肝内结节（6mm×11mm）性质待定，右肾小结石，胆囊、胰腺、脾未见异常"。

胸腹部 CT 提示:右肺上叶尖后段见少许索条、斑片状密度增高影,边界尚清(图 1);右下肺见一 20mm×25mm 块影,增强后轻度强化;左肺下叶见条索状密度增高影;纵隔内隆突下主动脉弓旁见多发淋巴结肿大,直径约 6～15mm;左侧胸腔少量液体积聚;肝内见多发低密度影,20～35mm之间,边界欠清,增强动脉期边缘轻度强化,门脉期强化减弱,肝脏包膜增厚(图 2),肝门区见多发结节影,呈环形强化;腹膜后亦见多发略低密度

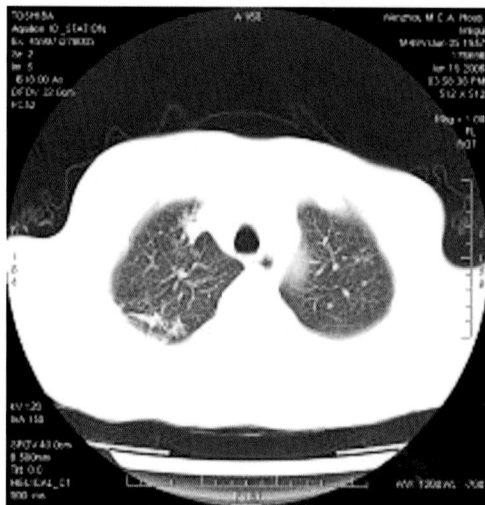

图 1　胸部 CT:右肺上叶尖后段见少许索条、
斑片状密度增高影,边界尚清

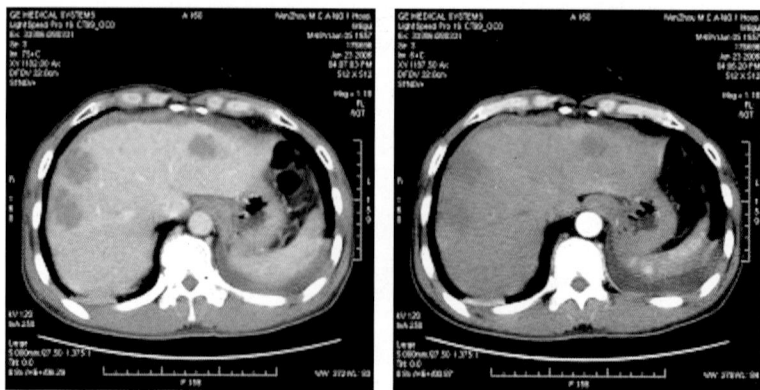

图 2　腹部 CT 提示:左侧胸腔少量液体积聚,肝内见多发低密度影,
边界欠清,增强动脉期边缘轻度强化,肝脏包膜增厚

影,10~15mm,边界尚清。结果诊断:①右下肺门结节影伴纵隔多发淋巴结肿大,肺癌不除外;②首先考虑肝内多发转移,肝门及腹膜后多发淋巴结肿大;③右上肺纤维增殖灶,左侧少量胸水。

二、病史特点

(1)患者,男性,49岁。

(2)腹痛、腹泻6月余,便秘、呃逆、呕吐4天,伴有纳差乏力、盗汗消瘦。

(3)查有右侧颈部以及左侧锁骨上肿大淋巴结及胸腹腔脏器多发占位病灶存在。

(4)大便隐血(+),血沉明显增高,渗出性胸水,PPD阳性,血肿瘤标志物系列阴性。

(5)腹部立位平片提示"不全小肠梗阻";胸腹部CT提示:①右下肺门结节影伴纵隔多发淋巴结肿大;②肝内多发占位性病变,肝门及腹膜后多发淋巴结肿大;③右上肺纤维增殖灶,左侧少量胸水。

三、诊断思路和鉴别诊断

患者为中年男性,有肝肺、腹腔和胸腔多发占位性病变,颈部以及左侧锁骨上扪及肿大的淋巴结,有小肠不全肠梗阻临床表现。临床上应从感染性(特异性感染如结核及非特异性细菌性感染)和非感染性(血液系统疾病、肿瘤等)引起的多脏器累及疾病进行鉴别。

1.结核病

结核病可引起多系统播散,累及多种脏器,除了常见肺结核和胸腔积液表现外,还可累及胸腹腔和实质性脏器(肾上腺、肾脏和肝)、肠道和生殖道以及淋巴结。虽然该病好发于青壮年,但近年有关资料显示,随年龄的增长,结核病患病率呈上升趋势,在55岁以后其发病率明显上升,至75岁达到高峰。肺外结核的临床表现是非特异性的,如乏力、盗汗、食欲减退等结核中毒症状。该患者有肝肺、腹腔和胸腔多发占位性病变,颈部以及左侧锁骨上扪及肿大的淋巴结,血沉升高,PPD试验阳性,胸水ADA高值,又有腹泻后便秘、盗汗、消瘦等症状支持诊断。但确诊有赖于浅表淋巴结或其他部位活检,行组织培养和抗酸染色;也可试行抗结核诊断性治疗试验。

2.**胃肠道恶性肿瘤广泛转移**

小肠恶性肿瘤较少见,约占胃肠道恶性肿瘤的 $1\%\sim2\%$,以腺癌、类癌和平滑肌肉瘤多见。多发于十二指肠和回肠,常有消化道出血、肠梗阻等表现,有些肿瘤如平滑肌肉瘤可发生肠穿孔。该患者有腹痛、便秘、呃逆、呕吐病史,腹部平片提示"小肠不全性梗阻",大便隐血阳性,后腹膜淋巴结肿大,临床需要考虑小肠恶性肿瘤引起全身多发转移的可能(肝脏、肺部、浅表淋巴结等),可行结肠镜了解回肠末段情况,必要时在肠道梗阻症状缓解后行小肠镜或胶囊内镜等检查以明确诊断。

3.**原发性肝癌或肺癌广泛转移**

肝细胞性肝癌是常见的恶性肿瘤,恶性度高,早期可发生广泛转移。原发性肝癌一般都合并有肝硬化,约 $70\%\sim90\%$ 患者血 AFP 升高。该患者没有肝炎病史,临床上没有肝硬化失代偿期门脉高压和肝功能损害表现,AFP 正常,CT 未见典型的肝癌表现,因此由于原发肝癌引起广泛转移的可能性比较小。

原发性肺癌中男性以鳞状细胞癌多见,88% 的患者在就诊前均有症状,可表现为轻度刺激性咳嗽、偶然痰中带少量血丝或伴有轻度胸痛、低热,局部浸润和血行转移早,易累及胸膜引起胸腔积液,并容易转移至肝脏、脑和骨。该患者为男性,嗜烟史 20 年,肺部 CT 提示胸腔积液,纵隔内可见多发肿大的淋巴结,需要考虑本病可能,但患者缺少呼吸道临床表现,确诊有待胸膜和肺活检或胸腔积液中多次找脱落肿瘤细胞检查以明确病理。

4.**恶性淋巴瘤**

由于淋巴瘤病变部位及范围的不同,其临床表现变化多端,原发病变可见于淋巴结,也可见于淋巴结以外的组织器官。结外病灶多发生于非霍奇金淋巴瘤。Ⅳ期淋巴瘤可累及全身多个脏器。约 $25\%\sim50\%$ 的非霍奇金淋巴瘤有肝累及,可引起肝肿大、肝区疼痛和压痛,约 15% 有黄疸;肾脏病变多为双侧性,但仅 23% 有临床表现;胸腔腹腔淋巴结经常累及。该患者有多脏器实质性占位,血沉升高明显,临床需要高度怀疑本病。由于本病临床表现常无特异性,且异常复杂,所以早期诊断困难,极易误诊,确诊依赖于病理。但患者无发热表现,如已累及全身多脏器的Ⅳ期淋巴瘤,一般情况往往极差,预后不良,有多系统累及的实验室检查表现(如血三系下降、肝肾功能异常等),患者无类似表现,临床发病过程不太吻合,淋巴结活检有助诊断。

5.结缔组织病

女性多见,尤其是20~40岁的育龄妇女,可有发热、全身多处淋巴结肿大、皮疹、光过敏、口腔溃疡、关节炎(非侵蚀性关节炎,≥2个外周关节)、多浆膜炎(心包炎和胸膜炎)、肾病变、抗核抗体阳性和血液系统异常。该患者为男性患者,无发热,无肝肾功能损害,无皮肤关节和血液系统累及,因此临床不支持本病。

四、诊治经过

对患者进行左锁骨上淋巴结穿刺活检,病理提示"干酪性病变,符合结核病"(图3)。即予异烟肼、利福平、链霉素和吡嗪酰胺四联抗结核治疗,同时加用强的松10mg一日三次治疗,门诊随访,症状明显改善,血沉下降,随访3个月病情稳定。

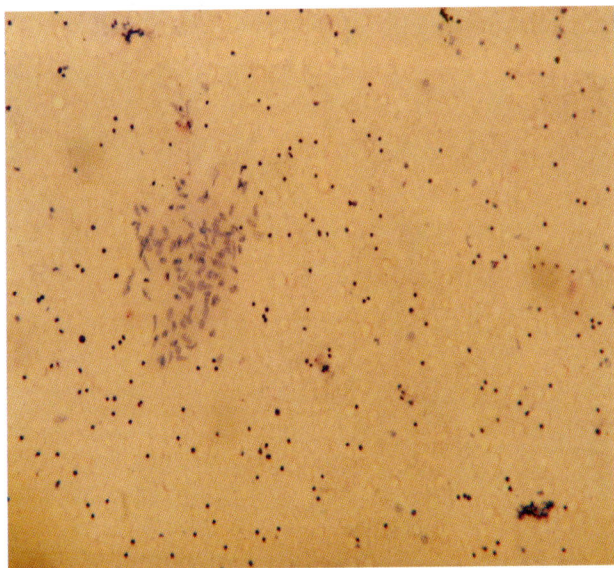

图3 左锁骨上淋巴结穿刺活检病理提示:
干酪性病变,符合结核病

最后诊断:结核病(血行播散型)

五、讨论

结核病最常见于肺结核,但全身其他脏器也可感染结核菌,如肠结核、泌尿生殖系结核、肝结核等。虽然该病好发于青壮年,但近年有关资料显示,结核病随年龄的增长,患病率呈上升趋势。典型的结核比较容易诊断,如出现乏力、盗汗、午后低热、潮热等结核毒血症状,肺部可表现为急性粟粒性肺结核、结核性胸膜炎、继发性肺结核等。但是随着结核杆菌耐药株的不断产生,非典型表现的结核越来越多,即使是全身血行播散型结核病,往往也缺乏典型的毒血症状和多脏器累及的相应临床表现。

结核病诊断主要依靠病理及抗酸染色发现干酪样坏死、结核结节和结核杆菌或作细菌接种试验及培养,但这些诊断方法阳性率不高,分别只有 $0\sim45\%$ 和 $10\%\sim60\%$。PPD 皮试强阳性有辅助诊断作用。胸腹水 ADA 增高应该考虑结核性胸膜炎。临床上也可以诊断性抗结核治疗。该例患者进行左锁骨上淋巴结穿刺活检证实有干酪性病变,符合结核病诊断,且抗结核治疗有效。

六、点评

该病例假如找不到结核的直接依据,其表现常会使医生往恶性肿瘤广泛转移上去思考。对于有多脏器、多系统受累疾病,除非有明确依据提示要考虑恶性肿瘤,医生还是要多从良性"可治性"疾病入手进行鉴别,不要轻易考虑恶性疾病。特别是结核病,目前发病有升高趋势,临床表现大多不典型,建议尽可能作鉴别诊断,包括诊断性抗结核治疗和活检病理诊断。

参考文献

1. Levine C. Primary macronodular hepatic tuberculosis: US and CT appearances. Gastrointest Radiol,1990;15:307—309

2. Patanakar T,Prasad S,Armao D,*et al*. Tuberculous abscesses of the liver. Am J Roentgenol,2000;174:1166—1167

3. Popper H,Winter E,Hofler G. DNA of mycobacterium tuberculosis in formalin-fixed, paraffin-embedded tissues in tuberculosis and sarcoidosis detected by polymerase chain reaction. Am J Clin Pathol,1994;101:738—741

4. Ghossein RA,Ross DG,Salomon RN,*et al*. Rapid detecion and species identification of mycobacteria in paraffin-embedded tissues by polymerase chain reaction. Diagn Mol Pathol,1992;1:185—189

病例17 "上腹痛伴皮肤眼白发黄4月"

一、病例资料

患者,女性,44岁,服装售货员,因"上腹痛伴皮肤眼白发黄4月"入院。

4个月前患者出现上腹部隐痛,饥饿时明显,进食后有所缓解,眼白发黄,尿色加深,伴恶心,胃纳减少,无畏寒发热,无呕吐腹泻,无关节疼痛,就诊于当地医院,肝功能提示"TBIL 4.8mg/dl,DBIL 2.6mg/dl,ALT 147U/L,AST 197U/L,ALP 243U/L,γ-GT 377U/L",B超示"胆总管壁增厚(4.2mm),胆囊壁水肿";胃镜示"十二指肠球部多发溃疡(活动期)";ERCP示"肝内胆管轻度扩张,胆总管中下段未见异常",诊断为"胆管炎,十二指肠球部溃疡",予"头孢呋辛"抗感染,"葡醛酸钠、美能、门冬氨酸钾镁"护肝退黄及溃疡病药物等治疗。2周后复查,腹痛和黄疸消失,肝功能正常出院。3个月前,患者再次出现眼白皮肤发黄,尿色加深,并逐渐加重,多次就诊,肝功能检查提示"TBIL 3.6mg/dl,DBIL 0.7mg/dl,ALT 468U/L,AST 439U/L,ALP 850U/L,γ-GT 426U/L",予"优思弗"等治疗,未见好转,3天前患者无明显诱因下出现剑突下疼痛,呈阵发性,可向腰背部放射,收住入院。患病以来,精神可,胃纳减少,大便颜色性状无明显改变,体重无明显增减。

既往体健,否认食物药物过敏史及长期用药史,个人史和家族史无殊。

体格检查:体温37.5℃,心率74次/分,呼吸18次/分,血压14.1/8.3kPa。神清,精神软,皮肤巩膜黄染,浅表淋巴结未及。心肺听诊无殊。腹平软,剑突下轻压痛,无反跳痛,肝脾肋下未及,全腹未及肿块,墨菲征阴性,移动性浊音阴性,肠鸣音3次/分。双下肢无水肿。

实验室及辅助检查:血常规WBC $4.9×10^9$/L,N 48.3%,Hb 116g/L,PLT $188×10^9$/L。尿常规:尿胆红素(+++),尿胆原(-);大便隐血(++)。肝功能:TBIL 5.8mg/dl,DBIL 3.6mg/dl,ALT 149.6U/L,AST 209U/L,ALP 269.5U/L,γ-GT 231.5U/L,ALB 34.5g/L。术前免疫全套:阴性。肿瘤标志物:CA199 132.3U/ml,CA125、CEA、AFP无殊;AMA(-)。

胸片未见明显异常。

胃镜提示"慢性浅表性萎缩性胃炎伴糜烂";肠镜提示"大肠黏膜未见明显异常"。

上腹部CT提示"胆总管壁明显增厚,肝内胆管明显扩张,考虑硬化性胆管炎可能大,胆管癌不能除外"。

两次MRCP均提示"胆总管壁明显增厚,肝内胆管明显扩张迂曲,肝门部胆管显示不清,考虑胆管癌较胆管炎可能性大"。

ERCP示"肝内胆管节段性扩张,胆总管无明显扩张,但管壁粗糙,腔内见泥沙样结石",予"EST＋取石术"处理。

二、病史特点

(1)患者,女性,44岁,反复上腹痛伴黄疸4个月,曾诊断为十二指肠溃疡和胆管炎,经治疗后好转。

(2)皮肤巩膜黄染,腹平软,剑突下轻压痛,无反跳痛,墨菲征阴性。

(3)肝功能损害以ALP和γ-GT升高为主,轻度胆红素升高:TBIL 3.6～5.8mg/dl↑,DBIL 0.7～3.6mg/dl↑,ALT 147～468U/L↑,AST 197～439U/L↑,ALP 243～850U/L↑,γ-GT 231.5～426U/L↑;CA199 132.3U/ml↑。

(4)上腹部CT提示"胆总管壁明显增厚,肝内胆管明显扩张";ERCP示"肝内胆管节段性扩张,胆总管无明显扩张,管壁粗糙";MRCP提示"胆总管壁明显增厚,肝内胆管明显扩张,肝门部胆管显示不清"。

三、诊断思路和鉴别诊断

患者病初腹痛症状符合十二指肠溃疡,在以后的胃镜检查中被证实且抗溃疡治疗后消失。反复黄疸发生与以后再发的腹痛及辅助检查都指向胆道系统定位诊断,就其性质和病因考虑以下疾病:

1.胆管结石伴发胆管炎

急性胆管炎反复发作的临床表现包括上腹痛、黄疸和高热。胆管炎常继发于胆管结石和狭窄,另外在原有胆道梗阻患者中行介入操作(如ERCP)时,使胆管压力升高会继发急性胆管炎。B超检查常显示扩张的胆管以及胆管壁增厚等改变。绝大部分患者有白细胞升高、高胆红素血症和ALP升高,约有26%～40%的患者血培养阳性。该患者有腹痛、黄疸表现,但无发热寒战表现,白细胞不高,抗菌药物治疗疗效不佳,难以解释临床过程。

2.原发性硬化性胆管炎(PSC)

PSC是以肝内和肝外胆管进行性炎症、阻塞和纤维化为特征的慢性进行性肝脏疾病。PSC发病中可能的诱因包括感染(细菌、病毒)、毒物和免疫因素,门脉菌血症和内毒素的存在可能起重要作用。大约70%的PSC患者为男性,诊断时平均年龄为40岁。大多数PSC患者病初没有症状,但常在肝功能检测呈胆汁淤积的基础上被识别,血清ALP的升高往往大于转氨酶的升高。患者有反复发作的发热、寒战、黄疸和腹痛症状,10%~15%的PSC患者可有细菌性胆管炎的间歇性发作。胆管造影是诊断PSC的有效途径,ERCP和MRCP表现为胆管多灶狭窄和扩张,同时累及肝内外胆道树,胆管广泛狭窄间隔,产生特征性"串珠症"。患者有腹痛、黄疸等临床表现,胆道影像学检查发现"肝内胆管节段性扩张,胆总管壁明显增厚,肝内胆管明显扩张迂曲",因此该患者需要考虑PSC合并胆道感染可能。

3.胆管癌

一般来讲,60~70岁是胆道肿瘤的高危年龄段,男女的发病率无显著差异。按病变部位,胆管癌可分为近端(胆囊管和肝总管汇合以上,占49%)、中段(胆囊管和肝总管汇合部至十二指肠上缘,占25%)和远端(十二指肠上缘至壶腹部,占19%),以及弥漫型(占7%)。胆管癌的常见症状是黄疸,除非施行ERCP,一般很少发生胆管炎。胆道影像学检查如MRCP和ERCP可诊断胆管梗阻部位、范围和可能病变性质。血清CEA、CA199、CA242对胆管癌的诊断价值较高。该患者有黄疸症状,MRCP提示"肝门部胆管显示不清,肝内胆管扩张",血清CA199升高,内科治疗(抗炎药物和EST)无效,临床不能排除胆管癌可能。

4.原发性胆汁性肝硬化(PBC)

PBC是一种自身免疫性肝脏疾病,主要影响中年妇女,主要表现为小叶间胆管慢性非化脓性炎症和肉芽肿性破坏,导致进行性胆管消失。临床起病较隐匿,早期以瘙痒,后期以黄疸为主要表现,最后有肝功能损害。血清抗线粒体抗体(AMA)阳性为其特征性表现。一般超声和胆管放射学检查正常,熊去氧胆酸(UDCA)治疗有效。该患者无瘙痒症状,血清AMA阴性,胆管放射学检查见肝内胆管扩张,优思弗药物治疗无效,发病经过也不支持本病诊断。

5. Caroli 病

1958 年,法国医生 Caroli 首次描述肝内胆管节段性囊状或柱状扩张,以后先天性肝内胆管囊性扩张被称为 Caroli 病。结合临床表现,Caroli 病可分为两型:Ⅰ 型占大多数,常伴有肝内胆管结石,表现为反复发作的胆管炎;Ⅱ 型少见,肝脏汇管区常有纤维化,表现为肝脾肿大、门脉高压等。本病为先天性疾病,一般发病年龄较早,但该患者 40 岁后发病,发病经过和辅助检查均不支持诊断。

四、诊治经过

考虑胆管癌不能除外,入院后 20 天行剖腹探查术,术中见肝质硬,呈褐色;胆总管上段、左右肝管起始部、胆囊管壁明显增厚,厚约 0.5 ～ 1.0cm,胆管明显狭窄;胆总管下段尚通畅,胆总管内见少量无色透明液体。术中取胆管壁组织送术中冰冻报告,示"炎性肉芽组织"。予"胆囊切除＋胆总管切开＋T 管外引流术",术后病理:胆囊颈部及胆总管壁增厚,全层均见多量散在组织细胞和多核巨细胞,多核巨细胞内吞噬大量隐球菌胞体(图 1),部分表面黏膜腺体尚保存,提示胆总管、胆囊壁隐球菌感染。

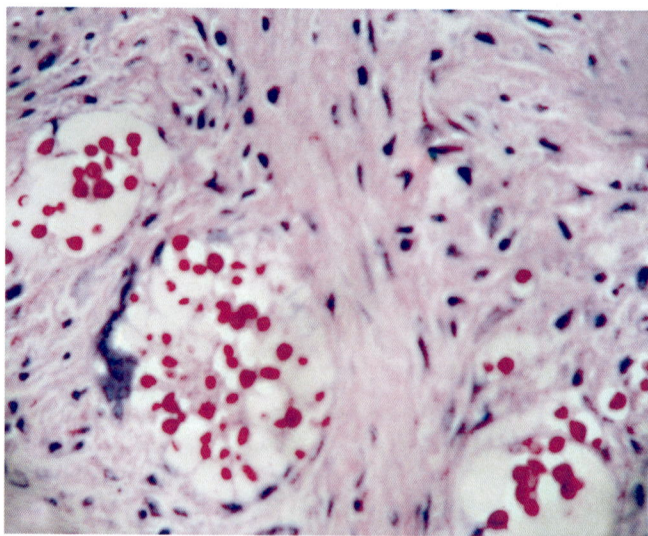

图 1　病理示:胆道壁全层均见多量散在组织细胞和多核巨细胞,多核巨细胞内吞噬大量隐球菌胞体

最后诊断：胆道隐球菌感染

五、讨论

隐球菌病(cryptococcosis)是由新型隐球菌感染所引起的亚急性或慢性深部真菌病，主要侵犯中枢神经系统和肺，但亦可侵犯骨髓、皮肤、黏膜和其他内脏，恶性肿瘤、白血病、淋巴瘤患者易发生隐球菌感染，但仍有一半患者并无基础疾病，其原因不明。

仅有一例国内文献报道隐球菌致胆道感染。

新型隐球菌在组织中呈圆形或卵圆形，直径 $5\sim12\mu m$，能保留革兰染色；菌体为宽厚的荚膜所包裹，不形成菌丝和孢子，赖出芽生殖(图 2)。新型隐球菌在室温或 37℃ 时易在各种培养基上生长，在沙保培养基上数天内即可长出菌落，呈乳白色，日久呈黏液状。该菌存在于土壤与鸽粪中，鸽子是新型隐球菌(主要是 A、D 型)的重要传染源。热带及亚热带的土壤中并无 B、C 型，其传染源待明确。

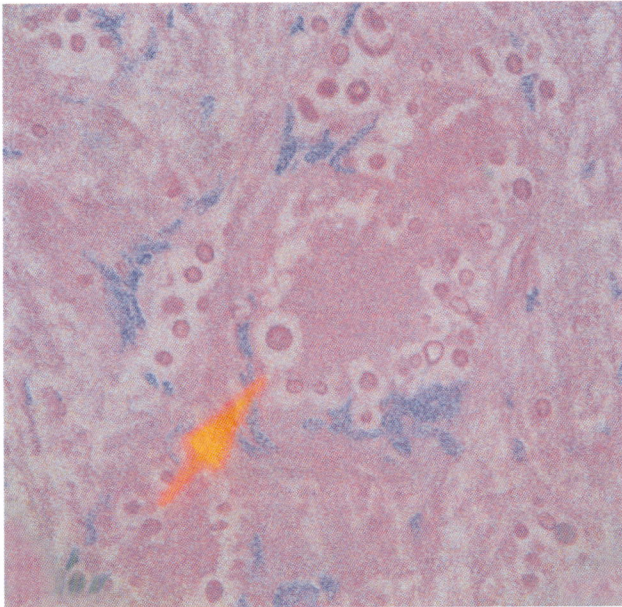

图 2　新型隐球菌在组织中呈圆形或卵圆形，直径 $5\sim12\mu m$，
能保留革兰染色；菌体为宽厚的荚膜所包裹，不形成菌丝和孢子

病理上,隐球菌感染初期可见大量繁殖的隐球菌聚集成堆,少数分散在组织内。菌体大小不等,但以小的居多,可见出芽,多为单芽。病灶内尚有较多炎性细胞浸润,主要是单核细胞、淋巴细胞及浆细胞,中性粒细胞较少。在成堆的隐球菌体周围,除炎性细胞浸润外,有大量胶原纤维增生,形成炎性肉芽肿。肉芽肿主要由单核细胞、上皮样细胞及多核巨细胞等构成,此时在镜下可见病灶内隐球菌的数目减少,菌体较大,芽生状态很少,菌体退变,或被吞噬细胞吞入胞浆内。

本例患者合并胆道隐球菌感染,临床罕见。

据国内外文献报道,在胆道感染中,可培养一种或多种致病菌,这些菌大多来自肠道,为条件致病菌逆行进入胆道,细菌亦可通过血行或淋巴通道进入胆道。胆道致病菌以革兰阴性菌为主,主要是大肠埃希菌、肺炎克雷伯菌和肠球菌。

另外,该患者胆道放射影像学检查提示"肝内胆管节段性扩张,胆总管壁明显增厚,肝内胆管明显扩张迂曲",提示硬化性胆管炎(PSC)可能。PSC 在 ERCP 等检查后可能导致胆道逆行性条件致病菌感染可能。既往也有报道呼吸道病毒和巨细胞病毒与 PSC 有关。

隐球菌病治疗方法的选择依赖于侵犯部位及感染宿主的免疫状态。对于免疫正常宿主的局限性肺隐球菌病必须保证严密的观察。在有症状的病例,建议使用氟康唑,$200\sim400mg/d$,共 $3\sim6$ 个月。对于那些血清隐球菌抗原滴度 $>1:8$ 而无中枢神经系统侵犯的隐球菌血症,或泌尿道、皮肤感染的病例,推荐使用唑类(氟康唑)$3\sim6$ 个月。对于严重的感染病例,需采用两性霉素 B $0.5\sim1mg/(kg \cdot d)$ 治疗 $6\sim10$ 周。

六、点评

胆道隐球菌感染十分少见,此例供大家参考,今后应充分鉴别诊断。有怀疑病例不妨先给予内科诊断性治疗,以利于患者,避免不必要的手术。

病例18 "反复脐周痛17年,再发半年,加重1天"

一、病例资料

患者,男,51岁,因"反复脐周痛17年,再发半年,加重1天"于2005年4月2日入院。

患者17年来反复出现脐周疼痛,一般1～2年发作一次,每次发作持续时间约数天至十余天不等,均予"抗炎、补液、解痉"治疗后缓解。近半年来发作次数增多,症状同前。1天前再次出现脐周持续性疼痛,阵发性加剧,可耐受,疼痛不放射,无畏寒、发热,无咳嗽、咳痰,无胸闷、胸痛,无恶心、呕吐,胃纳可,无腹泻、便血、黑便,无腰背痛,无尿频尿急尿痛,门诊彩超检查有"急性阑尾炎伴周围炎"表现,拟诊"阑尾炎"收住外科。

患者既往无心脏病、高血压史,无肝炎、肺结核史,无慢性腹泻史,无糖尿病史,无药物过敏史。有反复下肢皮疹病史,在外院皮肤科予激素治疗后好转。

体格检查:神清,精神尚可,体温36.5℃,呼吸血压平稳,无痛苦貌,皮肤巩膜无黄染,全身未见皮疹,浅表淋巴结无明显肿大。心率108次/分,律齐,未闻及病理性杂音,双肺听诊无殊。全腹平,有轻度压痛,以脐左侧压痛较明显并伴反跳痛,轻度肌卫存在,未及明显包块,双肾区叩击痛阴性,移动性浊音阴性,肠鸣音正常。双下肢无浮肿。

实验室及辅助检查:血常规(2005.4.7):WBC 8.8×10^9/L,N 44%,L 16.5%,M 6.6%,E 31.9%,BA 1.0%;RBC 4.59×10^{12}/L,Hb 142g/L,HCT 0.406,PLTS 153.0×10^9/L。血常规(2005.4.15):WBC 14.6×10^9/L,N 73.7%,L 7.9%,M 6.5%,E 11.2%,BA 0.7%;RBC 4.82×10^{12}/L,Hb 150g/L,HCT 0.422,PLT 108.0×10^9/L。

血胃泌素、血自身抗体检测、血免疫全套、血电解质、凝血功能全套、血糖及血肝肾功能、血肿瘤标志物全套、尿常规、大便常规及隐血试验基本正常。

门诊彩超(2005.4.2):急性阑尾炎伴周围炎。

住院第一次彩超(2005.4.6):右下腹探及淋巴结两个,大小0.6cm×0.5cm,脐左上2cm处探及淋巴结数个,较大者1.2cm×0.5cm,脐左侧旁探及一约 5.0cm×3.0cm×1.0cm 的中等回声团块,不随呼吸移动,右下腹扫查未见明显肿大的阑尾。超声提示:左侧腹膜层实质性包块(考虑血肿可能性大),腹腔淋巴结肿大。

住院第二次彩超(2005.4.11):脐左下方腹膜层见 5.0cm×5.0cm×1.3cm 的扁平状中等回声包块。左季肋部肠腔充盈,蠕动明显。超声提示:左侧腹膜层实质性包块,考虑血肿。

住院第三次彩超(2005.4.14):脐左侧腹膜腔内见淋巴结多个,较大者直径 0.8cm;右下腹腹腔内见淋巴结数个,较大者直径 1.2cm,境界清,CDFI内未见明显彩点、彩条。脐左旁局部小肠壁增厚约 0.25cm,其周围原超声所见腹膜包块考虑增厚大网膜,包裹局部小肠,活动度较大,可与肠壁分离。超声提示:腹腔淋巴结肿大,左侧腹部小肠肠壁增厚,大网膜增厚。

胸片示肺气肿征象,心电图示正常心电图。

结肠镜示:横结肠近脾曲处黏膜弥漫性充血肿胀,附少许黄苔,边界尚清,质软,乙状结肠息肉? 考虑炎症性肠病。横结肠、乙状结肠活检病理报告:黏膜慢性炎。

上腹及小肠 CT 示:肝胆胰脾双肾无殊,局部小肠肠壁略增厚,大网膜略厚,后腹膜主动脉旁见小淋巴结影,腹腔内未见明显积液。

中下腹 CT 平扫加增强示:未见明显异常改变。

入院后予可倍(头孢哌酮+舒巴坦钠)、爱大、替硝唑三联抗炎,并予解痉补液对症处理,腹痛稍有好转,但仍有阵发性发炎,且疼痛较剧烈。4 月 12 日体检示左中腹部仍有压痛,虽无肌卫及反跳痛,考虑腹痛反复发作,且疼痛剧烈,超声提示脐左侧有中等回声团块,于是转消化科进一步检查。胃镜示食管炎,胃窦、胃角散在溃疡,大小约 0.3~1.0cm,十二指肠球部、降部散在多发溃疡。胃窦病理报告示:慢性重度浅表性胃炎伴嗜酸性粒细胞浸润(图 1)。骨髓细胞检查示:骨髓增生活跃,粒系、红系增生活跃,形态未见异常,淋巴细胞占 17%,嗜酸性粒细胞比例增高,占 11%。

二、病史特点

(1)男性,51 岁。

(2)因"反复脐周痛 17 年,再发半年,加重 1 天"入院。

(3)有反复下肢皮损病史。

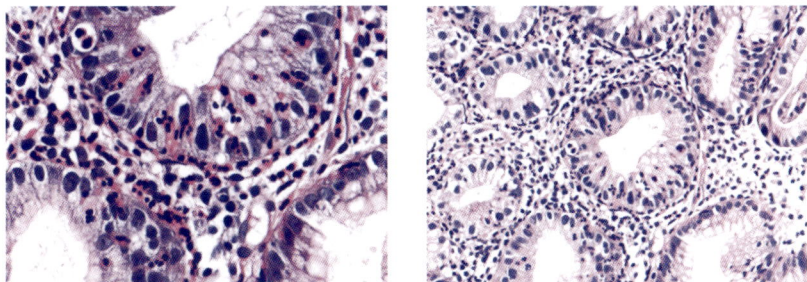

图 1　胃窦病理报告示嗜酸性粒细胞浸润（左为高倍，右为低倍）

（4）生命体征平稳，全腹平，有轻度压痛，以脐左侧压痛较明显并伴反跳痛，轻度肌卫存在，未及包块，移动性浊音阴性，肠鸣音正常。

（5）多次血常规示白细胞数量在正常范围，血嗜酸性粒细胞比例和数量明显增加。

（6）胃镜示食管炎，胃窦、胃角散在溃疡，十二指肠球部、降部散在多发溃疡。胃窦病理报告示慢性重度浅表性胃炎伴嗜酸性粒细胞浸润。肠镜示横结肠近脾曲处黏膜弥漫性充血肿胀，乙状结肠息肉，肠炎性病损存在。多次腹部 B 超及 CT 检查提示腹腔淋巴结肿大，左侧腹部小肠肠壁增厚，大网膜增厚。

（7）骨髓检查示骨髓增生活跃，粒系、红系增生活跃，形态未见异常，淋巴细胞占 17％，嗜酸性粒细胞比例增高，占 11％。

三、诊断思路和鉴别诊断

从病史特点考虑患者腹痛原因，消化道及腔内肿瘤占位可以除外，而血常规及骨髓、病理组织检查均提示嗜酸性粒细胞增多和组织内浸润，须以嗜酸性粒细胞增多为诊断线索鉴别可能的疾病。

1. 寄生虫性疾病

常见的有血吸虫病、肺吸虫病、蛔虫病、钩虫病等。人对钩虫、蛔虫普遍易感，江浙一带流行较广，其发病率与职业相关。临床常表现为消化道症状，如反复上腹部不适、隐痛、纳差、恶心、呕吐等，也可伴有相应的皮肤表现，如丘疹、疱疹、荨麻疹等。钩虫病常伴有严重贫血；血吸虫病应有疫水疫源接触史，且病史较长后可并发肝硬化，出现巨脾、腹水等症状；肺吸虫病以长期咳嗽、咳铁锈色痰等呼吸道症状为主，不支持诊断。在诊断过程中必须考虑时,可予多次大便找虫卵或以阿苯达唑诊断性驱虫治疗,如复查血嗜酸性粒细胞下降明显或恢复正常,则支持该诊断。

2.血液系统肿瘤

血液系统肿瘤如淋巴瘤、慢性粒细胞性白血病、嗜酸性粒细胞性白血病。淋巴瘤在我国的总发病率男性为 1.39/10 万,女性为 0.84/10 万,以 20~40 岁多见,但也可发生于儿童和老年。其临床表现以进行性淋巴结肿大,侵犯各组织器官引起各系统症状为特点,约 1/5 的患者可同时有血嗜酸性粒细胞增多。虽然患者 B 超提示腹腔淋巴结肿大,但缺乏淋巴瘤其他临床表现如发热、贫血、消瘦等,一般情况良好,病情发展不符合淋巴瘤临床经过,且各项生化指标均无明显异常。必要时可以经腹腔镜对腹腔肿大的淋巴结活检以排除诊断。而慢性粒细胞性白血病或嗜酸性粒细胞性白血病,无论从临床表现,还是从骨髓检查的结果看都可以排除。

3.炎症性肠病

炎症性肠病包括溃疡性结肠炎及 Crohn 病,前者好发于 20~40 岁,后者多为 15~30 岁,男女比例无明显差别。临床上以腹痛、腹泻、黏液脓血便为特点,Crohn 病可伴肛周病变,两者也可伴有皮肤病变,如皮疹、结节性红斑等,实验室检查也可有嗜酸性粒细胞增多。诊断主要根据钡灌肠、结肠镜检查及病理。该患者临床上仅有腹痛,无大便次数及性状的改变,大便常规及隐血试验阴性,实验室检查无贫血、血沉加快等表现,虽肠镜检查提示肠黏膜炎症,但无炎症性肠病的特征依据,故该患者诊断炎症性肠病依据不足。

4.特发性嗜酸性粒细胞增多综合征

该病是一组病因未明、发病机制不清、临床表现多种多样、以成熟嗜酸性粒细胞增多为主,伴有多脏器损害的综合征。本综合征 1968 年由 Hardy 和 Anderson 首先提出,1975 年又由 Chusid 等重新定义并提出诊断标准,包括:①外周血嗜酸性粒细胞计数$>1.5\times10^9$/L,持续 6 个月以上,或患者于 6 个月以内死亡;②有多系统脏器受累的依据;③能除外如寄生虫、过敏、血管炎、肿瘤等所引起的嗜酸性粒细胞增多。该病可见于任何年龄,20~50 岁多见,男女之比为 6~9∶1。由于累及脏器及病情轻重的不同,临床表现多种多样,累及消化道可有反复发作的腹痛、腹胀、腹泻、便秘、恶心、呕吐、厌食、发热、体重减轻,少部分患者可出现腹水。体检发现 40% 的患者有肝脾肿大,以脾肿大更多见。本例患者虽两次外周血嗜酸性粒细胞计数>$1.5×10^9$/L,但无多系统脏器受累的临床表现和实验室、影像学依据,故不支持该诊断。

5.嗜酸性粒细胞性胃肠炎

该病是一种少见的不明原因的胃肠疾病,以胃肠道局限性或弥漫性嗜酸性粒细胞浸润为主要特征,可累及整个消化道,但以胃窦、近段空肠相对多发。临床缺乏特异表现,主要症状有腹痛、恶心、呕吐、呕血、腹水、体重下降、低热等慢性症状,病程可长达10余年,部分病例有一定的自限性。诊断依据主要为血嗜酸性粒细胞升高,活检病理示胃肠道有一个或一个以上部位的嗜酸性粒细胞浸润。该患者前后两次血常规示嗜酸性粒细胞升高,胃窦病理报告示慢性重度浅表性胃炎伴嗜酸性粒细胞浸润,既往有反复发作的皮疹,激素治疗有效,强烈提示该疾病可能。

四、诊治经过

患者于4月13日开始予泮立苏、施维舒等抗溃疡药治疗,仍然有阵发性腹痛,4月18日予激素治疗,口服强的松片30mg/d,症状明显好转,腹痛缓解,4月25日出院。强的松每周减5mg,总疗程6周,复查B超、血常规、嗜酸性粒细胞恢复正常,随访半年未复发。

> 最后诊断:嗜酸性粒细胞性胃肠炎

五、讨论

该患者反复腹痛17年,常有下肢皮损,本次再次发作,一度疑有外科情况,准备手术探查。而多次检查血常规,嗜酸性粒细胞的明显升高引起我们的注意,经过鉴别诊断,胃镜发现胃窦、胃角散在溃疡,十二指肠球部、降部散在多发溃疡,病理报告证实嗜酸性粒细胞浸润,骨髓检查示嗜酸性粒细胞比例明显增高,达11%。最后予口服强的松治疗症状消失,嗜酸性粒细胞恢复正常,确诊为嗜酸性粒细胞性胃肠炎。

嗜酸性粒细胞性胃肠炎(eosinophilic gastroenteritis,EG)最早是在1937年由Kaijser所提出,发病年龄3～74岁不等,男女比例无明显差异。嗜酸性粒细胞性胃肠炎是一种少见的不明原因的胃肠疾病,以胃肠道局限性或弥漫性嗜酸性粒细胞浸润为主要特征,可累及整个消化道,但以胃窦、近段空肠相对多发。1970年,Klein等提出根据嗜酸性粒细胞浸润的部位不同,可把嗜酸性粒细胞性胃肠炎分为三类:黏膜型、肌层型、浆膜型。因此,临床表现也相应分为三大类:黏膜型主要表现为贫血、蛋白丢失性肠病、吸收不良;肌层型主要表现为消化道梗阻;浆膜型相对少见,可表现为嗜酸性粒细胞性腹水。但是,大多数患者以累及消化道全层多见,临床表现非特异性,如腹痛、恶心、呕吐、腹泻等。

该病特异性的实验室检查是外周血嗜酸性粒细胞增高,但血嗜酸性粒细胞的增高并非是诊断嗜酸性粒细胞性胃肠炎所必需的,寄生虫感染等也常有血嗜酸性粒细胞的增高。血嗜酸性粒细胞是监测病程和反映疗效的重要指标。胃肠造影常无特异性表现,但在一些胃出口梗阻的患者中,可表现为线样征,本例患者表现为肠壁增厚。腹部 CT 可提示胃、小肠壁的结节样、不规则增厚,有些甚至可类似淋巴瘤。

内镜检查和病理活检是诊断嗜酸性粒细胞性胃肠炎的重要辅助检查。内镜下肉眼观察无特异性,常表现为红斑、白苔、局部糜烂、溃疡、皱襞增厚等。目前,尽管尚无一个明确的组织学标准来诊断嗜酸性粒细胞性胃肠炎,但多数学者认为,嗜酸性粒细胞≥20 个/HP 可以作为诊断 EG 的组织学标准。通常,对于黏膜型患者,高倍镜视野下,胃中的嗜酸性粒细胞浸润数目较低;而在阑尾、远端回肠、盲肠、近端结肠等部位,常可高达 30 个/HP。而对于肌层型和浆膜型患者,诊断则相对困难,因为它们的黏膜浸润病灶较分散、范围较小,所以对于这些临床高度怀疑的患者,可行腹腔镜活检。另外,浆膜型患者可有腹水,腹腔脏、壁腹膜的增厚,如本例患者 B 超提示左侧腹膜层实质性包块,考虑左侧腹部小肠肠壁增厚,大网膜增厚。

EG 的治疗主要根据小样本的临床病例报道,主要药物包括糖皮质激素、肥大细胞抑制剂、抗组胺药、白三烯受体拮抗剂等。食管狭窄的患者可予食管扩张治疗,肠梗阻患者可予外科手术。避免过敏食物和一些异种蛋白食物对病情的控制有益。皮质激素作为治疗 EG 的首选,能够在数天至数周内缓解症状,但它与长期预后的关系尚未被研究。

六、点评

本病例临床诊断有延误,还差点采用外科手术探查的方式诊治。主要原因包括:①没有深入了解病史,观察不仔细,对于实验室检查如血常规中嗜酸性粒细胞增高没有引起重视;②临床医生对辅助检查缺乏全面分析水平,如腹部 B 超多次检查有"阑尾炎"、"腹部肿块"、"淋巴结肿大"等变化,应与腹部 CT 检查结果及内镜检查结果综合分析判断病灶所在,然后结合病史来鉴别诊断,考虑病因;③疾病临床表现不典型,年龄较大,病史较长,腹痛伴网膜粘连和"肿块样"改变为主,估计嗜酸性粒细胞性胃肠炎累及胃肠道浆膜层,却没有通常的"腹水"出现。

诊断嗜酸性粒细胞性胃肠炎(EG)主要根据临床表现、血象、放射学和内镜加活检病理检查的结果。目前比较公认的诊断标准为:①存在胃肠道症状;②活检病理显示从食管到结肠的胃肠道有一个或一个以上部位的嗜酸性粒细胞浸润;③除外寄生虫感染、特发性嗜酸性粒细胞增多综合征、炎症性肠病、淋巴瘤等外周血嗜酸性粒细胞增多的疾病。目前推荐治疗 EG 的疗程一般为 8 周,后 6～8 周逐渐减量至停用,剂量与治疗炎症性肠病相似,强的松 1～2mg/(kg·d),口服为主。嗜酸性粒细胞性胃肠炎的自然病程尚不清楚。总体来说,它的预后较好,但部分患者容易复发,需要再次口服皮质激素治疗。

参考文献

1. 陈灏珠. 实用内科学(第 12 版). 北京:人民卫生出版社. 2005;2402－2410

2. 刘富光. 特发性嗜酸性粒细胞增多综合征. 医师进修杂志,2005;28:12－14

3. Khan S. Eosinophilic gastroenteritis. Best Practice & Research in Clinical. Gastroenterology,2005;19:177－198

4. Khan S,Orenstein SR. Eosinophilic gastroenteritis masquerading as pyloric stenosis. Clin Pediatr,2000;39:55－57

5. Horton KM,Corl FM,Fishman EK. CT of nonneoplastic diseases of the small bowel: spectrum of disease. J Comput Assist Tomogr,1999;23:417－428

6. Talley NJ,Shorter RG,Zinsmeister AR. Eosinophilic gastroenteritis:a clinicopathological study of patients with disease of themucosa,muscle layer,and subserosal tissues. Gut, 1990;31:54－58

7. Lowichik A,Weinberg AG. A quantitative evaluation ofmucosal eosinophils in the pediatricgastrointestinal tract. Mod Pathol,1996;9:110－114

8. Fenoglio LM,Benedetti V,Rossi C, *et al*. Eosinophilic gastroenteritis with ascites:a case report and review of the literature. Dig Dis Sci,2003;48:1013－1020

病例19 "反复全身浮肿20余年,再发10余天"

一、病例资料

患者,女,55岁,因"反复全身浮肿20余年,再发10余天"入院。

患者20余年前,无明显诱因下出现腹胀,继而全身浮肿,在当地医院诊治(具体不详)考虑"肝硬化、腹水、低蛋白血症",治疗后症状好转出院。之后自服中药治疗,病情稳定。5年前,患者又出现全身浮肿,反复发作,每于劳累后发生,一般先颜面部浮肿,再发展至四肢,伴尿量减少(3~4次/日,每次50~100ml),易在进油腻食物后出现腹泻,3~4次/日,为黄色稀水样便,有时伴上腹隐痛,并向背部放射,经休养后症状可缓解。10余天前,上述症状再发,浮肿加重,去当地医院检查B超示"胆囊结石、胆囊炎"。为进一步诊治收住院。发病来,精神软,食欲一般,睡眠好。近4~5年体重无明显变化。

患者有陈旧性肺结核史10余年,否认长期用药史,有青霉素过敏史。

体格检查:体温36.9℃,脉搏72次/分,血压14.7/9.3kPa,呼吸20次/分。身高163cm,体重57kg。神清,颈软,气管居中,颈部未及肿大的淋巴结。胸廓对称无畸形,心脏听诊无殊。轻度舟状腹,软,未触及肿块,肝脾肋下未及,墨菲征阴性,移动性浊音阴性,肠鸣音4次/分。双下肢轻度凹陷性浮肿。

实验室及辅助检查:血常规:WBC $4.2×10^9$~$6.9×10^9$/L,L 14.6%,N 75.6%,Eo 1.8%,Mo 7%;Hb 143~156g/L,HCT 42.9%~46.2%,MCV 89.1fl,MCH 30.1pg,MCHC 33.8g/dl,PLT $308×10^9$/L。尿常规正常。粪常规:黄软,隐血阴性。

血生化:K 4.04mmol/L,Na 139mmol/L,Cl 110mmol/L,Ca 1.99mmol/L,BUN 16mg/dl,Cr 0.6mg/dl;ALT 52IU/L,AST 73IU/L,ALP 57IU/L,GGT 7IU/L;TP 35.9~42.4g/L,ALB 19.6~24.5g/L,A/G 1.21;总胆红素0.2mg/dl,直接胆红素0.2mg/dl,甘油三酯108mg/dl,胆固醇129mg/dl,空腹血糖108~259mg/dl,糖化血红蛋白8.5%(4%~6.5%),HbA_1 9.6%,HbS 1%;乙肝三系:HBsAg、HBeAb和HBcAg(IgG)阳性;PT、APTT正常;梅毒试验(一);ESR 1mm/h;CA125、CA199、

AFP、CEA 均正常范围；放射免疫法 T_3 1.64nmol/L（1.2～3.4nmol/L），T_4 61nmol/L（54～174nmol/L），TSH 5.58mIU/L（0.3～4.4nmol/L），T_3 Free 1.24pmol/L（2～7.8pmol/L），T_4 Free 4.54pmol/L（8.07～26.27pmol/L）；自身免疫全套：ANA、SSA、AB、P-ANCA、SSB、dsDNA、抗Sm 抗体、抗核糖核蛋白、SCL-70、JO-1、C-ANCA 均属阴性；PPD 试验阴性；抗结核抗体和血抗酸染色阴性；免疫球蛋白测定：IgA 109.0mg/dl（68～378mg/dl），IgG 407.0mg/dl（694～1620mg/dl），IgM 40.4mg/dl（60～263mg/dl），IgE 11.93IU/ml（1.31～165.3IU/ml）。

胸片：两肺纹理稍增多，双肺上野可见斑片状、条索状密度增高影，右肺尖胸膜增厚；左肺野可见散在斑点状高密度影；右侧肋膈角变钝，膈面尚光整，左膈尚可。考虑两上肺陈旧性结核，右侧胸膜改变可能。

腹部 B 超：胆囊肿大，胆囊多发结石，胆囊炎。无门脉高压征。

胃镜检查：慢性浅表性胃炎伴糜烂，胃窦为主。

肠镜检查：回肠末端黏膜无殊；回盲瓣开放，黏膜斑片状充血。肠镜病理：（回盲部）黏膜慢性炎。

二、病史特点

（1）女性，55 岁。

（2）反复全身浮肿 20 年余，伴上腹痛 5 年，有与饮食相关的腹泻史。

（3）体检：舟状腹，肝脾肋下未及，双下肢凹陷性水肿。

（4）实验室及辅助检查：严重低蛋白血症，肝肾功能基本正常；血糖增高；外周血液中淋巴细胞百分比及绝对值均偏低，免疫球蛋白中 IgG、IgM 降低。

（5）B 超示"胆囊结石，胆囊炎"。X 线示"两上肺陈旧性结核，右侧胸膜改变"。

三、诊断思路和鉴别诊断

该患者特点是长期反复出现浮肿伴严重低蛋白血症，肝、肾、心血管系统未发现明显的病变。从引起低蛋白血症的病因考虑有下列几点：①营养摄入不足；②消化吸收障碍；③蛋白质合成功能障碍；④分解代谢加速（消耗增加）；⑤蛋白质丢失过多（肾、胃肠、皮肤）。

1.营养摄入不足

该患者食欲一般,无进食困难,无进食量明显减少,故进食障碍或不足所致的低蛋白血症基本可排除。

2.消化吸收障碍

涉及口腔、胃、小肠、肝、胆、胰腺消化液和酶分泌不足及相关性疾病包括胃肠寄生虫感染、胃部分切除术加胃空肠吻合术后、严重萎缩性胃炎、小肠广泛炎症变性、慢性胰腺炎、胰腺肿瘤、慢性肝病、慢性胆囊炎、胆石症、胆汁淤积等。该患者有胆囊结石伴胆囊炎存在,但并未引起胆汁淤积。病史中有油腻餐后腹泻,小肠消化吸收不良性疾病,包括小肠黏膜吸收功能受损(如乳糜泻、贾第虫病、淀粉样变性病)、小肠黏膜营养传递功能受损(如小肠淋巴管扩张症、淋巴瘤等)不能除外,尚需小肠造影、小肠 CT 和小肠镜等检查以进一步明确。

3.蛋白质合成功能障碍

蛋白质合成功能障碍主要见于慢性肝功能受损害患者。患者在外院曾诊断为"肝硬化腹水",又有乙肝标志物阳性,值得怀疑。但患者缺乏肝功能受损和门脉高压的依据,如慢性肝病面容、肝掌、蜘蛛痣、脾肿大、曲张静脉、腹水等,肝功能各项指标正常,B 超肝脾门脉系统无异常,故不支持慢性肝病所致低白蛋白血症。

4.分解代谢加速(消耗增加)

分解代谢加速主要包括恶性肿瘤,慢性感染性疾病如结核,高代谢内分泌疾病如糖尿病、甲亢、嗜铬细胞瘤等。该患者在近期有血糖增高,糖化血红蛋白增高,提示有轻度糖尿病存在,但难以解释该患者 20 年病史及如此严重的低蛋白血症。患者虽有陈旧性肺结核但非活动性,也不存在其他高代谢疾病如甲亢等。

5.蛋白质丢失过多

患者有易腹泻病史,无蛋白尿及大面积皮肤损伤渗出,可以在排除由泌尿道及皮肤过多丢失蛋白后考虑是否有胃肠道引起蛋白质丢失的可能性。

部分胃肠黏膜病变见表 1。

表 1　部分胃肠黏膜病变

不伴糜烂或溃疡的胃肠黏膜病变	伴有糜烂或溃疡的胃肠黏膜病变
巨大肥厚性胃炎（Menetrier's desease）	糜烂性胃炎
肥厚分泌性胃炎	胃溃疡
急性病毒性胃肠炎	炎症性肠病
过敏性胃炎	胃肠道恶性肿瘤
小肠细菌过度生长	类癌综合征
嗜酸性粒细胞性胃肠炎	特发性空肠回肠炎
某些肠寄生虫病	淀粉样变
系统性红斑狼疮	淋巴瘤
胶原性肠病	小肠子宫内膜异位
乳糜泻	肠系膜结核和结节病
Whipple 病	淋巴管肠瘘
原发性小肠淋巴管扩张症	硬化性肠系膜炎

上述部分伴有糜烂或溃疡的胃和结肠黏膜病变经过胃肠镜检查基本排除。很多小肠疾病既可引起小肠吸收不良，又可造成蛋白质丢失。需要进一步行小肠检查如小肠气钡双重造影、小肠 CT 和胶囊内镜等检查作鉴别诊断。

四、诊治经过

患者经小肠仿真 CT 检查，发现部分小肠管壁增厚，黏膜粗大，可见晕轮征（图 1）。淋巴系统 ECT 显示：腹部未见明显异常放射性浓聚，胸部、腹部、下肢淋巴显像未见明显异常。胶囊内镜检查发现：胶囊内镜运行 1 小时 20 分钟时（小肠上段）开始可见小肠广泛淋巴管扩张，小肠绒毛增粗，以小肠中下段淋巴管扩张更为明显，呈栅栏状改变，并可见扩张的淋巴管和扩张的毛细血管夹杂；胶囊内镜运行 6 小时 14 分钟处黏膜有紫蓝色改变（图 2）。小肠插管造影提示小肠黏膜肿胀明显（图 3）。

考虑到患者肠道黏膜病变较重，又合并胆囊结石、胆囊炎，行腹腔镜探查手术治疗，术中发现：腹腔内无腹水，大网膜与腹壁粘连明显；胆囊胀大，胆囊内多发小结石,胆总管未见扩张。小肠呈弥漫性病变,肠壁浆膜面可见明显扩张的淋巴管;近回盲部长约1.5m的回肠病变最严重,近端肠系膜可见2个白色小结节,直径约0.5cm(图4)。遂切除胆囊和病变小肠。手术标本病理见:送检小肠一段,长约40cm,一端切缘处黏膜水肿。镜检示小肠绒毛内可见灶性淋巴管高度扩张,黏膜下层及浆膜层充血水肿,淋巴管扩张。另送检小肠系膜结节,示坏死钙化结节伴胆固醇结晶沉积,泡沫细胞和异物巨细胞反应(图5)。胆囊慢性炎改变。阑尾慢性炎伴管腔闭锁。病理诊断:①小肠淋巴管扩张症;②慢性阑尾炎;③慢性胆囊炎;④小肠系膜坏死钙化性结节。

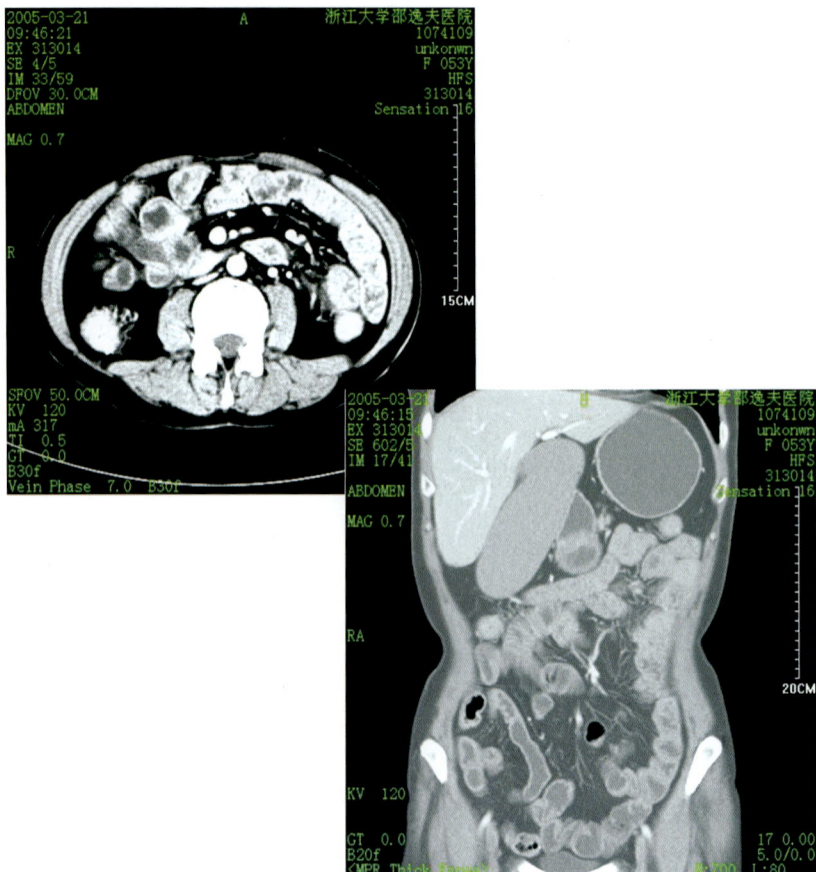

图1 小肠 CT 和仿真 CT 检查,发现部分小肠管壁增厚,
黏膜粗大,可见晕轮征

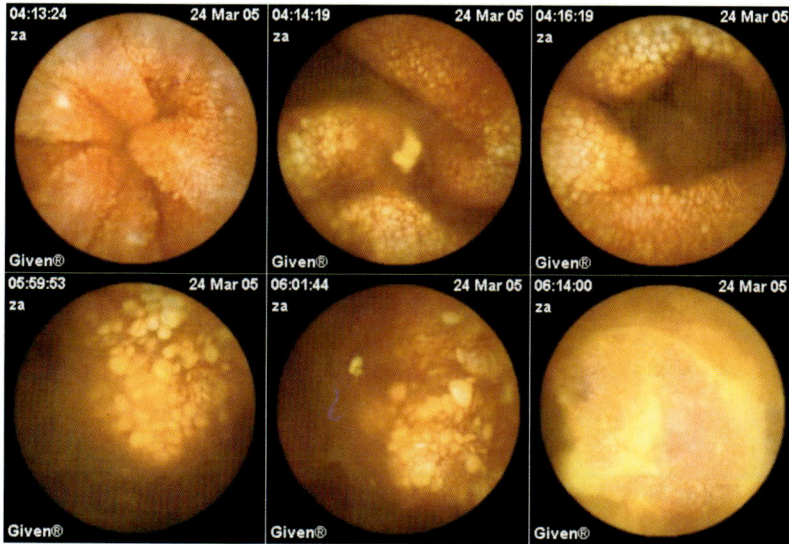

图2　胶囊内镜检查发现:胶囊内镜运行 1 小时 20 分钟时(小肠上段)
　　　开始可见小肠广泛淋巴管扩张,小肠绒毛增粗,以小肠中下段淋巴
　　　管扩张更为明显,呈栅栏状改变,并可见扩张的淋巴管和扩张的毛
　　　细血管夹杂;胶囊内镜运行 6 小时 14 分钟处黏膜有紫蓝色改变

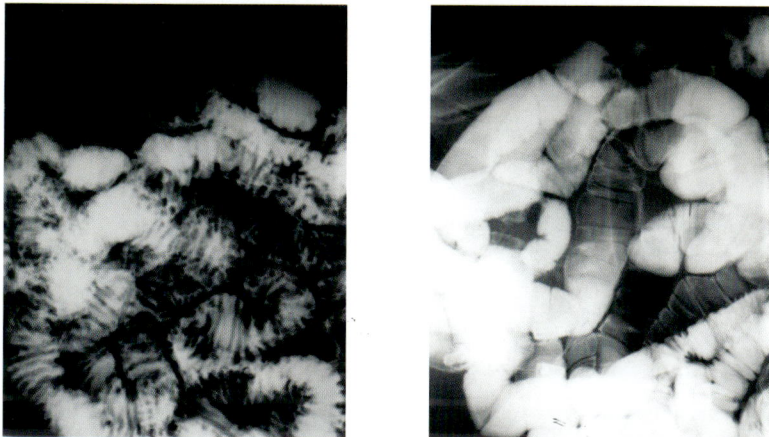

图3　小肠插管造影提示小肠黏膜肿胀明显(左),
　　　正常对照小肠插管造影结果(右)

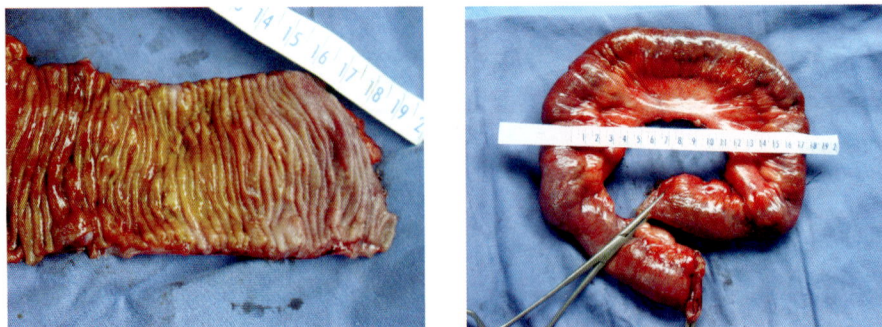

图 4　术中发现:小肠呈弥漫性病变,肠壁浆膜面可见明显扩张的淋巴管;
　　　　近回盲部长约 1.5m 的回肠病变最严重,近端肠系膜可见 2 个白色
　　　　小结节,直径约 0.5cm

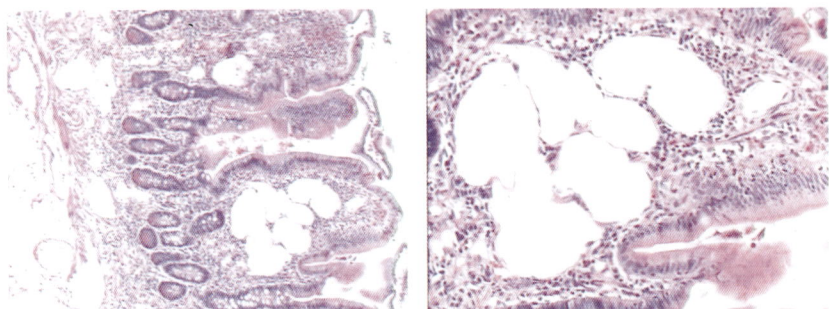

图 5　病理示小肠绒毛内可见灶性淋巴管高度扩张,黏膜下层及浆膜层
　　　　充血水肿,淋巴管扩张。小肠系膜结节,示坏死钙化结节伴胆固
　　　　醇结晶沉积,泡沫细胞和异物巨细胞反应

外科手术切除主要病变部位后给予内科支持治疗恢复出院。1 年后随访体重增加,没有再发水肿。

最后诊断:①小肠淋巴管扩张症;②胆囊多发结石伴慢性胆囊炎;
　　　　　③慢性阑尾炎;④糖尿病;⑤两上肺陈旧性肺结核

五、讨论

小肠淋巴管扩张症(intestinal lymphangiectasia)是一种临床上较为罕

见的疾病,以小肠黏膜及黏膜下淋巴毛细管扩张为特征,1961 年
Waldmann 用 ^{51}Cr 标记白蛋白的方法研究蛋白质渗出的部位,首次提出本
病,此后文献中有个例报道。我国由蒋木平于 1990 年首次报道。本病常
见于儿童和青少年,90% 于 30 岁以前发病,平均发病年龄 11 岁。

根据病因,小肠淋巴管扩张症可分为原发性和继发性两类。原发性小
肠淋巴管扩张症病因不明,常由巨淋巴管症或先天性淋巴系统发育不良所
致,多见于儿童。有报道母女同时患病,提示本病有一定的遗传倾向。另
有报道姐妹俩同患本病,合并面部异常如凸额、鼻梁低平、眼距宽等畸形和
精神发育迟滞(Hennekam 综合征),提示本病可能是一种常染色体隐性遗
传病。自身免疫性疾病、肿瘤、感染(结核、丝虫病等)、肝硬化门静脉高压、
缩窄性心包炎、Whipple 病、腹外伤或手术损伤等因素,造成淋巴管本身及
周围组织的炎症和狭窄,使淋巴循环受压或回流不畅,可造成继发性小肠
淋巴管扩张症。有结核病史者,治愈后广泛的纤维粘连残留,数年后可致
乳糜池周围非特异性炎症而导致本病。

肠淋巴管分布于黏膜固有层、黏膜下层和浆膜层,主要经乳糜池、胸导
管回流入左静脉角,进入血液循环。淋巴液中含有大量蛋白质、脂肪及淋
巴细胞,淋巴回流受阻时,淋巴管压力升高后扩张,瓣膜功能受损,导致淋
巴液漏入肠腔或腹腔(严重者可出现乳糜泻和乳糜性腹水),同时导致上述
三种成分的大量丢失,出现低蛋白血症、低脂血症和淋巴细胞绝对数减少。
肠道丢失蛋白与肾脏丢失不同,各种大小分子量的蛋白均可进入肠道,但
蛋白在血中下降的程度可不同,半衰期长的蛋白成分下降程度严重。一般
说来,白蛋白、免疫球蛋白可显著降低,转铁蛋白、铜蓝蛋白轻度降低,而
α_2 巨球蛋白、纤维蛋白原含量可保持正常或相对增加。

原发性小肠淋巴管扩张症的临床表现多样,患者可出现水肿、乳糜胸、
乳糜腹,如合并胰腺功能不全可出现脂肪泻,偶有报道以消化道出血、急腹
症为表现者。实验室检查可发现低蛋白血症、免疫球蛋白降低、淋巴细胞
绝对数减少、CD4$^+$ 细胞和 CD8$^+$ 细胞明显降低等。部分患者因长期营养
不良,可合并缺铁性贫血、低钙性抽搐等并发症。另外,儿童患者生长发育
迟缓,可由于淋巴细胞及大量免疫球蛋白丢失,导致免疫功能低下。

小肠淋巴管扩张症的诊断依据有:①典型的临床表现;②外周血淋巴
细胞绝对计数减少;③血浆白蛋白与 IgG 同时降低;④内镜活检或手术标
本病理证实有小肠淋巴管扩张症;⑤实验室检查证明肠道蛋白质丢失增

多。具备前三条者应疑诊,具备后两条即可确诊。

原发性小肠淋巴管扩张症临床罕见,病程隐匿,表现多样,诊治过程中易被忽视,尽早完善内镜、核素淋巴管显像和淋巴管造影十分重要。内镜直视下可见病变肠黏膜水肿、肥厚,绒毛呈苍白棒状及大小不等的黄白色结节;病理活检可见黏膜下淋巴管扩张。本例患者由于病变位于小肠,以回肠远端明显。但病变下端距回盲瓣仍有一定距离,故肠镜未发现特征性黏膜改变。而胶囊内镜发现病变小肠段黏膜绒毛呈棒状、针尖菇样大小不等的黄白色结节。此外,小肠插管造影可显示小肠黏膜普遍增粗、紊乱,并可见大小不等的充盈缺损影。腹部 CT 检查可显示小肠壁弥漫性增厚,并可见晕轮征,即:病变段小肠腔由三个环包绕,小的内环呈软组织密度,中间环密度更低,外环为较高密度;更低密度的中间环为黏膜下层内的扩张的乳糜管和水肿所致,高密度的外环为小肠壁的其余部分,包括肌层和浆膜层。核素淋巴管显像和淋巴管造影可直接观察到肠系膜淋巴管狭窄、曲张,可伴其他部位淋巴管异常。以上特异性的影像学表现对诊断提供了极大帮助。

原发性小肠淋巴管扩张症尚无特效疗法,目前以内科治疗为主,近年有人报告用中链甘油三酯(MCT)餐治疗效果较好。MCT 通过门静脉吸收,无需经过淋巴管,避免了长链脂肪酸吸收后淋巴管内压力的升高,减少了蛋白及淋巴细胞等的漏出。Maclean 等和 Mine 等报道,部分纤溶活性增高的淋巴管扩张症患者应用抗纤溶治疗后肠道蛋白丢失显著减少。但邬云红等对两例应用 MCT 治疗无效者试用抗纤溶药物氨甲环酸治疗,剂量为 1.5g/d,治疗 2 个月后,两例血白蛋白水平并无改善。

重症者可行全胃肠外营养(TPN),也有应用生长抑素的报道。此外可同时应用利尿消肿、调整肠道菌群等对症处理措施。外科治疗可行淋巴管静脉吻合术,如为局限性淋巴管扩张,切除病变肠管可获较好效果。

六、点评

对有外周水肿和低蛋白血症(包括白蛋白和球蛋白)不能用肝病和肾病解释的患者,应考虑有蛋白丢失性胃肠病。有条件情况下可行粪 α_1 抗胰蛋白酶活性测定及清除率测定、粪[51]Cr-标记白蛋白测定或[99m]Tc-标记白蛋白测定,明确有无蛋白丢失性胃肠病。诊断蛋白丢失性胃肠病不可不追究病因,因为治疗手段有较大不同。本例小肠淋巴管扩张症 35 岁起病,病程隐匿,呈良性过程,过去有结核病,曾有"腹水",手术中见有腹膜炎后期改变,不能排除结核性腹膜炎后继发小肠淋巴管扩张可能。

参考文献

1. Waldmann TA,Steinfeld JD,Dutcher TF,*et al*. The role of the gastrointestinal system in "idiopathic hypoproteinemia". Gastroenterology,1961;41:197—207

2. 蒋木平.先天性小肠淋巴管扩张症1例.中华消化杂志,1990;2:71

3. Fox U,Lucani G. Disorder of the intestinal mesenteric lymphatic system. Lymphology,1993;26:61—66

4. Maclean JE,Cohen E,Weinstein M. Primary intestinal and thoracic lymphangiectasia:a response to antiplasmin therapy. Pediatrics,2002;109:1177—1180

5. Mine K,Matsubayashi S,Nakai Y,*et al*. Intestinal lymphangiectasia markedly improved with antiplasmin therapy. Gastroenterology,1989;96:1596—1599

6. 邬云红,李秀钧,梁荩忠,等.以低蛋白血症为突出表现的原发性小肠淋巴管扩张症.中华医学杂志,2004;84:2137—2138

7. Persic M. Intestinal lymphangiectasia and protein losing enteropathy responding to small bowel resection. Arch Dis Child,1998;78:194—196

五、发热

病例 20 "间歇发热 20 余天,伴呕吐腹泻 3 天"

一、病例资料

患者,男,71 岁,因"间歇发热 20 余天,伴呕吐腹泻 3 天"入院。

患者 20 余天前无明显诱因下出现发热,测体温达 39.8℃,伴畏寒寒战、头晕头痛,无视物模糊,无晕厥,无咳嗽咳痰,无胸闷心慌,无腹痛腹泻,无尿急尿痛,就诊于当地医院,考虑为"上呼吸道感染",予"克林霉素、柴胡针"等抗炎退热治疗后,自觉热退。12 天前又觉发热,体温 38.2℃,再次予抗炎治疗(具体不详)后,体温降至正常。3 天前患者进食冰西瓜后出现呕吐,呕吐物为胃内容物,不含咖啡色及胆汁样液体,伴腹泻,为褐色水样便,带有血丝,无黏液脓血便,遂至我院门诊,查 B 超示"右上腹近肝门部低回声团"收住入院。患病以来患者神清,精神软,胃纳欠佳,睡眠差,小便无殊,体重无明显减轻。

患者有"高血压病"病史 30 余年,不规则服药控制。饮白酒 250ml/d×30 余年。

体格检查:体温 36.2℃,脉搏 100 次/分,呼吸 18 次/分,血压 19.2/10.4kPa。皮肤巩膜无黄染,全身浅表淋巴结未及。心肺听诊无殊。全腹平软,右上腹饱满感,轻压痛,无反跳痛,未及明显包块,肝脾肋下未及,移动性浊音阴性,双肾区无叩痛。双下肢无水肿。神经系统查体阴性。

实验室及辅助检查:入院后血常规提示 Hb 104g/L,WBC 4.14×10⁹/L,N 50.8%,L 23.1%,PLT 238×10⁹/L;尿常规和大便常规正常;血生化:TBIL 1.18mg/dl,DBIL 0.30mg/dl,TP 6.69g/dl,ALB 4.14g/dl,G 2.55g/dl,ALT 57U/L,AST 73U/L,GLU 106mg/dl,LDH 879U/L,BUN 13.8mg/dl,Cr 1.12mg/dl;CRP 98.3mg/L;肥达氏反应阴性;抗结核抗体和 PPD 试验阴性;ESR 78mm/h;血液肿瘤标志物:CEA 0.6ng/ml,AFP

2.1ng/ml，CA199 5.7U/ml，CA211 0.5ng/ml，PSA 0.46ng/ml，NSE 1.8ng/ml，均属正常范围。胸部正位片见右侧膈肌抬高，心肺未见明显异常。胃肠钡餐造影未见明显器质性病变。

第一次 B 超示"右腹部近肝门部可见一大小 7.82cm×5.16cm 低回声团，其内回声不均，与周围脏器分界不清，彩色多普勒血流信号不明显"（图1），第二次 B 超示"肝后叶实质内见一个不规则形低回声肿块，大小约 3.8cm×2.4cm，边界及周边不清，内部回声不均，肝内血管网络尚清，门静脉主干内径 1.0cm，下腔静脉肝后段未见异常，双侧肾上腺区在实质内各见一个椭圆形低回声肿块，左侧约 6.4cm×5.6cm，右侧约 7.4cm×4.8cm，肿块内未见异常血流。"

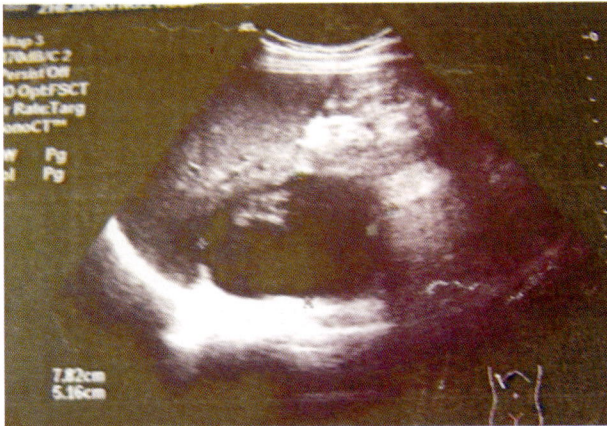

图1　B超示"右腹部近肝门部可见一大小 7.82cm×5.16cm 低回声团，其内回声不均，与周围脏器分界不清，彩色多普勒血流信号不明显"

腹部 CT 提示：两侧肾上腺区见巨大软组织肿块影，边界欠清，注射造影剂后肿块轻度强化，病灶侵犯右肝实质，局部肝组织受压推移改变。右肾上极可见等密度肿块影，轻度强化，强化程度低于正常肾实质，右肾周围脂肪间隙密度增高、模糊。胆囊及胰腺、脾脏未见明显异常密度影。后腹膜未见肿大淋巴结影。影像诊断：首先考虑双侧肾上腺及右肾上极转移瘤，右肝实质部分受侵犯。

骨髓穿刺细胞化学：外铁阳性（＋＋），内铁阳性 20％，NAP 阳性

22%，积分 36。骨髓象特征描述：有核细胞增生活跃，粒红比例正常，两系细胞成熟基本良好，未见原始细胞增高和明显病态造血现象；巨核细胞偏少，全片 8 只，涂片上可见小簇状血小板，细胞免疫组化易见阳性巨核细胞，未见阳性小型巨核细胞；成熟淋巴细胞数量和形态无殊，偶见幼稚淋巴细胞；浆细胞和单核细胞可见，形态无异常。外周血未见幼稚细胞。

二、病史特点

(1)患者，男，71 岁，间歇高热 20 余天，伴呕吐腹泻 3 天。

(2)全身浅表淋巴结未及，全腹平软，右上腹饱满感，轻压痛，未及明显包块，肝脾肋下未及，双肾区无叩痛。

(3)辅助检查：血常规无明显异常，ALT 和 AST 轻度升高，LDH 879U/L↑，CRP 98.3mg/L↑，ESR 78mm/h↑；腹部 B 超和 CT 提示右肝叶、右肾和双侧肾上腺实质性占位。胸部正位片见右侧膈肌抬高。血肿瘤标志物正常。

三、诊断思路和鉴别诊断

患者为老年男性，发热伴有肝实质、右肾和双侧肾上腺多发占位性病灶，临床上应从感染性（特异性感染如结核，非特异性细菌性感染）和非感染性（血液系统疾病、肿瘤等）引起的多脏器累及疾病进行鉴别。

1.腹内脏器感染（如肝脓肿）

多见于上行胆道感染，多数病例有典型的临床表现，如寒战高热、肝区疼痛、肝脏不同程度肿大等三大特征。大部分细菌性肝脓肿血白细胞升高，同时伴有肝功能异常和黄疸。X 线透视可见肝区阴影增大，右侧膈肌抬高。CT 呈低密度占位，中心区域密度更低，边界多不清，强化扫描可见周围环形强化，肝脓肿内出现气体为 CT 确诊的可靠依据。该患者有寒战高热，X 线透视可见右侧膈肌抬高，B 超提示肝内低回声占位，其内回声不均，CRP 明显升高。但患者血常规未见明显感染征象，腹腔占位难以用感染性疾病解释，确诊有待肝穿刺行细菌检查。

2.肺外结核

肺外结核累及肾上腺和肾脏较多见，表现有实质性占位，但肝结核少见，且大部分并发于粟粒性肺结核。肝结核大致分为五种：①粟粒性结核；②肺结核合并肝结核；③原发性肝结核；④结核瘤；⑤结核性胆管炎。原发性肝结核相对更为少见,其一般发生于门管区。肺外结核的临床表现是非特异性的,如乏力、盗汗、食欲减退等结核中毒症状。肝结核的临床表现可以有腹部疼痛、肝肿大等,表现有肝功能的轻度损害、黄疸、贫血、低蛋白血症。因结核各种病理类型可同时存在,其在 CT 上的表现也为多种多样。钙化是肝结核的特征性表现之一,但其出现的概率较低,典型的表现是"中心粉末状"钙化。肾脏累及可出现压迫症状,如肾积水、腰痛,CT 表现出肾实质破坏。该患者有发热,血沉升高,肝功能轻度损害表现,有肝脏、肾上腺和肾脏累及形成肿块,但患者没有中毒症状和肺结核临床及 X 线表现,PPD 试验阴性。为获明确诊断,可行 B 超引导下肝穿刺活检或腹腔镜下肝活检,行组织培养和抗酸染色。但病理检查不一定能发现特异性结核病变,有时仅为非特异性慢性炎症。如仍不能确诊,可试行抗结核治疗。

3. 原发性肝癌

原发性肝癌一般都合并有肝硬化,其中块状型肝细胞性肝癌可表现为肝内单发占位,通过淋巴和血性转移累及腹腔脏器。原发性肝癌肿块一般境界不清楚,表现为更低密度影,但形态多不规则,由于门静脉期肝实质强化明显。该患者 AFP 检查在正常范围,没有肝硬化失代偿期的临床表现和影像学改变,故诊断证据不足,确诊有待肝穿刺活检。

4. 转移性肝癌

肾脏肿瘤侵犯肝脏在临床并不少见。肾脏肿瘤的典型临床表现有血尿、腰痛和腹部肿块,但同时具有"三联症"的患者仅占 10% 左右。肾脏肿瘤以肾细胞癌多见,可向邻近肾上腺累及,远处转移至肝脏多见,可表现为发热、血沉增快和肝功能异常。该患者没有血尿等临床表现,肾脏占位为双侧,且转移性肝癌表现为单个结节病灶或局限于肝脏一叶者较少见,肝转移癌以乏血供多见,CT 以肝内多发"环靶征"或"牛眼征"为特征表现,动脉期强化不明显或无强化。确诊有待肾脏或肝脏穿刺活检的病理学检查。

5. 淋巴瘤

由于淋巴瘤病变部位及范围的不同,其临床表现变化多端,原发病变可见于淋巴结,也可见于淋巴结以外的组织器官。结外病灶多发生于非霍奇金淋巴瘤。肝脏累及可引起肝肿大、肝区疼痛和压痛,约 15% 有黄疸。约 25%~50% 的非霍奇金淋巴瘤有肝累及。肾脏病变多为双侧性,但仅有 23% 有临床表现。该患者有间歇性发热,有多脏器实质性占位(肝脏、肾脏和肾上腺），血沉和 LDH 升高明显，临床需要高度怀疑本病。

四、诊治经过

患者 8 月 3 日于 B 超引导下行右肝穿刺活检术，组织病理见成片及巢状小细胞伴大片坏死（图 2），免疫组化检查结果 LCA（＋＋＋），CD3（＋＋），CD20（－），CK-8（－），CK-18（－），NSE（－），CgA（－），Syn（－），考虑非霍奇金淋巴瘤（外周 T 细胞性），遂转入血液科行 CHOP 方案化疗，具体为 CTX 1.2g/d×1 次，VLB 40mg/d×1～2 次，Pred 60mg/d×1～5 次。患者病情好转，肝脏和肾脏肿块缩小，体温正常出院。

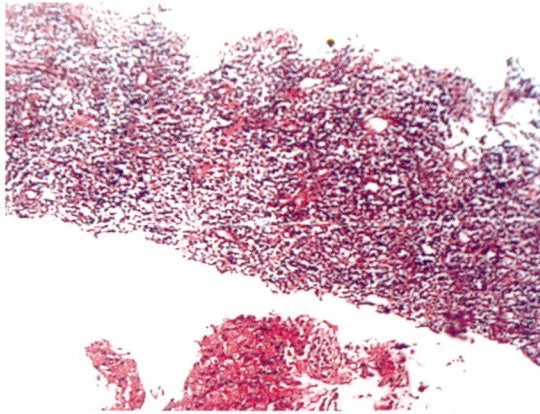

图 2　右肝穿刺活检术，组织病理见成片及
巢状小淋巴细胞伴大片坏死

最后诊断：肝非霍奇金淋巴瘤

五、讨论

国内外资料均认为肝脏淋巴瘤的实验室诊断缺乏特异性指标，肝功能化验常表现为碱性磷酸酶、转肽酶（γ-GT）升高，谷丙转氨酶在部分患者异常，疾病活动期有血沉增速，血清乳酸脱氢酶（LDH）增高，但甲胎蛋白及癌胚抗原均在正常水平。一般肝脏受累，提示非霍奇金淋巴瘤广泛播散，属于Ⅲ期或Ⅳ期淋巴瘤，提示临床预后较差。

临床上值得注意的是,以肝内占位为首发表现的肝脏原发性淋巴瘤(PHL),其临床少见且影像学表现国内外报道不多,无特异性表现,极易误诊。一般认为,结节型 PHL 在 CT 上可表现为巨大肿块,其内有不同程度的低密度影,边缘模糊。增强后病灶可有轻度强化,边缘强化明显,有时可呈"双靶征",表现为病灶中央低密度坏死区,周围有一圈高密度强化环,其外围又有一圈血管贫乏的低密度环。门静脉期及延迟期减退,呈低密度影,部分呈等密度。肝脏原发淋巴瘤的确诊需要经穿刺或手术切除的组织病理学依据方能确诊。病理标本上受累及的外观如鱼肉样,镜下正常的淋巴结构破坏,增生浸润的淋巴细胞排列紧密,细胞成分单一。病理分型尚在发展中。国内病理分型以国际工作分类(IWF)为基础,再加以免疫分类。

六、点评

对以腹腔内占位性病变怀疑淋巴瘤者,手术探查创伤太大且不利治疗,而 B 超或 CT 引导下的穿刺活检则能明确大部分 NHL 的诊断和分型。NHL 的诊断和分型主要依据细胞形态、免疫表型和分子特性。有文献报道,细针穿刺活检对于 NHL 的诊断成功率是 80%～90%,其中67.5%～86.0%还能够确定分型。国内穿刺活检成功率低,可能与未能获得足够的免疫表型和分子特性信息有关,仅依据细胞形态来确诊较为困难。

参考文献

1. 陈灏珠. 实用内科学(第 10 版). 北京:人民卫生出版社. 1999:1965－1973

2. Liu K, mann K. Fine-needle aspiration with flow cytometric immunophenotyping for primary diagnosis of intra-abdominal lymphomas. Diagn Cytopathol, 1999;21:98－104

3. Das D. Value and limitation of fine-needle aspiration cytology in diagnosis and classification of lymphomas:a review. Diagn Cytopathol, 1999;21:240－249

病例 21 "反复腹胀、黏液血便 3 月,加重伴发热 1 月"

一、病例资料

患者,男,20 岁,学生,因"反复腹胀、黏液血便 3 月,加重伴发热 1 月"入院。

3 个月前患者进食不当后出现恶心呕吐,伴水样便,每天 3～4 次,经抗炎补液等治疗,出现腹胀,偶有腹痛,以脐下为主,大便次数增多,6～7 次/天,无里急后重,大便较前变细,每次量少,伴黏液便,无脓血,无发热畏寒,无盗汗,无恶心呕吐,无关节疼痛。1 个月前患者腹胀加重,大便量较前减少,呈黏液便,同时出现发热,体温一般以午后多见,夜间升高,最高达 39.6℃,发热时伴畏寒,无寒战,在当地予"奈替沙星、氧氟沙星"等抗感染治疗,效果不佳。患病来神清,精神、睡眠、食纳尚可,小便无殊,体重减轻 10kg 余。

3 年前有"肛旁脓肿"病史,2 年前因"肛瘘"行肛肠科手术治疗。否认有结核病史、接触史。个人史和家族史无殊。

体格检查:体温 37.0℃,脉搏 84 次/分,血压 11.3/8.0kPa,呼吸 20 次/分;身高 167cm,体重 43kg;消瘦貌,神清,颈软,气管居中,颈部淋巴结未及,胸廓对称无畸形,心肺听诊无殊;腹软,左下腹轻压痛,无反跳痛,可及左下腹约 6cm 条状肿块,边界不清,肝脾肋下未及,墨菲征阴性,移动性浊音阴性,肠鸣音无异常;双下肢轻度凹陷性水肿。

实验室及辅助检查:粪常规示:黄色,白细胞(＋＋＋),红细胞 5～6/HP。血常规、尿常规无殊。多次血和粪便细菌培养阴性;肥达氏反应阴性;血生化:ALT 52U/L, AST 19U/L, ALP 76U/L, GGT 14U/L, TP 68.2g/L, ALB 36.8g/L, TBIL 0.49mg/dl, DBIL 0.13mg/dl, LDH 197U/L;血脂 TG 119mg/dl, TC 135mg/dl; BUN 8.8mg/dl, Cr 0.96mg/dl;血糖 73mg/dl;乙肝三系均阴性;CRP 126.8mg/L;ESR 66mm/h;PPD 试验和血结核抗体均阴性;肿瘤标志物:CEA、AFP、CA199 和 CA125 均正常。胸片正常。口服法胃肠造影未见小肠黏膜明显异常。

两次肠镜示"插镜至距肛约 10cm 处黏膜肿胀明显,多发凹凸不平肿块和息肉样隆起(图 1),有纵形溃疡形成(图 2),病灶占据管腔约 4/5 周,狭窄段无法继续进镜"病理结果提示"结肠黏膜慢性炎症改变,黏膜固有层可见个别多核巨细胞,黏膜肌层增厚"。腹部B超提示"直肠上段向乙状结肠延伸,长约8.0cm的肠壁不规则增厚,局部肠管境界不清"。钡灌肠造影钡剂无法通过肠腔狭窄处,显示不清。

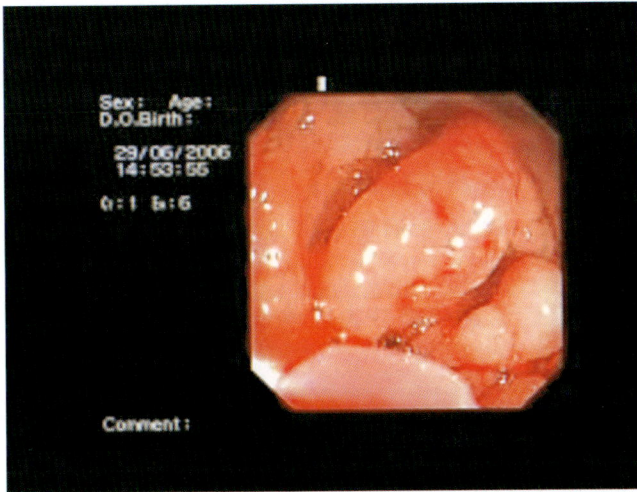

图1　结肠镜示:息肉样隆起,肠腔狭窄

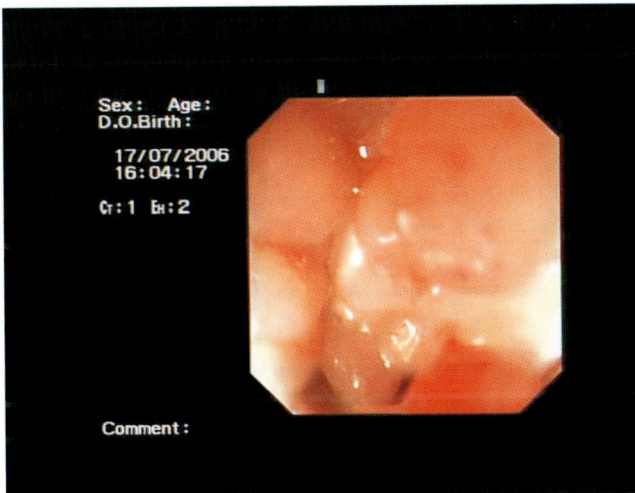

图2　结肠镜示:纵形溃疡形成

入院考虑 Crohn 病,予"颇得斯安 1.0g 一日三次"口服及"氢化可的松 50mg、颇得斯安 1.5g、迪先液 80ml"灌肠治疗及营养对症支持治疗后,病情无明显好转。

二、病史特点

(1)患者男性,20岁,有肛旁脓肿、肛瘘病史。

(2)发病 3 个月,腹胀、黏液血便伴发热,消瘦明显。

(3)查体有营养不良,血沉增快,CRP 增高;PPD 试验和结核抗体检测阴性。左下腹轻压痛,有约 6cm 条状肿块可及,全身浅表淋巴结未及。

(4)胃肠造影未见小肠明显异常。

(5)肠镜:距肛约 10cm 处有黏膜多发假息肉样形成,纵形溃疡,肠腔狭窄明显。

(6)病理提示"结肠黏膜慢性炎症改变,黏膜固有层可见个别多核巨细胞"。

三、诊断思路和鉴别诊断

患者为年轻男性,反复出现黏液血便伴发热,已发现左半结肠肠腔狭窄,有多发息肉样隆起和纵形溃疡等炎症性病变。临床需要考虑以下疾病:

1. Crohn 病

本病好发于青少年(15~30岁),男女患病率近似,是一种慢性非特异性炎性肠道肉芽肿性疾病,主要累及末端回肠和邻近结肠,表现为消化道管壁全层性炎症,呈节段性或区域性分布。临床上以腹痛、腹泻、腹块、发热及肠瘘为特点,并常有肠外表现。本病诊断要点:①非连续性或阶段性病变;②铺路石样表现或纵形溃疡;③全壁性炎症性病变伴肿块或狭窄;④结节病样或非干酪样肉芽肿;⑤裂沟、瘘管;⑥肛门病变,有难治性溃疡、肛瘘或肛裂。具有前 3 项为疑诊,加后 3 项任何一项可确诊;具有第 4 项,加上前 3 项中任何 2 项可确诊。该患者为青年男性,有腹胀腹痛、腹泻(黏液便)和发热等临床表现,有肛瘘史,肠镜下发现全壁性炎症性病变伴肿块或狭窄。临床高度怀疑 Crohn 病,但该患者病灶局限于左半结肠,胃肠造影未见小肠病灶,病理没有发现典型的肉芽肿,颇得斯安治疗效果不佳,需要进一步鉴别。

2.肠结核

发病以青壮年为主,女性略多于男性,是结核杆菌侵犯肠道引起的慢性特异性感染,绝大多数继发于肠外结核。绝大多数没有明确结核接触史。可有腹泻(糊状黏液便多见)、腹痛、腹块等表现,病程较长,可有结核毒血症。肠结核好发于回盲部,肠镜可有节段性结节性表现或肠腔狭窄,活检病理可示干酪性肉芽肿表现,抗酸染色阳性。该患者有发热,消瘦明显,有黏液便和腹块,血沉明显增高,肠镜示肠腔狭窄。但患者无结核接触史,结核抗体和PPD试验阴性,左半结肠病灶,病理结果未见结核肉芽肿和干酪样坏死改变,难以诊断。可以试行诊断性抗结核治疗鉴别。

3.大肠癌

大肠癌多见于中老年人,临床表现为腹部不适或腹痛、排便习惯改变、血便、腹部肿块及贫血、体重减轻等全身症状。该患者为青年患者,没有血便表现,两次肠镜病理均未提示肿瘤依据,可排除。

4.恶性肠道淋巴瘤

可发生于任何年龄,肿块多发于回盲部,可有长期不明原因的发热、贫血、腹痛、血便及腹块等消化道表现。肠镜下病变可表现为溃疡型、弥漫浸润型、结节型等,呈多形性、多灶性、弥漫性及不规则性,常可出现假性愈合。溃疡型呈节段性分布,大小不一,形状不规则,可见巨大溃疡,病变边缘隆起,呈火山口状;隆起型的特征性表现为耳状及盘状隆起。肠道黏膜病理常规染色检查阳性率极低,常需要多处深部活检和免疫组化分析才可发现本病。该患者有发热和肠道狭窄病变,但临床呈慢性发病,临床过程不支持,必要时对病理切片作免疫组化染色或基因重排以排除本病。

5.其他肠道感染性疾病

如阿米巴痢疾、细菌性痢疾和伤寒等肠道感染性疾病,临床特点为发热、腹痛腹泻和黏液脓血便。本病大多有一定的季节性流行,也可散发。急性起病者大多发现大便中有脓细胞和红细胞,大便培养阳性率较高,对抗生素治疗有效。该患者不符合以上表现。

四、诊治经过

患者治疗过程中出现反复高热,体温最高达 38.5℃,腹胀明显,排便困难,体检左下腹条状肿块不能消失。腹部 CT 提示"左下腹肠腔狭窄肿胀明显",第三次结肠镜提示"自乙状结肠距肛 15cm 左右黏膜肿胀明显,肠腔环周性狭窄,内镜无法通过,有纵形溃疡分布,多发息肉样隆起样改变"。对息肉样病变以圈套器圈套后,35W电凝切除结肠大块组织送检,并于溃疡旁多处深部活检。病理结果(常规染色+抗酸染色)提示"结肠黏膜慢性肉芽肿性变,抗酸染色阳性(图3),郎格汉斯巨细胞阳性(图4),考虑肠结核"。即给予"异烟肼0.3g,利福平0.45g,吡嗪酰胺0.5g,乙胺丁醇0.75g治疗2周",患者体温下降,症状好转。

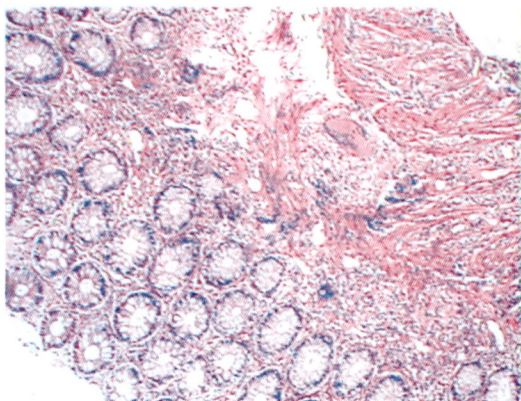

图3 病理示:慢性肉芽肿性变,抗酸杆菌染色(+)

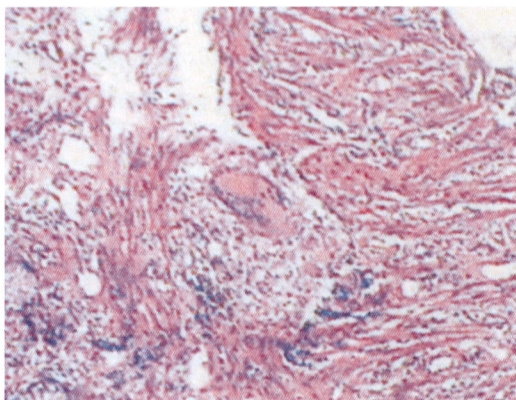

图4 病理示:郎格汉斯巨细胞

最后诊断:肠结核

五、讨论

肠结核是结核分枝杆菌侵犯肠道引起的慢性特异性感染。肠结核可引起消化道任何部位的病变,主要好发于回盲部(80%~90%),其他部位依次为升结肠、空肠、横结肠、降结肠、阑尾、十二指肠和乙状结肠等处,少数见于直肠。偶有胃结核、食管结核的报道。

本病的病理分为溃疡性肠结核和增生型肠结核,临床上混合型或溃疡增生型肠结核并不少见。溃疡型肠结核肠壁的集合淋巴组织和孤立淋巴滤泡呈充血、水肿等渗出性病变,进一步发展为干酪样坏死,随后形成溃疡;常围绕周径扩展,其边缘不规则,深浅不一,有时可深达肌层或浆膜层,可累及周围腹膜或邻近肠系膜淋巴结;晚期患者可有慢性穿孔,形成腹腔内包裹性脓肿或肠瘘;因大量纤维组织增生和瘢痕形成,使肠段收缩变形,并可形成肠管环形狭窄。增生型肠结核病变多局限在盲肠,有时可累及升结肠近端或回肠末端;有大量结核肉芽肿和纤维组织增生,使肠壁局限性增厚与变硬;往往可见瘤样肿块突入肠腔,使肠腔变窄,引起梗阻。

肠结核实验室检查可有贫血、血沉增快、PPD 试验阳性等表现,X 线胃肠钡餐造影或钡剂灌肠检查对肠结核的诊断具有重要意义。在溃疡型肠结核,钡剂于病变肠段呈激惹征象,排空很快,充盈不佳,而在病变的上下肠段则钡剂充盈良好,称为 X 线钡剂跳跃征象;结肠镜见病变肠黏膜充血、水肿,溃疡形成,大小及形态各异的炎性息肉,肠腔变窄等,活检可能找到干酪样坏死性肉芽肿或结核菌。

肠结核的诊断主要依靠结肠镜下活检和结核菌的检查,其主要诊断要点包括:①肠壁或肠系膜淋巴结找到干酪样坏死性肉芽肿;②病变组织的病理切片发现结核杆菌;③培养结核杆菌阳性;④从病变处取材做动物接种有结核改变。

根据临床症状、体征以及 X 线检查有典型结核改变,肠外找到结核灶和抗结核试验治疗(一般要求 6 周)病情改善,即可作出临床诊断。内镜活检对诊断起关键性作用,除了常规组织切片找干酪样肉芽肿,还需要染色找抗酸杆菌。活检最好从溃疡周边取材,因为肉芽肿主要见于黏膜下层。病理表现中的增殖型易被误诊为肿瘤。

多数患者没有结核接触史,也没有明显的肺部疾病史,胸片多数正常,结核菌素皮试存在假阴性。有报道认为,有腹痛、消瘦表现者就需要进一步排除结核(90％肠结核有上述表现)。对高度怀疑病例,如抗结核治疗(2～6周)有效,临床可诊断肠结核。

肠结核和Crohn病的临床、影像学、内镜和病理表现均十分相似,误诊率高。两者的鉴别诊断要点如表1所示。

表1 肠结核和Crohn病鉴别要点

	肠结核	Crohn病
性别	女性居多	男性居多
发病过程	病程较短,平均16.4月	病程更长,平均31.7月
结核中毒症状	常有结核中毒症状,并伴肠外结核	无肠外结核和结核中毒症状
肠出血	肠穿孔、肠出血少见	肠出血相对多见
肛门疾病	少见	外瘘形成和肛周病变多见
肠外表现	少见	可有关节炎、结节性红斑、葡萄膜炎等
分节	非节段性分布	节段性分布
溃疡形态	横形或环形溃疡	纵形溃疡,卵石征
回盲部病变	回盲袢和盲肠受累多见	少见
肉芽肿特点	干酪样坏死,融合	非干酪样肉芽肿,不融合
肠系膜淋巴结	常见	少见
诊断性抗结核治疗	有效	无效

六、点评

肠结核临床上误诊率很高,有文献报道肠结核误诊率高达20％～50％,临床医生需要努力提高对肠结核的认识。从本例患者提示我们要注意:①在Crohn病中常见的肛瘘在肠结核患者中也可能存在;②只有18％～41％的肠结核患者有组织学上肉芽肿表现,可能需要多次多处深部活检;③肠结核活检组织的抗酸染色和结核杆菌培养的阳性率分别是32％～35％和36％～40％;④PCR诊断肠结核阳性率是60％左右,临床推广比较困难;⑤使用激素要慎重,特别是不能完全排除肠结核,临床高度拟诊

Crohn 病的患者,切不可先使用激素治疗;⑥如无明确用药禁忌证,使用诊断性抗结核治疗,2～6 周对临床区分肠结核和 Crohn 病有重要价值。

参考文献

1. Marshall JB. Tuberculosis of the gastrointestinal tract and peritoneum. Am J Gastroenterol,1993;88:989－999

2. Bhargava DK,Kushwaha AK,Dasarathy S,et al. Endoscopic diagnosis of segmental colonic tuberculosis. Gastrointest Endosc,1992;38:571－574

3. Kim KM,Lee A,Choi KY,et al. Intestinal tuberculosis:clinicopathologic analysis and diagnosis by endoscopic biopsy. Am J Gastroenterol,1998;93:606－609

4. Anand BS,Schneider FE,El-Zaatari FA,et al. Diagnosis of intestinal tuberculosis by polymerase chain reaction on endoscopic biopsy specimens. Am J Gastroenterol,1994;89:2248－2249

5. Gan HT,Chen YQ,Ouyang Q,et al. Differentiation between intestinal tuberculosis and Crohn's disease in endoscopic biopsy specimens by polymerase chain reaction Am J Gastroenterol,2002;97:1446－1451

6. Lisehora GB,Peters CC,Lee YT,et al. Tuberculous peritonitis-do not miss it. Dis Colon Rectum,1996;39:394－399

7. 叶琳,陈掌珠,刘斌,等.40 例肠结核分析.中华消化杂志,2002;22:563－564

8. 张敦熔.现代结核病学.北京:人民军医出版社,2002:307

9. 王吉耀.内科学.北京:人民卫生出版社,2003:437－438

病例22 "午后发热伴右上腹胀1周"

一、病例资料

患者,男,60岁,因"午后发热伴右上腹胀1周"入院。

患者1周前出现发热,体温波动于$37.5 \sim 38.5℃$之间,多于午后和夜间出现,伴乏力、纳差、潮热、关节酸痛,无畏寒寒战,无咳嗽咳痰,无胸闷气促,无腹痛腹泻,无皮肤眼白黄染,无尿频尿急尿痛等,未予重视。上述症状持续并逐渐出现右上腹胀,无腹痛,无恶心呕吐。

过去史、个人史、家族史均无明显异常。

体格检查:神智清,精神尚好,生命体征平稳,皮肤巩膜无黄染,浅表淋巴结未及。双肺呼吸音清,未及干湿啰音。腹平软,无压痛及反跳痛,全腹未及包块,肝脾肋下未及,肝区叩击痛阴性,墨菲征阴性,移动性浊音阴性,肠鸣音4次/分。

实验室及辅助检查:血常规:WBC 3.7×10^9/L,N 49.2%;RBC 4.35×10^{12}/L,PLT 193×10^9/L。尿常规示尿蛋白($\pm$)。大便常规示隐血试验($-$)。生化指标:TP 5.97g/dl,ALT 73U/L,AST 71U/L;血糖114mg/dl;凝血功能、肝炎全套、ESR、CRP、ASO、RF、血PPD抗体均未见异常。肿瘤标志物(AFP、CEA、CA199、CA242、PSA)在正常范围。

胸部正侧位X线检查未见明显异常。

上腹部CT示:肝脏Ⅲ段乏血供病灶($2cm \times 3cm$),门静脉期肝实质强化不明显(图1)。

胃镜示:糜烂性胃炎(中度),十二指肠球部溃疡(A_2期)。

二、病史特点

(1)患者,男,60岁,午后低热伴右上腹胀1周。

(2)体检没有发现阳性体征。

(3)ALT 73U/L↑,AST 71U/L↑;肝炎全套、ESR、CRP、AFP、血PPD抗体均未见异常。胸部X线未见异常。

(4)上腹部CT示:肝脏Ⅲ段乏血供病灶,门静脉期肝实质强化不明显。

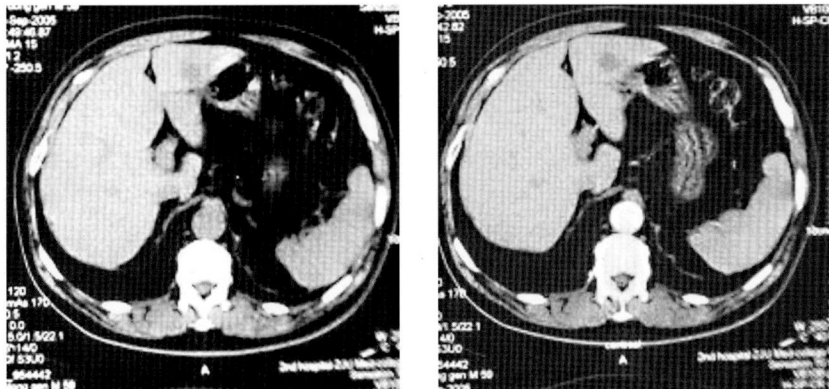

图1　上腹部 CT 提示:肝脏Ⅲ段乏血供病灶(2cm×3cm),
门静脉期肝实质强化不明显

三、诊断思路和鉴别诊断

患者为中老年男性,病史1周,主要表现为午后低热及右上腹胀,B超和 CT 提示肝内可疑占位性病灶,需要从肝局限性病灶所致病因加以鉴别诊断。

1. 细菌性肝脓肿

多数细菌性肝脓肿病例有寒战高热、肝区疼痛和肝脏不同程度的肿大这三大临床特征表现。但是细菌性肝脓肿的误诊率仍在15%左右,特别是在老年人或细菌性肝脓肿的早期或经过不正规的抗生素治疗而使其临床表现变得不典型,常常对出现全身不适、体重下降、贫血等表现者未与本病相鉴别。血液学检查白细胞升高可达66.9%,同时伴有肝功能异常和黄疸占87%,行经皮肝穿刺技术可用于细菌性肝脓肿的鉴别诊断。如穿刺抽到灰白或灰黄或带血性的混浊脓液即可确诊为细菌性肝脓肿,穿刺抽取的脓液做培养的阳性率为50%左右。脓液培养致病菌多为厌氧菌、金黄色葡萄球菌或大肠杆菌。1/3的细菌性肝脓肿有右肺的 X 线表现,为底部不张或胸腔积液。该患者临床上无明显寒战高热,血象未见白细胞明显增高,CT 未见肝脓肿典型表现,但仍需考虑老年患者临床过程不典型,确诊有待肝穿作进一步鉴别。

2.肝脏炎性假瘤

可发生于任何年龄段,但以 40～70 岁多见,男性约为女性的 2 倍。近50％的患者近期有感染史,包括全身感染和腹腔感染,胆管疾病也较常见,如胆结石、硬化性胆管炎等。肝脏炎性假瘤的影像学表现多变,与其组织学成分相关,如果细胞成分多,则易表现为低密度灶,而纤维成分易使其表现为高密度灶。肝脏炎性假瘤的诊断要点主要包括:①多为肝右叶单发肿块,短期内肿块可缩小;②中老年男性多见;③常有发热、肝区痛和消瘦乏力等表现;④外周血白细胞可升高,血沉和 C 反应蛋白可增加;⑤既往无肝病史,无肝硬化的表现;⑥肿瘤指标 AFP 和 CEA 正常;⑦肿块 B 超为低回声,CT 平扫为低密度,多无增强,延迟期呈现周边增强;⑧血管造影为少血管影。该患者符合上述诊断要求,但仍需组织病理学来确诊。

3.肝结核

肝结核的临床表现多样,且无特异性,但多数有结核病的毒性症状,随着病灶的增大,可出现肝区痛、肝大等局部症状和体征,甚至出现黄疸。肝结核影像学检查结果常提示肝脏的实质性占位病变,易误诊为原发性或继发性肝癌、肝血管瘤,甚至将钙化误认为胆管结石。B 超检查可表现为低回声或强回声。CT 扫描亦可显示全肝弥漫性低密度灶、结节状混杂密度灶伴高密度钙化。该患者有低热表现,多于午后和夜间出现,伴乏力、纳差、潮热,结核中毒血症状存在,且 CT 提示肝脏Ⅲ段乏血供病灶,考虑炎性肉芽肿性病变,故需要高度怀疑肝结核。

4.肝细胞腺瘤

本病少见。肝细胞腺瘤生长缓慢,早期一般无任何症状,多于体格检查或偶然发现。随着肿瘤的逐渐增大,可出现腹胀、隐痛或恶心等压迫症状。肝功能检查通常都在正常范围。CT 示肿瘤密度较低,增强后密度增加,但不均匀。超声波一般显示病变处为混合性回声或异质性结构。腹部CT、超声波、肝动脉造影等均有助于诊断和定位,但都缺乏特异性,误诊率为85.7％。如有怀疑则应作进一步肝穿刺活检或剖腹探查,但由于分化好的肝癌与肝细胞腺瘤在组织形态上相似,以及肝癌细胞和腺瘤细胞可同时存在,因此病理报告也会出现误差。

5.原发性肝细胞肝癌

原发性肝癌约80％患者合并有肝硬化,原发性肝癌肿块一般境界不清楚,CT 表现为低密度影,形态多不规则,门静脉期肝实质强化明显。患者为中老年男性,有右上腹胀和肝内占位,原发性肝细胞肝癌 AFP 显著升高仅占 70% 左右,因此需要考虑本病。但患者没有肝硬化失代偿期的临床表现,肝内肿块 CT 提示为"乏血供病灶,门静脉期肝实质强化不明显",故诊断证据不足,排除有待肝穿活检。

四、诊治经过

患者在 B 超引导下行细针肝穿刺活检,病理示肝细胞变性伴纤维组织增生,可见凝固性坏死组织,局灶见可疑上皮样组织增生,抗酸染色见阳性杆菌,诊断为肝结核。住院期间予异烟肼、利福平、吡嗪酰胺和乙胺丁醇四联抗结核治疗 1 周后复查肝功能正常,续治疗 6 个月后随诊,肝内肿块消失。

> 最后诊断:原发性肝结核

五、讨论

肝结核的临床表现和影像学表现多样且无特异性,这与肝结核处于不同时期的病理改变有关。Levine 等将肝结核分为五种:①粟粒性肝结核;②结核性肝脓肿;③原发性肝结核;④结核瘤;⑤结核性胆管炎。原发性肝结核相对更为少见,其一般发生于门管区,因为结核分枝杆菌为微需氧菌。粟粒型肝结核肉眼观察可见小的结节弥漫全肝,病灶多小于 2cm,结节呈白色、灰色或略带黄色;镜下表现为肉芽肿伴不同程度的干酪样坏死、钙化。当结核结节相互融合形成单个或多个大结节,且结节多大于 2cm 时,则为结核瘤型,此型肉眼观酷似肿瘤,多为单发,呈圆形或类圆形,形态较规则,淡黄色或黄白相间,质地柔韧、偏硬,与肝实质分界尚清楚;镜下多为干酪样坏死、部分液化坏死及周围的纤维组织增生。如液化坏死区域增大,发展为脓肿者即为脓肿型,与一般结核性脓肿相同。肝结核侵及胆管,引起胆管增粗、增厚、变硬者为结核性胆管炎。综上所述,肝结核的基本病理改变为结核性肉芽肿伴干酪样坏死,并有不同程度的纤维组织增生和钙化。肉眼观以粟粒样病灶和结核瘤样病灶多见,亦可形成结核性脓肿。

腹部 CT 表现可以是低密度肿块伴或不伴环形强化或者非均质密度肿块伴中心坏死。各种病理类型可同时存在,并可互相转化,其在 CT 上的表现也为多种多样。钙化是肝结核的特征性表现之一,典型的表现是"中心粉末状"钙化。钙化的出现有助于本病的诊断,但其出现的概率较低。肝结核瘤病灶绝大多数是少血供的。在门脉期和延迟期大多数病灶可以见到边缘环形强化；动脉期多无强化表现，但周围肝组织有炎症充血水肿时，动脉期可有异常高灌注表现。确诊主要靠抗酸染色和细菌培养，但这两者阳性率不高，分别只有 $0 \sim 45\%$ 和 $10\% \sim 60\%$。肝穿刺肝组织 PCR 技术是诊断肝结核的有效手段。Diaz 等发现 PCR 的阳性率高达 57% 以上。

抗结核治疗和全身支持治疗是肝结核的基本疗法。是否手术治疗与肝结核的病理类型关系极大，文献报道认为，粟粒型肝结核应内科抗结核支持治疗，结核瘤样型肝结核宜行手术切除，对于结核性肝脓肿应予以手术引流或穿刺排脓，肝内结核性胆管炎以内科治疗为主，合并梗阻性黄疸时，可酌情行外引流或手术引流减压。

六、点评

由于对原发性肝结核的认识不足，临床上时有患者进行不恰当的手术治疗。对肝内可疑低回声肿块，如果没有明确的禁忌证的话，超声引导下肝穿刺活检可从组织及细胞学上为临床提供准确的诊断依据。值得注意的是，穿刺时应选择低回声病灶，因强回声为细胞水肿、坏死组织。多数研究者认为，X 线肝区钙化灶及腹腔镜检查在诊断上具有重要价值，而一次肝活检病理阴性及短期试验性的抗结核治疗无效也不能完全否定肝结核的诊断。

参考文献

1. Levine C. Primarymacronodular hepatic tuberculosis：US and CT appearances. Gastrointest Radiol，1990；15：307－309

2. Patanakar T，Prasad S，Armao D，*et al*. Tuberculous abscesses of the liver. Am J Roentgenol，2000；174：1166－1167

3. Popper H，Winter E，Hofler G. DNA of Mycobacterium tuberculosis in formalin fixed paraffin-embedded tissues in tuberculosis and sarcoidosis detection by polymerase chain reaction. Am J Clin Pathol，1994；101：738－741

六、腹水

病例 23　"腹胀伴少尿 3 月"

一、病例资料

患者,男,57 岁,教师,因"腹胀伴少尿 3 月"入院。

3 个月前患者出现全腹胀,进食后明显,尿量减少,约每日 500～700ml,无血尿,无尿频尿痛,无排尿困难,无畏寒发热,无腹痛腹泻,无恶心呕吐等。在当地医院 B 超检查提示"大量腹水",予利尿治疗效果不佳而转入我院。起病以来,神清,精神尚可,睡眠欠佳,食纳尚可,消瘦明显,3 个月来体重下降近 10kg。

过去史、个人史、婚育史、家族史无殊,否认长期饮酒史和疫水疫土接触史。

体格检查:体温 36.4℃,脉搏 80 次/分,呼吸 20 次/分,血压 17.3/9.3kPa。慢性病容,消瘦貌,心肺听诊无殊。腹膨隆,腹壁静脉显露,肝脾肋下未及,全腹未及包块,移动性浊音(+)。

实验室及辅助检查:血常规及大小便常规未见异常;肝功能示:总蛋白 58.5g/L,白蛋白 30.8g/L,ALT 70IU/L、AST 80IU/L;血肿癌标志物 CEA 138ng/ml,CA125 78.38IU/ml,AFP、CA199 正常范围;血腺苷脱氨酶(ADA)正常;ESR 61mm/h;PPD 试验阴性。

B 超提示"腹腔及盆腔大片液性暗区,部分成团,呈蜂窝状,内透声差,似有絮状物及分隔"。

腹部 CT 提示"升结肠肿瘤可能,大量腹水"。

胃镜见"胃角有溃疡瘢痕";病理示"黏膜炎症";结肠镜检查未见异常。

行腹穿,较困难抽出少量腹水为黄色微浑,WBC 1.2×10^9/L,N 3.0%,L 70.0%,间皮细胞 7.0%,Mo 19.0%,Eo 1.0%,腹水白蛋白 26.2g/L,李凡他试验阳性;腹水 ADA、CEA、CA125 值均正常。

二、病史特点

(1)患者,男,57岁,"腹胀伴少尿3月"入院。

(2)体检及辅助检查有慢性消耗性特征及明显的渗出性腹水且抽取困难。

(3)B超提示"腹腔及盆腔大片液性暗区,部分成团,呈蜂窝状,内透声差,似有絮状物及分隔"。

三、诊断思路和鉴别诊断

患者为中年男性,病史不长,呈消耗性经过,大量渗出性腹水,不易抽取,有被分隔或含有大量黏蛋白的可能。临床可从消耗性经过、渗出性腹水产生诸因素加以考虑,其中结核和肿瘤应重点鉴别。

1.结核性腹膜炎

结核性腹膜炎多发生于青壮年患者,有结核病史,伴有腹痛腹胀或腹部包块,查体有腹部压痛和腹壁揉面感。腹水检查为草黄色渗出液,少数为淡血色,偶见乳糜性,比重一般超过1.016,蛋白含量在30g/L以上,白细胞计数超过500×10^6/L,以淋巴为主,一般的细菌培养阴性,腹水找结核分枝杆菌的阳性机会很少,培养阳性率也低。血沉升高可作为本病的活动性指标,结核菌素试验阳性对本病诊断有帮助,血液和腹水ADA常可明显阳性。本例患者无发热盗汗等中毒症状,无结核病史,ADA水平正常,PPD试验阴性,但患者消瘦,血沉升高,腹水有分隔,白细胞明显升高,以淋巴为主,李凡他试验阳性,考虑到目前临床结核性腹膜炎常不典型,不能完全排除本病可能。

2.腹膜转移癌

多为各种消化道的转移癌,其中以胃癌、肠癌、胰腺癌多见,大多为血性腹水,临床上多有恶病质,腹水增加较快,短期内腹胀进行性加重,腹水检查为渗出性,腹水红细胞和白细胞均增加,间皮细胞比例明显升高,腹水LDH/血清LDH往往大于0.5,腹水肿瘤指标特别是CA125、CA199、CEA等联合监测对癌性腹水诊断有一定参考价值。本例患者腹水常规提示渗出性,腹水进行性增加,血液CEA和CA125均明显升高,腹部CT曾怀疑"结肠肿瘤可能",虽胃肠镜检查未发现肿瘤依据,但需警惕消化道腔外生长肿瘤(如胃肠道间质瘤)或是小肠的恶性肿瘤。可多次抽放腹水找脱落细胞,行全腹部 CT 或小肠造影进一步查找原发灶。

3.腹腔间皮瘤

腹腔间皮瘤是一种少见的起源于腹膜间皮组织的肿瘤,男性发病多见于女性,多见于 40~65 岁之间。临床可表现为腹痛、腹胀和腹部包块。腹水发生率高,可达 90% 以上,量多而顽固,常呈浆液纤维素性或血性,有时呈胶质状,腹水蛋白含量增高,有透明质酸,常可找到新生物性间质细胞。腹部包块多为单发、局限性生长的囊性结构。确诊需依靠腹腔镜检查和腹膜活检,镜下常见大小不等的增殖性结节,少数患者表现为慢性包裹性腹膜炎,坚韧、带白色的腹膜增厚或多或少围绕着腹内脏器。本例患者没有腹痛腹块表现,腹水中间皮细胞比例不高,但 B 超提示"腹腔及盆腔大片液性暗区,部分成团,呈蜂窝状,似有絮状物及分隔",需要警惕本病可能,确诊有待腹腔镜检查。

4.腹膜黏液瘤

本病罕见,缺乏特异性临床表现,可表现为腹围增大、腹胀、腹痛、腹块及消瘦贫血等全身表现。B 超典型表现为移动性差且有回声的不均质暗区,略呈灰白色,其内可有粗大光点、光团,呈蜂窝状。腹部 CT 可见腹腔内大片液性暗区,其内可见分隔,包绕在肝脾周边可见多个压迹呈"扇贝样"边缘。本例患者有腹胀消瘦,B 超有"腹腔及盆腔大片液性暗区,部分成团,呈蜂窝状,内透声差,似有絮状物及分隔",但考虑本病发病率低,明确诊断有待行腹腔镜检查。

四、诊治经过

患者多次腹水找脱落细胞,结果提示为黏液上皮细胞。由于利尿和抽放腹水治疗效果差,患者行腹腔镜检查,见"腹腔内大量淡黄色稀胶胨样液体,分布于腹腔各脏器组织间,腹膜及腹腔脏器表面可见大小不等的黄白色菜花状结节,脏器与腹膜有不同程度的粘连,但以网膜与肠道及肠道之间最为明显"。结节活检病理提示腹膜假性黏液瘤,予行 5-FU 及顺铂腹腔内化疗,患者腹水基本消退后出院。

> 最后诊断:腹膜假性黏液瘤

五、讨论

腹膜假性黏液瘤(pseudomyxoma peritonei,PMP)是一种腹膜继发性肿瘤,以腹膜表面弥漫性黏液细胞种植及大量胶样黏蛋白性腹水形成为特征,又称腹膜胶质病或假性腹水。其发病机制尚未完全明了,目前主要认为是由于阑尾黏液性囊肿或卵巢囊肿破裂导致黏液性外分泌细胞在腹膜或网膜广泛种植导致腹腔内大量胶冻状黏液集聚所致。按照新的病理分型,可分为播散性腹膜腺瘤(disseminated peritoneal adenomucinosis,DPAM)及腹膜黏液腺癌(peritoneal adenomucinous carcinomatosis,PMCA)。传统意义上的腹膜假性黏液瘤即指播散性腹膜腺瘤。现认为播散性腹膜腺瘤多为阑尾来源,卵巢病变常为继发;而腹膜黏液腺癌主要为胃肠道黏液腺癌来源,其他包括卵巢、输尿管、胆管来源等。Varona JF所报道的21例假性黏液瘤的患者中有17例有腹痛表现,其中7例表现为急腹症,有的甚至以肠梗阻为首发表现。因腹水性质常介于渗漏之间,故本病很容易被误诊为肝硬化腹水、结核性腹膜炎等疾病。实验室检查常无特异性。部分患者中某些肿瘤标志物(CEA、CA125和CA199等)可增高,可作为病情变化的动态观察指标,用于评价手术或化疗效果及判断有无复发。

腹膜假性黏液瘤的治疗主要以手术为主,在手术中尽量清除腹腔中的黏液瘤病灶。有报道认为,细胞减瘤手术加腹腔内热化疗能延长患者生存率和局部病灶的控制,但易复发。患者病灶的组织学分级是决定预后的主要因素。化疗药物主要用顺铂、丝裂霉素和5-FU等。

六、点评

腹膜假性黏液瘤是一种罕见的疾病,因此其诊断也非常困难。对于难治性腹水,或临床高度怀疑肿瘤性腹水,影像学和腹水检查找不到病理依据的患者,腹腔镜检查是明确病因的较好方法。腹腔镜检查可直观了解腹腔内脏器情况,并取得病理学结果,减少盲目活检造成的出血、脏器损伤等并发症;创伤小,低风险,确诊率高。但下列患者不应考虑腹腔镜检查:①有严重心脑肺疾患;②伴急性重症感染或出血;③明确肿瘤终末期;④大量腹水或疑有广泛粘连病灶。腹膜假性黏液瘤的腹腔镜典型表现是黄白色半透明的胶冻状结节,似葡萄状弥漫附于腹膜或网膜表面,常以下腹与盆腔明显。

参考文献

1. Mukherjee A,Parvaiz A,Cecil TD,*et al*. Pseudomyxoma peritonei usually originates from the appendix:a review of the evidence. Eur J Gynaecol Oncol,2004;25:411—414

2. Galani E,Marx GM,Steer CB,*et al*. Pseudomyxoma peritonei:the "controversial" disease. Int J Gynecol Cancer,2003;13:413—418

3. Hopkins ML,Depetrillo AD,Le T,*et al*. Pseudomyxoma peritonei:a case series and review of the literature. Int J Gynecol Cancer,2005;15:32—36

4. Varona JF,Guerra JM,Salamanca J,*et al*. Pseudomyxoma peritonei:a clinicopathologic analysis and follow-up of 21patients. Hepatogastroenterology,2005;52:812—816

5. Kshirsagar AY,Kulkarni SH,Wader JV,*et al*. Pseudomyxoma peritonei presenting as sub-acute large bowel obstruction. J Indian Med Assoc,2004;102:649—650

6. Alexander-Sefre F,Chandrakumaran K,Banerjee S,*et al*. Elevated tumour markers prior to complete tumour removal in patients with pseudomyxoma peritonei predict early recurrence. Colorectal Dis,2005;7:382—386

7. Deraco M,De Simone M,Rossi CR,*et al*. An Italian Multicentric Phase II study on peritonectomy and intra peritoneal hyperthermic perfusion (IPHP) to treat patients with peritoneal mesothelioma. J Exp Clin Cancer Res,2003;22:41—45

8. Loungnarath R,Causeret S,Bossard N,*et al*. Cytoreductive surgery with intraperitoneal chemohyperthermia for the treatment of pseudomyxoma peritonei:a prospective study. Dis Colon Rectum,2005;48:1372—1379

病例 24 "反复腹胀 1 月余,加重伴腹泻 4 天"

一、病例资料

患者,男,39 岁,因"反复腹胀 1 月余,加重伴腹泻 4 天"入院。

患者 1 个多月前因外伤服药 3 天后出现腹胀,呈进行性加重,伴腹围增大,感乏力纳差。无腹痛腹泻,无寒战发热,无恶心呕吐,无呕血黑便,无双下肢浮肿,查 B 超提示"腹水",曾予"护肝、利尿、抗炎"及对症支持治疗,腹胀好转。4 天前进食过多后出现腹泻,4~10 次/天,为黄色糊便,量不多,同时伴腹胀、腹围增大,门诊拟"腹水原因待查"收入院。患病以来,患者神清,精神软,胃纳差,睡眠差,小便无殊,自觉体重无明显改变。

既往史、婚育史和家族史无殊;饮酒史:白酒 50ml/d×20 年;吸烟史:60 支/天×10 年。

体格检查:体温 36.8℃,脉搏 69 次/分,呼吸 18 次/分,血压 14.7/12.0kPa,神清,精神软,慢性病容,肤色晦暗,巩膜黄染,颈静脉无怒张,浅表淋巴结未及,气管居中。心肺听诊无殊。腹膨隆,腹壁无曲张静脉,移动性浊音阳性,右上腹及脐周压痛,无反跳痛,未及包块,肝脾触诊不满意,肠鸣音活跃。双下肢凹陷性浮肿。

实验室及辅助检查:血常规:WBC $8.9×10^9$/L,L 6.1%,N 73.8%;Hb 172g/L,PLT $25×10^9$/L。大便常规示:黄色,RBC 4~6 个/HP,WBC 阴性。尿常规:比重 1.035,尿蛋白(+/-)。肝功能(第一次):TBIL 10.48mg/dl,DBIL 4.9mg/dl,IBIL 5.58mg/dl,ALB25.6g/L,ALT 132U/L,AST 291U/L,ALP 231U/L,γ-GT 154U/L;肝功能(6 天后复查):TBIL 20.74mg/dl,DBIL 7.93mg/dl,ALB 31.1g/dl,ALT 87U/L,AST 183U/L,ALP 402U/L,γ-GT 170U/L。血生化:血糖 50mg/dl,BUN 43.6mg/dl,Cr 0.88mg/dl,Na 129.1mmol/L,Ca 8.26mmol/L。血抗结核抗体阴性,ESR 1mm/h,血氨 56.0μmol/L。血肿瘤标志物 AFP 在正常范围。甲、乙、丙、戊肝炎全套均阴性,ANA、AMA 全套阴性。凝血谱 PT 25.5 秒,APTT 43.1 秒,INR 2.00,FBG 1.04g/L,D-二聚体 0.7mg/L。

腹水常规:色黄混浊,WBC 1~2 个/HP,RBC(++),N 14%,L 84%,间皮细胞 2%;腹水生化示:葡萄糖 90mg/dl,TP 13.0g/L,ALB

7.7g/L,LDH 84U/L,ADA 9U/L;涂片找到大量红细胞、少量间皮细胞。

第一次腹部 B 超:胆囊、脾脏未见明显异常;肝脏实质回声改变伴门静脉内血流减慢(门静脉主干血流速度最大为 6.5cm/s)。第二次 B 超:肝脏肿大伴腹水,肝内血管变细(小叶静脉和肝静脉变细显示不清);副脐静脉开放(副脐静脉宽度 0.86cm),门静脉宽度 0.98cm;胰腺、脾脏未见明显异常。心超示:二尖瓣、三尖瓣、主动脉瓣少量反流,左室舒张功能减退,左室假腱索。胸腰椎正侧位片示:胸段脊柱"S"形弯曲畸形,右侧胸腔积液;腹部平片未见明显异常;心电图示窦性心律,低电压。

腹部 CT 示:肝肿大,肝静脉、下腔静脉肝内段显示欠清,大量腹水,右侧胸腔积液,胆囊肿大,门脉右支未见明确显示。

腹部 MRI 示:肝瘀血肿大,大量腹水,肝静脉回流障碍。

二、病史特点

(1)患者,男,39 岁。有外伤后服"伤药"史。

(2)反复腹胀 1 月余,加重伴腹泻 4 天。

(3)体检有肝病病容,巩膜黄染,腹膨隆,移动性浊音阳性,右上腹及脐周压痛,肠鸣音活跃,双下肢凹陷性浮肿,颈静脉无怒张。

(4)辅助检查示凝血功能异常:PLT 25×10^9/L↓;PT 25.5 秒↑,APTT 43.1 秒↑,FBG 1.04g/L↓;肝功能有急性受损改变:TBIL 10.48～20.74mg/dl↑,DBIL 4.9～7.93mg/dl↑,ALB 25.6～31.1g/dl↓,ALT 87～132U/L↑,AST 183～291U/L↑,ALP 231～402U/L↑,γ-GT 154～170 U/L↑。

(5)腹水常规提示隐性血性(红细胞(＋)),TP 13.0g/L,ALB 7.7g/L,LDH 84U/L,ADA 9U/L;腹部 B 超提示"肝脏实质回声改变伴门静脉内血流减慢,肝内血管变细,副脐静脉开放,门静脉不宽,脾脏不大"。腹部 CT 和 MRI 示"肝肿大,肝静脉、下腔静脉肝内段显示欠清,大量腹水,右侧胸腔积液"。

三、诊断思路和鉴别诊断

患者为青年男性,急性发病,临床表现为急性肝受损,肝肿大、进行性胆红素水平升高和短期出现大量腹水。腹水检查根据国际上血清-腹水白蛋白梯度(serum-ascites albumin gradient,SAAG)(25.6g/L－7.7g/L＝

17.9g/L），SAAG＞11g/L，脾脏不大，门静脉直径不宽。检查提示有急性肝损害或门脉血管系统病变引起腹水可能。

1.急性肝炎

患者临床表现为进行性黄疸指数升高，ALT、AST 无明显升高（有胆-酶分离现象），结合患者有长期酗酒史和发病前服药史，虽然没有病毒性肝炎感染，仍需考虑酒精性肝病合并药物性肝损可能。但患者肝脏一直肿大，不符合急性暴发性肝炎引起肝脏进行性变化表现，同时病程中没有肝性脑病和肾功能不全表现，B 超和 CT 的肝脏门脉影像学改变不符合本病表现。

2.原发性胆汁性肝硬化

本病为自身免疫性肝病，主要发病人群为中年妇女。临床多呈慢性发作过程，表现为肝肿大、黄疸、皮肤瘙痒和门脉高压征。生化检查中血清胆红素升高是晚期现象，早期多表现为 ALP 和 γ-GT 升高，血清抗线粒体抗体（AMA）阳性是本病重要标志物。该患者为男性患者，以急性肝肿大、进行性黄疸为表现，AMA 检查阴性，可以排除本病可能。

3.布-加综合征（Budd-Chiari syndrome，BCS）

BCS 是指肝静脉主干和（或）肝静脉开口及以上水平之下腔静脉阻塞或狭窄引起的临床症候群，主要临床表现为门脉高压或伴有下腔静脉高压。其病因复杂，常与阻塞或狭窄的部位、类型、地域、民族等有关，在西方国家，多与血液高凝状态性疾病有关；而在亚洲国家，常与自身免疫性疾病、感染、口服避孕药和肿瘤有关。临床上分：①暴发型 BCS（占 0.5%～1.0%）：临床表现类似于暴发性肝炎，常见顽固性腹水和肾功能衰竭，多来不及救治而死亡；②急性/亚急性 BCS（占 20%）：以迅速发展的上腹痛、腹水、肝大和黄疸为临床特点，腹水增长迅速，多呈顽固性；③慢性 BCS（占 60%）：以大量腹水所致的进展性腹水为主要特点，病程 2 个月以上，半数有肾功能损害；④无症状 BCS（占 20%）：偶尔发现，无腹水、肝大等症状。该患者有外伤史，临床表现有腹胀腹水症状，肝功能明显异常，黄疸指数升高，腹部 CT 示"肝肿大，肝静脉、下腔静脉肝内段显示欠清"，临床较符合急性 BCS 的表现。但患者脾脏不大，腹壁静脉和躯干浅静脉不曲张，B 超提示"门静脉内血流减慢，肝内血管变细（小叶静脉和肝静脉显示不清），副脐静脉开放"，不符合 BCS 表现。必要时可行肝静脉、下腔静脉造影和肝穿刺以明确诊断。

4.缩窄性心包炎

可引起肝肿大、腹水和上腹痛等表现,但一般而言,缩窄性心包炎还表现有呼吸困难、发绀、颈静脉怒张、心悸、心尖搏动减弱等表现。该患者既往无类似心脏病发作史,又缺乏典型的临床表现,心脏超声没有相应改变,不支持诊断。

5.肝小静脉闭塞病(VOD)

本病特征性改变是肝小叶下静脉和中央静脉狭窄和闭塞,继而引起门脉高压表现。VOD的临床表现与BCS相近,临床过程可分为急性期、亚急性期和慢性期,主要表现为门静脉高压症及肝功能失代偿表现。VOD的临床诊断以经典的三联征为依据,即体重上升、肝肿大疼痛和黄疸。该患者短期内出现肝肿大伴腹水,肝功能异常,以进行性黄疸为特点,且B超提示"肝脏肿大,肝内血管变细,副脐静脉开放",临床上需要高度怀疑VOD可能。

四、诊治经过

患者曾在发病前服用"土三七"治疗外伤,B超多次检查确认"肝内静脉变细,副脐静脉开放,肝静脉和门静脉没有闭塞表现",临床也符合"肝小静脉闭塞病"表现,使用甲基强的松龙针40mg一日一次共2天,丹参针30mg一日二次,多巴胺针150mg加入生理盐水35ml,3ml/h微泵维持6天,低分子肝素抗凝治疗0.4ml一日二次皮下注射共12天,减量至一日一次。11月28日复查肝功能示TBIL 24.24mg/dl,DBIL 13.51mg/dl↑,ALB 2.90g/dl,ALT 60U/L,AST 66U/L,ALP 240U/L,γ-GT 149U/L↑,LDH 311U/L。患者拒绝肝脏穿刺活检,因经济问题转当地医院继续治疗,出院后予强的松片40mg一日一次抗炎,左克片0.2一日二次抗感染及呋塞米20mg一日一次口服,螺内酯40mg一日二次口服,优思弗胶囊25mg一日三次口服,护肝退黄,潘立苏40mg一日一次口服抑酸治疗。

> 最后诊断:肝小静脉闭塞病(VOD)

五、讨论

肝小静脉闭塞病是1945年由Mcfarlane首先报道,1953年Hill报道150例牙买加儿童的"浆液性肝病"表现类似布-加综合征。1954年Bras

和 Jellife 首先命名肝小静脉闭塞病（VOD），后被普遍接受。VOD 病因多由于造血干细胞移植（HSCT）、化疗和放疗所致，Barker 等报道 142 例 HSCT 者中，26 例发生 VOD，发生率 18.3%。Izaki 等报道肝移植后 VOD。其他原因有先天性畸形（隔膜、狭窄）、血栓、静脉注射毒品的艾滋病患者等，少数妇女服避孕药物也可致病。

目前，越来越多的资料发现，食用含野百合碱的野生植物或草药也可导致 VOD，野百合、狗食草（千里光）、猪食豆、天芥菜、西门肺草等植物含野百合碱，具有肝毒性，可损伤血管内皮及周围肝细胞，导致 VOD 的发生。我国屡有服用"土三七"引起 VOD 的报道，目前大多数人认为此类野生植物中含有吡咯生物碱，服用吡咯生物碱类草药后，引起肝损伤的主要表现为静脉阻塞性疾病。目前认为发病机制是因其在肝脏脱氢形成一个或多个高反应（亲电子）的吡咯衍生物，这种代谢产物与亲核组织结构起反应，形成"结合吡咯"，后者起烷化剂作用，吡咯烷生物碱可损伤血管内皮及周围的肝细胞，从而导致 VOD。

终末肝小静脉和肝血窦的内皮细胞以及肝小叶第 3 带肝细胞损伤是 VOD 的病理基础，其特征为肝小叶内直径<300μm 的中央静脉和小叶下静脉内皮损害、内膜肿胀、内膜增生增厚和疏松结缔组织增生纤维化。VOD 的病理发生可分三期：①急性期：镜下可见小叶中央静脉及小叶下静脉内膜显著肿胀，管腔狭窄，血流受阻，中央静脉周围肝窦明显扩张、瘀血伴有不同程度的肝细胞坏死。坏死区肝细胞消失，网状纤维支架仍然残留，红细胞外渗进入肝窦或 Disse 腔，呈典型出血、坏死改变，不伴炎性细胞浸润。②亚急性期：仍有肝窦扩张、瘀血和肝细胞出血性坏死，中央静脉出现纤维化，但尚未形成假小叶。③慢性期：向循环障碍源性肝硬化改变。

根据处于不同病理发生时期，VOD 患者也有相应的临床表现：①急性期：突发右上腹或肝区剧烈疼痛、肝脏增大和黄疸，并出现腹胀、腹水，也可出现脾大、肝功能损害，甚至发生肝性脑病和多器官功能衰竭；②亚急性期：为持久性肝肿大，反复出现腹水，部分患者有脾大、不同程度的肝功能损害；③慢性期：主要为门静脉高压症及肝功能失代偿表现。VOD 的临床诊断以经典的三联征为依据，即肝肿大疼痛、黄疸和体重上升。

VOD 轻度患者总胆红素（TBIL）仅轻度升高，中度患者 TBIL 可升至 10mg/dl，重度可达 35mg/dl；谷丙转氨酶、碱性磷酸酶可升高。N 端Ⅲ型前胶原肽已被来评价患者 VOD 的发生，大多数 VOD 患者 N 端Ⅲ型前胶原肽＞100μg/L。造血干细胞移植(HSCT)后患者血清C蛋白水平下降常发生在VOD之前,对VOD预测值为91％,特异性为87％,敏感性为69％。纤维蛋白溶酶原激活剂的抑制物21(PAI21)早期升高与VOD诊断有关,被认为是HSCT后诊断VOD的标志物。超声检查可发现肝脏增大及肝静脉血流减少,肝静脉造影可见肝内小静脉管腔及其走行不规则。亦可发现肝实质有斑点样充盈,经静脉插管测定肝静脉嵌塞压和肝静脉压力梯度(HVPG),可确定有无VOD引起的门脉高压,HVPG＞1.33kPa支持VOD的诊断。

VOD的诊断依据主要包括存在发病诱因,发病前有HSCT、化疗、放疗史,有长期饮用或食用含野百合碱毒素的茶饮料、保健品、食物、草药史,有典型的临床表现:肝肿大、肝脏触痛、体重增加、腹水以及黄疸为典型的早期表现。对发生在HSCT前至移植后20天左右的VOD诊断,国际上有以下参考标准:

(1)巴尔底摩标准:总胆红素≥20mg/dl,伴有3周内出现以下任何2项以上表现者:①肝肿大伴右上腹痛;②腹水;③体重比基础体重增加5％以上。

(2)西雅图标准:至少发生以下2项:①总胆红素≥20mg/dl;②肝大;③右上腹或肝区痛;④体重比基础体重增加20％以上。

(3)组织学病变的诊断标准:①肝小静脉的非血栓性阻塞;②肝小静脉管腔的狭窄或纤维性硬化;③不同程度的肝细胞坏死;④肝窦严重瘀血及纤维化。

临床上VOD应注意与布-加综合征(BCS)相鉴别,两者的主要鉴别要点如表1。

表1　BCS与VOD的鉴别

	Budd-Chiari综合征	肝小静脉闭塞病
病因	血液凝固性异常、口服避孕药、妊娠、肿瘤压迫或转移等	肿瘤的化疗或放疗、毒物中毒、免疫抑制治疗等
病理改变	肝静脉有血栓形成、狭窄等,无小叶下静脉和中央静脉病变	小叶下静脉和中央静脉增生、纤维化、狭窄或闭塞

续表

	Budd-Chiari 综合征	肝小静脉闭塞病
体征	肝脾肿大,躯干浅表静脉上行曲张,下肢水肿或静脉曲张	无躯干浅表静脉上行曲张及以脐为中心放射性分布流向
治疗	直视根治术或介入放射治疗	无特异治疗,去除病因,急性期抗凝,后期支持,肝移植

六、点评

VOD 主要依靠临床标准来诊断,应尽量仔细追问病史和体格检查。VOD 常常与 BCS 难以鉴别,急性 BCS 大多有腹痛、肝脏肿大压痛和腹水三联征,有疑问时可进行血管造影、肝活检组织学检查进一步明确。VOD 诊断的金标准为肝穿刺活检,但很多情况下因患者凝血功能不全、大量腹水等因素导致无法进行活检。BCS 极易误诊为慢性肝病,有报道其误诊率近 50%,误诊时间可长达数十年。对肝大、腹水、静脉曲张的应想到 VOD 和 BCS 的鉴别诊断。目前也有人认为 VOD 属于广义 BCS 的一种类型,即第Ⅳ型 BCS。

参考文献

1. Barker CC,Butzner JD,Anderson RA,et al. Incidence,survival and risk factors for the development of veno-occlusive disease in pediatric hematopoietic stem cell transplant recipients. Bone Marrow Transplant,2003;32:79—87

2. Izaki T,Inomata Y,Asonuma K,et al. Early graft failure due to a veno-occlusive disease after a pediatric living donor liver transplantation. Pediatric Transplant,2004;8:301—304

3. 李建平,胡明华,金慧涵,等. 原位肝移植术治疗肝小静脉闭塞病. 中华肝胆外科杂志,2001;6:215

4. 贾占民,贾继东. 肝小静脉闭塞病诊治新进展. 实用肝脏病杂志,2005;8:51—52

5. 梁扩寰. 肝脏病学. 北京:人民卫生出版社.2003:1111—1115

病例 25 "中上腹疼痛伴恶心 10 余天,加重半天"

一、病例资料

患者,女性,62 岁,因"中上腹疼痛伴恶心 10 余天,加重半天"住院。

患者 10 余天前在无明显诱因下开始出现中上腹疼痛,为持续隐痛,伴轻微恶心,无呕吐。在门诊予"抗炎解痉"等对症治疗,在输液过程中腹痛加剧,伴恶心呕吐,疼痛向腰背部放射,为进一步诊治收入院。

患者既往有反复发作的"急性胰腺炎"病史 4 年,否认"高血压病、冠心病、糖尿病"病史,否认"肝炎、肺结核"等传染病,否认外伤、手术和输血史,有青霉素过敏史。

体格检查:生命体征稳定,心肺听诊无殊;腹平软,中上腹压痛明显,无反跳痛和肌紧张,肝脾肋下未及,肠鸣音 4 次/分;双肾区无叩击痛;双下肢无浮肿。

实验室和辅助检查:血常规:WBC 6.0×10^9/L,N 71.5%↑;红细胞压积 36%↓,血小板压积 0.101%↓,余无殊。尿常规提示:比重≥1.030,pH 值 5.0↓,隐血(+),蛋白微量,余无殊。大便隐血阳性。血尿淀粉酶正常。生化提示:血糖 7.45mmol/L↑,C-反应蛋白 38.16mg/L↑,肝肾功能正常,乙肝表面抗体弱阳性。

入院后予以"抑酸、抗炎、解痉补液"等对症处理,上述症状未缓解,第二天出现血便;第三天肠镜检查提示"直肠糜烂",病理示"大肠黏膜慢性炎";第四天自觉腹痛腹胀明显,B 超提示出现"大量腹水",复查血尿淀粉酶正常范围。

腹穿抽出腹水呈血性,常规检查提示:浑浊,红色,有核细胞计数 1200 $\times 10^6$/L,淋巴细胞 23%,间皮细胞 5%,中性粒细胞 62%,镜下红细胞+++/HP,李凡他试验阳性。腹水生化:总蛋白 27g/L,乳酸脱氢酶 66U/L,AST 11U/L,葡萄糖 7.54mmol/L,腺苷脱氨酶 2U/L。腹水肿瘤标志物:甲胎蛋白 1.21ng/ml,癌胚抗原<0.5ng/ml,CA199<2.0U/ml。腹水找脱落细胞见间皮细胞、组织细胞,未找到肿瘤细胞。腹水未找到抗酸杆菌。

血肿瘤标志物:AFP、CEA、CA125、CA153 和 CA199 均属正常范围。

抗核抗体系列、凝血全套无殊。心电图和胸片无殊。胃镜检查提示"慢性浅表性胃炎"。

B超提示"肝脏大小正常,实质回声分布均匀,血管网络分布清晰,门静脉主干处显示数条无回声暗区;胆囊大小正常,壁光滑,囊内未见异常回声,胆总管未见增宽;胰腺大小形态正常,内回声均匀,主胰管未见扩张;脾肋间厚约4.6cm;双肾未见异常"。

二、病史特点

(1)女性,62岁,亚急性起病,病情进行性加重。

(2)因"中上腹疼痛伴恶心10余天,加重半天"入院,住院过程中腹胀腹痛加剧,出现血便和血性腹水。

(3)入院体检:中上腹压痛明显。

(4)大便潜血阳性,生化提示血糖7.45mmol/L↑,C-反应蛋白38.16mg/L↑。

(5)腹水常规:浑浊,红色,有核细胞计数1200×10^6/L,镜下红细胞＋＋＋＋/HP,李凡他试验阳性。腹水生化:总蛋白27g/L,乳酸脱氢酶66U/L,葡萄糖7.54mmol/L,腺苷脱氨酶2U/L。腹水和血液肿瘤标志物均属正常。

(6)腹部B超提示:肝脏大小正常,实质回声分布均匀,门静脉主干处显示数条无回声暗区;胰腺大小形态正常;脾肋间厚约4.6cm;双肾未见异常。

三、诊断思路和鉴别诊断

患者为老年女性,腹痛起病,较急,10余天里有腹痛、血便和大量血性腹水发生。临床上属于亚急性起病、进行性加重的疾病。根据病史特点和检查发现需要考虑的常见病因有脏器炎症、腹内小病灶破裂、肠梗阻绞窄坏死、腹腔内血管性疾病和全身性疾病腹内表现等。

1.急性胰腺炎

本病的典型表现多为急性起病,剧烈腹痛,可伴有恶心呕吐等症状。重症胰腺炎可表现有血性腹水和消化道出血。该患者既往有"急性胰腺炎"病史,本次发病表现有腹痛、血便和大量腹水,因此需要考虑本病可能。但患者血尿淀粉酶水平正常,腹部B超检查未显示胰腺炎渗出和坏死改变,可以排除诊断。

2.肝癌结节破裂

在我国肝硬化是消化系统的常见病,年发病率为 17/10 万,主要见于 20～50 岁男性。合并肝癌结节破裂患者可突然出现剧烈腹痛,伴有血性腹水及腹膜刺激症状,但本例肝功能正常,各项肝炎指标阴性,腹部 B 超未提示肝硬化征象,故肝癌结节破裂可能性不大。

3.肠系膜静脉血栓形成

肠系膜静脉血栓形成(mesenteric venous thrombosis,MVT)的血栓多位于肠系膜上静脉,起病较缓慢。当缺血局限于肠黏膜时,主要表现为腹痛和腹泻;一旦发展至透壁性缺血,则可致肠梗死,表现为消化道出血、穿孔、腹膜炎。由于早期临床症状不典型,导致早期诊断困难。急性 MVT 的病死率为 20%～50%。本病特点是腹痛程度和腹部体征不相称,腹痛明显而腹部压痛和腹膜炎体征表现轻微。MVT 的发病多与门脉高压症、腹部手术或外伤、血液高凝状态有关。患者急性起病,表现有腹痛、血便和大量腹水,需要考虑门静脉和肠系膜静脉血栓形成导致急性门脉高压症和消化道出血可能。患者 B 超检查提示"门静脉主干处显示数条无回声暗区",强烈提示"门静脉血栓形成"可能,但确诊多需依靠腹腔选择性血管造影。胃肠道 CT 对肠系膜静脉血栓形成和侧支静脉、异常肠段的诊断准确率高达 90%以上,因此腹部 CT 和血管成像有重要鉴别诊断价值。

4.全身性疾病

包括系统性红斑狼疮、过敏性紫癜和多发小血管炎等疾病。系统性红斑狼疮为多系统累及疾病,往往表现为多浆膜腔积液,约半数患者表现有腹痛症状,大多局限于脐周。过敏性紫癜多半有皮肤症状,腹痛多为发作性绞痛,部位不固定,可伴有恶心呕吐和腹泻,有时有血便和腹水表现,约半数以上有血嗜酸性粒细胞增高。多发小血管炎大多有发热症状,可表现有腹痛、血便等症状。作为腹痛、腹水和血便患者需要考虑系统性疾病可能,必要时查血抗核抗体、ANCA 等指标予以鉴别,但该患者临床过程不支持这些疾病的诊断。

四、诊治经过

患者经腹部 CT 和 CT 血管成像提示"门静脉主干处显示数条高密度条索影,右支显示不清,少量腹水表现(图 1,图 2)"。临床考虑门静脉海绵状变性。患者经过"利尿、丹参"等对症支持治疗,情况明显好转,7 天后症状完全消失出院。

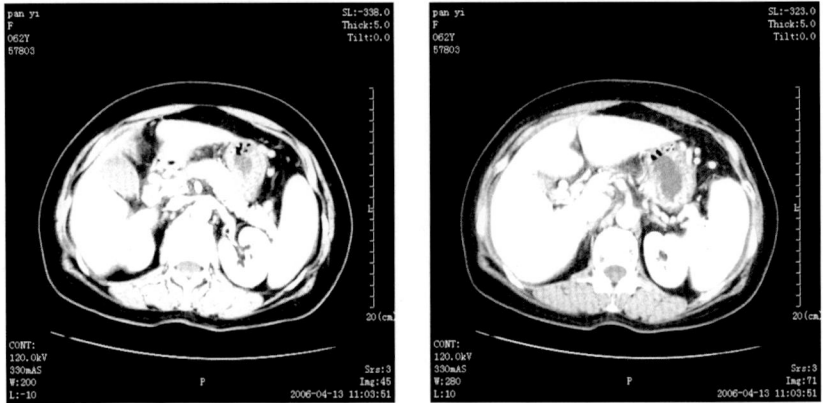

图 1　腹部 CT 提示"门静脉主干处显示数条高密度条索影,右支显示不清,少量腹水表现"

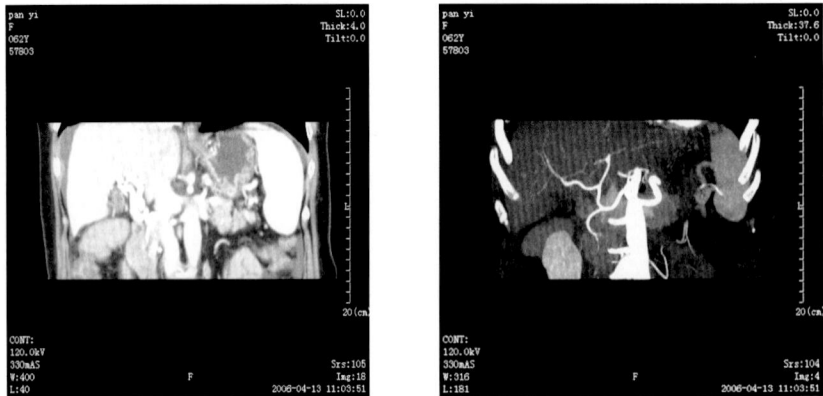

图 2　腹部 CTA 提示"门静脉主干处显示数条高密度条索影,右支显示不清"

最后诊断:门静脉海绵状变性伴腹水

五、讨论

门静脉海绵状变性是因门静脉腔内有多数间隔呈海绵状而得名。由于其增加了血流阻力致门静脉压力升高,属肝前性门静脉高压。在门静脉高压症中发生率不足 5%,临床上比较少见。

门静脉海绵状变性的确切病因和发病机制目前仍不是很明确,一般认为是由不同病因所致门静脉主干和(或)分支完全或部分阻塞后,在其周围形成大量的微小静脉,呈海绵状血管瘤样改变,构成侧支静脉或旁路,是门静脉阻塞后病理改变的最终结果。门静脉海绵状变性约 54% 是由门静脉栓塞所致,引起门静脉栓塞的最常见原因是癌栓,多来自肝、肝、胰、胃肠道肿瘤及转移性肝肿瘤;其次为败血症性血栓,多由胰腺炎及消化道感染所致;另有门静脉炎、消化道感染、脾切除术后及凝血功能障碍等原因引起者;儿童患者多为先天性。原发性门静脉海绵状变性主要发生于儿童,可能与门静脉发育异常和脐部感染有关。

门静脉海绵状变性的临床表现主要为门静脉高压症,包括反复多次的消化道出血、轻中度脾脏肿大、腹水,亦可出现如食欲不振、腹痛、腹胀、恶心、消瘦和腹泻等非特异症状。

门脉高压的侧支循环形成和门静脉海绵样变性是典型的影像学变化。B 超诊断"三联征"包括:①肝外门静脉消失;②肝门区回声增强,呈菱形;③在有血栓的门静脉周围可见多条迂曲的管腔结构。腹部 CT 和 MRI 亦可发现肝门部海绵样变性。

在门静脉海绵样变性初期进行抗凝治疗可使血栓再通;临床后期主要是针对并发症如食管胃底静脉曲张破裂出血和腹水的治疗,如进行 TIPS 分流术、腔-门静脉减压术、门体分流术加门奇断流术或脾切除术治疗。

六、点评

对于老年患者有急腹痛合并血便、腹水的,特别要重视血管性疾病的早期诊断。如果延误诊断往往会造成严重后果,如急性肠系膜栓塞和血栓形成可致绞窄性肠梗阻,引起肠坏死;慢性血栓形成引起缺血性肠病可导致反复的腹痛和血便。对这部分患者应尽早行血管彩色多普勒、腹部 CT 血管成像(CTA)或腹腔血管造影检查以明确诊断。临床鉴别诊断需考虑肝癌结节破裂、腹膜结核结节破裂以及消化道亚急性穿孔,其他疾病如过敏性紫癜等可能,切不可盲目进行剖腹探查。腹腔血管的影像学检查对诊断有重要价值。在 B 超下门静脉海绵状变性往往表现为典型的"三联征",即肝外门静脉消失;肝门区回声增强,呈菱形;在有血栓的门静脉周围可见多条迂曲的管腔结构。腹腔选择性血管造影对本病确诊有重要价值。

　　本例门静脉海绵状变性可能与患者多次发作的急性胰腺炎有关,特别是胆源性胰腺炎患者反复发生门静脉炎和消化道感染,从而引起门静脉海绵状变性。

参考文献

1.郑芝田.胃肠病学(第三版).北京:人民卫生出版社,2000:1141

2.刘于宝,胡道予,夏黎明,等.门静脉海绵样变性的 MRI 诊断.临床放射学杂志,2004;23:
　305－308

3.刘厚钰.肝硬化.见:叶任高.内科学(第五版).北京:人民卫生出版社,2001:460－470

病例 26 "腹泻 12 天,腹胀 10 天"

一、病例资料

患者,男,20 岁,因"腹泻 12 天,腹胀 10 天"入院。

患者 12 天前不洁饮食后出现腹泻,为黄色稀便,每次量 100g 左右,5～6 次/日。无畏寒发热,无腹痛,无恶心呕吐,无胃纳减少。在门诊治疗,症状无缓解。2 天后逐渐出现腹胀,尿量无变化。5 天前出现中上腹隐痛,腹痛以夜间为主,与进食无明显关系。门诊查腹部彩超示"胆囊内泥沙样结石,中等至大量腹水",为进一步诊治拟"腹水待查"收住入院。患者病来精神尚可,睡眠一般,消瘦不明显。

既往史、个人史、婚育史、家族史无殊。

体格检查:神清,皮肤巩膜无黄染,全身皮肤未见皮疹,浅表淋巴结未及,胸骨无压痛。两肺呼吸音清,无干湿啰音;心率 80 次/分,律齐,各瓣膜听诊区无病理性杂音。腹部膨隆,腹壁软,剑突下轻压痛,无反跳痛,未及包块,未见胃型、肠型,肝脾肋下未及,移动性浊音(＋),肠鸣音 4 次/分。双肾区无叩痛,双下肢无浮肿,四肢肌力正常。

实验室和辅助检查:血常规:WBC 17.4×10^9/L,N 41％,L 12％,Eo 43％,M 4％;Hb 145g/L,PLT 332×10^9/L。尿常规:胆红素(＋),酮体(＋＋＋),蛋白(＋),尿胆原(＋),RBC(－),WBC(－),pH 6.0,比重 1.036。大便常规:正常,隐血阴性。血生化:TP 58.8g/L,ALB 36.5g/L,总胆红素 1.6mg/dl,直接胆红素 0.4mg/dl,ALT 96IU/L,AST 77IU/L,ALP、GGT、LDH、Cr 和 BUN 正常,血 K、Na、Ca、Cl 正常。乙肝三系(－)。血肿瘤标志物:CA125 264.0IU/ml,CA199、AFP、CEA 正常。ESR 2mm/h。免疫球蛋白 Ig、补体 C3 正常,C4 39.1mg/dl;ASO、RF、CRP 正常;ANA 全套(－)。

腹水常规:淡黄色,浑浊,李凡他试验(＋),有核细胞数 6×10^9/L,N 85％,L 15％。腹水生化:总蛋白 47.6g/L,ADA 17U/L,葡萄糖 5.34mmol/L,LDH 125IU/L,腹水/血清 LDH 0.5。腹水培养(－),腹水浓集未见抗酸杆菌,腹水中未见癌细胞。

腹部彩超示:肝胰脾、双肾未见异常,胆囊泥沙样结石,中等至大量腹水。

胸片正常。胃肠造影示胃窦炎。

二、病史特点

（1）男性，20 岁，急起腹泻、腹胀、腹痛起病。

（2）实验室检查有腹水，呈渗出性，有核细胞数 $6000/\mu l$，中性粒细胞 85%，淋巴细胞 15%。

（3）血常规：白细胞 $17.4 \times 10^9/L$↑，嗜酸性粒细胞 43%↑。

三、诊断思路和鉴别诊断

患者诊断为腹膜炎已无疑问，结合病初有腹泻，实验室检查血白细胞升高，以嗜酸性粒细胞升高为主，临床需要从继发性腹膜炎来鉴别疾病。

1. 嗜酸性粒细胞性胃肠炎

该病是一种少见的不明原因的胃肠疾病，以胃肠道局限性或弥漫性嗜酸性粒细胞浸润为主要特征。临床缺乏特异性表现，主要症状可有腹痛、恶心、呕吐、呕血、腹水、体重下降、低热等症状，部分病例有一定的自限性。诊断依据主要为血嗜酸性粒细胞升高，活检病理示胃肠道有一个或一个以上部位的嗜酸性粒细胞浸润。该患者血常规示嗜酸性粒细胞升高，以腹泻和腹水为主要表现，临床高度怀疑本病可能。

2. 肠道寄生虫感染

肠道寄生虫有钩虫、蛔虫、血吸虫、旋毛虫等，外周血嗜酸性粒细胞绝对值明显升高，粪便中能找到虫卵和幼虫，多种寄生虫皮内试验、血清学反应呈阳性。本病例无发热，大便常规正常，不符合肠道寄生虫感染表现。

3. 嗜酸性粒细胞增多症（HES）

HES 是一种病因未明的全身性疾病，它也可以累及胃肠道。Hardy/Anderson提出 HES 的诊断标准为：①周围血嗜酸性粒细胞计数 $>150 \times 10^9/L$，持续 6 个月以上并且不能用其他疾病解释；②有 HES 的临床表现，如血管性水肿、心脏和肺部表现或胃肠道症状。但 HES 和嗜酸性粒细胞性胃肠炎有时很难鉴别，HES 可累及肝脏（60%），也可累及胃肠道（14%）。患者急性起病，无全身其他系统的临床表现，临床不支持。

4. 结核性腹膜炎

结核性腹膜炎由结核杆菌引起的慢性、弥漫性腹膜感染。结核病是一种常见的传染病。X 线胸片常见有肺结核，肠镜检查见结肠结核病灶，腹水培养和找抗酸杆菌阳性等可供本病诊断时参考。ADA 是嘌呤核苷代谢的重要酶类，其活性与淋巴细胞的激活和分化有关。结核性腹水患者血清及腹水中 ADA 活性均明显升高。有报道，ADA 诊断结核性腹水的敏感性为 100%，特异性 94%～99%。该患者胸片未见结核灶，腹水找抗酸杆菌均阴性，腹水淋巴细胞比例低，ADA 活性无明显升高等，不支持结核性腹膜炎的诊断。

5.肝硬化腹水

各种病因所致的肝硬化失代偿期患者可出现脾脏肿大、腹水形成、门体侧支循环的建立和开放。腹水形成主要由门脉高压所致，以漏出液为主，若发生自发性腹膜炎则以渗出液为主，但此时患者有腹痛、发热等腹膜炎的表现。本患者无肝硬化门脉高压表现，腹水为渗出性，不符合肝硬化腹水的诊断。

四、诊治经过

初期给予护肝、抗菌消炎及对症治疗，症状无缓解；后给予糖皮质激素冲击治疗，3 天后腹水逐渐消退，症状缓解。

> 最后诊断：嗜酸性粒细胞性胃肠炎伴腹水

五、讨论

嗜酸性粒细胞性胃肠病（EG）是一种少见病，以胃肠道的某些部位有弥散性或局限性嗜酸性粒细胞浸润为特征。该病病因尚不明确，一般认为是对外源性或内源性过敏原的变态反应所致。近半数患者个人或家族有哮喘史、过敏性鼻炎、湿疹或荨麻疹病史，部分患者的症状可由某些食物所诱发。对于无明显食物诱因的 EG 患者诊断更要慎重，以免将嗜酸性粒细胞增多症误诊为 EG。

Kaijiser 在 1937 年首次报告了 3 例患者，典型的 EG 以胃肠道嗜酸性粒细胞浸润、胃肠道水肿增厚为特点。本病通常累及胃窦和近端空肠，还可累及结肠、食管、肝脏和胆道系统，胃肠道 EG 与胃肠道外 EG 合并存在的比例约 50%。EG 主要发生在 20～30 岁的年轻人，男性发病率约为女性的 2 倍。

分型：①局限性，多见于老年人，病变仅累及胃，约占 26%；②弥漫性，多见于中青年，可能与进食某些食物有关。Talley 等报道 20% 的 EG 患者外周血嗜酸性粒细胞未发现异常，有 ESR 升高者仅占 25%。Klein 等按浸润程度将 EG 分为 3 型：黏膜病变型、肌层病变型和浆膜病变。嗜酸性粒细胞性胃肠炎临床表现：腹痛或不适，伴恶心、呕吐、肠梗阻、腹水等。

目前有两种诊断标准：Talley 提出的标准：①存在胃肠道症状；②活检病理显示从食管到结肠的胃肠道有一个或一个以上部位的嗜酸性粒细胞浸润，或有放射学结肠异常伴周围嗜酸性粒细胞增多；③除外寄生虫感染和胃肠道外以嗜酸性粒细胞增多的疾病，如结缔组织病、嗜酸性粒细胞增多症、Crohn 病、淋巴瘤、原发性淀粉样变性等。Leinbach 提出的诊断标准：①进食特殊食物后出现胃肠道症状和体征；②外周血嗜酸性粒细胞增多；③组织学证明胃肠道有嗜酸性粒细胞增多或浸润。有效的药物治疗为糖皮质激素和抗过敏药物。

六、点评

EG 患者的临床表现复杂多样，缺乏特异性，嗜酸性粒细胞浸润深度、累及部位和范围不同，病理特点和临床表现亦不同。三型可独立存在或混合出现。该患者以腹泻为首发症状，后又以腹水为主要表现，值得临床重视。

参考文献

1. 王礼建，朱峰，钱家鸣. 嗜酸性粒细胞性胃肠炎与高嗜酸性粒细胞综合征. 中华消化杂志，2003；23：455—457

2. Rothenbeg ME. Eosinophilic gastrointestinal disorders（EGID）. J Allergy Clin Immunol，2004；113：11—28

3. Talley NJ，Shorter RG，Phllips SF，*et al*. Eosinophilic gastroenteritis：a clinicopathological study of patients with disease of the mucosa，muscle layer，and subserosal tissues. Gut，1990；31：54—58

4. 陈灏珠. 实用内科学（第 11 版，下册）. 北京：人民卫生出版社，2003：1783—1785

病例 27 "体检发现'腹水'2 天"

一、病例资料

患者,男性,54 岁,农民,因"体检发现'腹水'2 天"入院。

患者 2 天前体检时 B 超提示"大量腹水",患者无咳嗽咳痰,无胸闷胸痛,无咯血,无心悸,无活动后气促,无畏寒发热,无纳差及消瘦,无腹痛腹胀,无腹泻,无反酸嗳气,无呕血黑便,无尿频尿急尿痛等症状。门诊拟"腹水待查"收住入院。发病以来,患者神志清晰,食欲良好,睡眠安稳,大小便无殊,体重无明显改变。

患者既往史、婚育史、家族史无殊,否认腹部手术或外伤史。有 30 年吸烟史,2 包/日;30 余年饮酒史,啤酒为主,2 瓶/日。

体格检查:体温 36.3℃,脉搏 58 次/分,呼吸 19 次/分,血压 18.7/10.9kPa。神清,精神可,营养发育中等,皮肤巩膜无黄染,未见肝掌及蜘蛛痣,颈部浅表淋巴未及,颈软。双肺呼吸音清,未及干湿啰音,心律齐,未闻及病理性杂音。腹略膨隆,无压痛及反跳痛,肝脾肋下未及,未及包块,移动性浊音(+),肠鸣音 4～5 次/分。双肾区无叩痛,双下肢无浮肿。

实验室及辅助检查:血常规:WBC 5.5×10^9/L,RBC 4.9×10^{12}/L,PLT 293×10^9/L;大便常规和隐血试验均无殊;尿常规:提示尿酮体弱阳性,余无殊;肝肾功能正常范围;乙肝三系均阴性;ESR 1mm/h;肿瘤标志物 AFP、CA199、CEA 均属正常范围。

心电图示"窦性心动过缓"。

胸片未见明显异常。

B 超提示"胆囊多发小息肉,大量腹水"。

腹部 CT 平扫示"肝脏大小、形态未见异常,密度均匀,轮廓光整;胆囊壁光滑,囊内未见异常密度影;胰腺形态、密度未见明显异常,胰腺下方腹腔内可见巨大囊状低密度影,可见斑片状、小结节状少许高密度影漂浮其内(图 1),脾大小形态、密度未见异常;双肾无异常发现;腹腔肠管分布均匀,未见扩张积气及液平征象,未见肿块影;膀胱充盈佳,壁不厚;直肠轮廓尚好;腹膜后区未见肿大淋巴结影,无腹水征象"。腹部 CT 结论:胰腺下方腹盆腔内巨大囊性占位,建议全腹增强扫描。

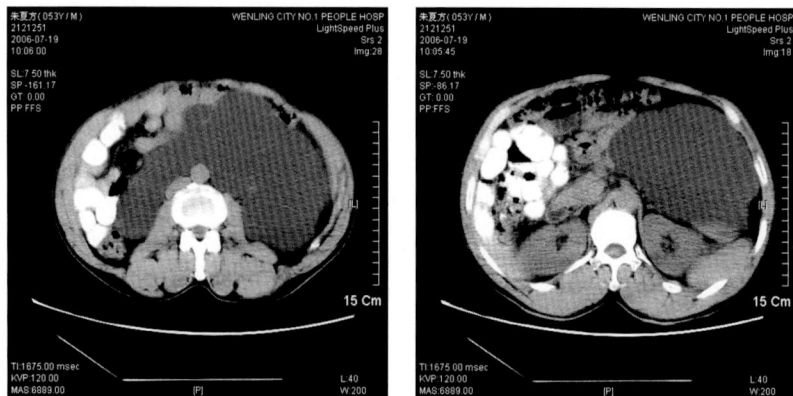

图 1 腹部 CT 平扫:胰腺下方腹腔内可见巨大囊状低密度影,
可见斑片状、小结节状少许高密度影漂浮其内

二、病史特点

(1)男性,54 岁,农民。

(2)体检发现"腹水"2 天,无不适症状。

(3)腹部 B 超提示"大量腹水",CT 检查发现"腹腔内巨大囊性占位"。

(4)血常规、肝肾功能、血沉和血肿瘤标志物未见异常。

三、诊断思路和鉴别诊断

该患者为无症状腹腔和盆腔囊性占位,性质不明。从 CT 平扫结果可以看出囊性病灶位于腹盆腔,与胰腺、肾脏界限清楚,而不符合由于腹水包裹等形成的假性囊肿表现。虽然囊肿巨大,但患者并无症状产生,需考虑先天性囊肿或良性囊性肿瘤的可能。

1.畸胎瘤

畸胎瘤多无症状,可发生于任何年龄,其中以 20~40 岁居多。畸胎瘤为多胚层组织构成的先天性肿瘤,多为良性,少有恶变。肿瘤组织多数成熟,质地多为囊性,少数呈实性。多为单侧、单房,腔内可有油脂、毛发,有时可见牙齿或骨质。该患者 CT 见"胰腺下方腹腔内巨大囊状低密度影,可见斑片状、小结节状少许高密度影漂浮其内",需进一步明确囊内物性质以明确诊断。

2.肠系膜囊肿

本病罕见,约1/3病例发生于儿童,女性患者多见。多表现为单发巨大囊肿。肠系膜囊肿被认为是肠系膜淋巴组织阻塞、异位或畸形而致,临床据囊肿位置、大小和有无相关并发症而表现各异。一般而言,腹膜空间大,肠系膜囊肿大多向腹膜生长,当形成巨大囊肿时患者可有腹胀腹痛症状,甚至表现为肠梗阻,否则患者多无自觉症状。本例患者囊肿为单发,位于腹膜腔,从CT检查可以看出囊肿位置相当于位于小肠系膜、乙状结肠和横结肠系膜的交界,因此临床需要考虑本病可能。

3.囊性淋巴管瘤

囊性淋巴管瘤(cystic lymphangioma)是一种源自淋巴管的罕见的良性病变,属于淋巴管瘤的一种特殊类型,最常发生于儿童颈部,有时可深入纵隔。囊性淋巴管瘤的超声表现为边界清楚的囊性团块,内多有强回声分隔,有包膜,囊壁薄,瘤体常较大,与周围组织分界清楚,部分伴出血者可见暗区内光点漂浮,彩超示囊内无明显血流,囊壁及分隔上可见点片状血流信号。团块较大可对周围组织产生推挤压迫,如压迫肠管等。CT表现为较大的囊状或多囊状低密度肿物,CT值-10～10HU;瘤内出血时,可使肿瘤呈高密度或混杂密度,CT值达20HU以上。增强扫描肿物之内容物无强化,囊壁和分隔可有轻度强化,合并感染时囊壁强化较明显,亦可钙化。

有人认为,腹部囊肿有以下特点时有助于诊断该病:①肿块为囊性,表面光滑而无触痛;②肿块一般张力不高,有柔韧感;③如无严重粘连,肠系膜囊肿可沿横行方向自由推动,位于大网膜者向下移动受限,腹膜后者较固定;④X线检查示肿块位于胃肠道外,腹部脏器可因受压而移位。

本例患者B超及CT检查结果比较符合囊性淋巴管瘤表现,进一步放射性核素淋巴管显影和淋巴管造影可以发现囊肿与淋巴乳糜管的关系,对囊肿穿刺如发现甘油三酯明显升高达2g/L或乙醚试验阳性有助诊断本病。

4.腹膜假性黏液瘤

本病平均发病年龄40～50岁,女性占80%左右。常见临床表现为右下腹疼痛、盆腔下垂及泌尿道压迫症状。原发病大多来源于卵巢黏液性囊腺瘤,少数来源于阑尾黏液囊肿,有恶变倾向。诊断本病大多需要穿刺检查,表现为胶状、黏稠液体。本例患者为男性,腹腔囊性占位从胰腺下方延续至盆腔,没有压迫症状,临床表现和囊肿位置不符合腹膜假性黏液瘤表现。必要时对囊肿穿刺以资鉴别。

四、诊治经过

由于患者无任何不适,腹部囊肿是在体检时发现的,能够正常从事农业劳动。患者拒绝接受任何进一步检查,包括腹部增强 CT 检查和囊肿穿刺检查,只能随诊,至今半年无症状。

五、点评

由于先天性或良性囊性肿瘤生长缓慢,周围脏器适应其生长,病灶又未造成浸润、压迫等损害,患者可以无任何症状,生活正常。因此,对该患者的诊断用现代技术是一定可以明确的,但是明确以后如何处理?明确过程是否会给患者造成损害和影响今后的生活必须先作考虑。该患者高度怀疑先天性肠系膜囊肿可能,囊性淋巴管瘤不能除外。但患者不愿意作其他排除诊断,目前一切又"正常",只能随访观察。如果患者出现腹痛腹胀或压迫症状,可进一步行囊肿穿刺、放射性核素淋巴管显影或者腹腔镜手术检查以确诊,同时给予治疗。

参考文献

1. Carlson KC,Parnassus WN,Kiatt EC. Thoracic lymphan-glomatosis. Arch Parcll Pathol Lab Med,1987;111:475—477

2. 刘明辉,李瑞珍,李胜利,等.淋巴管瘤的超声影像诊断.中华超声影像学杂志,2000;9:720

3. 殷伟洪,付俊峰,赵永才.体表淋巴管瘤的超声诊断与病理对照.中国超声医学杂志,2000;16:870—871

4. 刘庆伟,崔允峰,马祥兴,等.腹部 CT 鉴别诊断.济南:山东大学出版社.2001:229

病例 28 "发现腹腔囊肿 4 月余，右大腿肿胀 3 月，发热 10 天"

一、病例资料

患者，女性，80 岁，因"发现腹腔囊肿 4 月余，右大腿肿胀 3 月，发热 10 天"入院。

患者在 4 个多月前体检时查腹部 B 超提示"腹腔囊性占位（约 42.0cm×11.6cm），右输尿管上段扩张，右肾积水（压迫所致），肝胆胰脾未见明显异常"，后又查腹部 CT 提示"右侧后腹膜、腰大肌、髂腰肌旁多发囊肿并延伸至右大腿上段"。3 个月前患者感右大腿肿胀，行走后疼痛不适，但无发热、消瘦，无腹痛，无腹泻、便血，无食欲减退，无恶心呕吐，无少尿，下肢浮肿及尿频尿急。10 天前患者出现发热，体温最高达 39℃，伴恶心、纳差、消瘦。

患者既往有高血压病史，否认糖尿病。个人史无异常。

体格检查：体温 37.0℃，血压 18.0/12.0kPa，心率 75 次/分。神志清，皮肤巩膜无黄染，锁骨上淋巴结未及。各瓣膜区未闻及病理性杂音，两肺呼吸音清，未闻及明显啰音。腹稍膨隆，按之软，无压痛和反跳痛，肝脾肋下未及，右下腹连及右侧腹股沟处可扪及数个约 1.0cm×2.0cm～5.0cm×4.0cm 类圆形及条索状包块，粘连，界限不清，质地中等偏硬，表面光滑，无压痛，移动性浊音阴性。右大腿轻度肿胀，压之无凹陷；左下肢无异常，两侧足背动脉搏动良好。

实验室及辅助检查：入院后查血常规、尿常规、肝肾功能均为正常范围；大便找寄生虫无殊；大便隐血（＋＋）；血肿瘤标志物：AFP 2.2μg/L，CEA 15.6μg/L，CA199 72.6U/ml，CA125 8.2U/ml。

胸片提示"右侧膈面升高"。

CT 提示"右后腹膜、腰大肌、髂腰肌旁多发囊肿并延伸至右大腿上段"（图 1）。

患者于 2006 年 2 月 8 日分别行右上腹及腹股沟囊肿穿刺术，抽出大量暗红色胶胨状物，稀释后测肿瘤标志物：AFP 1.2μg/L，CA125 10.1U/ml、CEA＞1000μg/L、CA199＞1000U/ml；病理涂片示"镜下见少许嗜伊

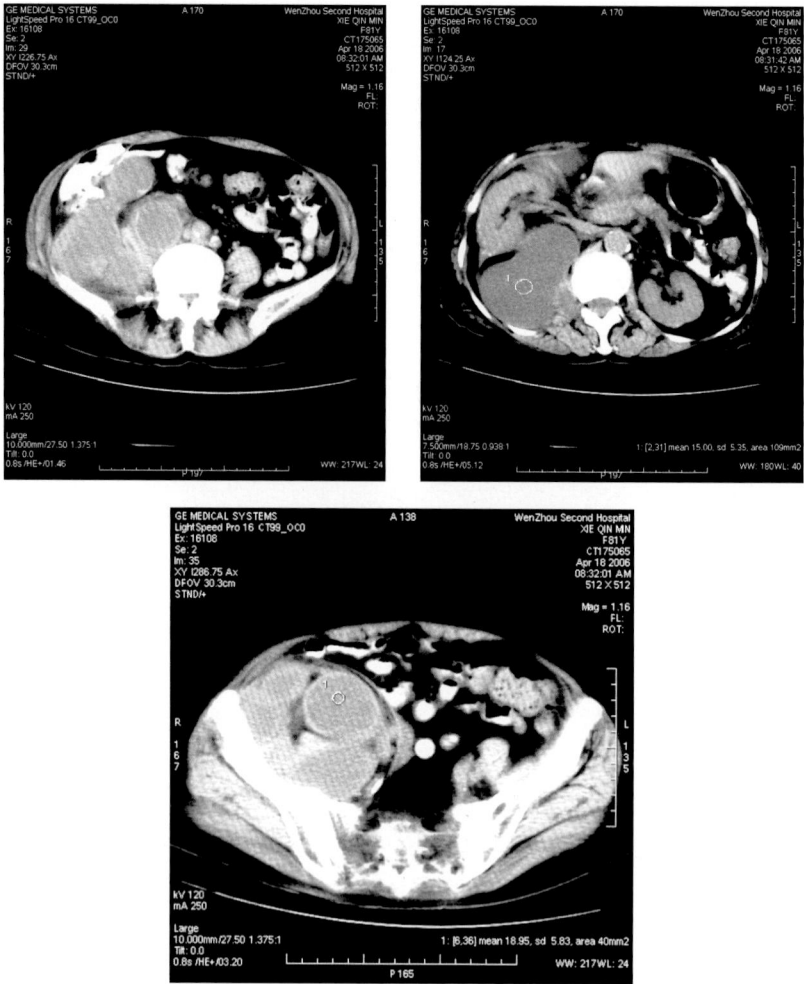

图 1　腹部 CT 提示"右后腹膜、腰大肌、髂腰肌旁
多发囊肿并延伸至右大腿上段"

红无定形物质,未见细胞成分;镜下少许嗜伊红无定形物质中见少许淋巴细胞、间皮细胞"。

2006 年 2 月 13 日再行右下腹囊肿穿刺,生理盐水冲洗,注入平阳霉素 16mg。复查血常规:WBC 10.0×10^9/L,N 84.1%;RBC 2.75×10^{12}/L,Hb 79g/L,PLT 584×10^9/L;血生化提示:白蛋白 27g/L,C-反应蛋白 179mg/L;复查血肿瘤标志物:AFP、CA125 均在正常范围,CA199 和 CEA

指标恢复到正常范围。

二、病史特点

(1)女性,80岁,因"发现腹腔囊肿4月余,右大腿肿胀3月,发热10天"入院。

(2)体检:腹稍膨隆,右下腹及右侧腹股沟处可扪及数个类圆形及条索状包块,粘连,界限不清。

(3)B超提示:腹腔囊性占位(约42.0cm×11.6cm)压迫致右输尿管上段扩张,右肾积水。

(4)CT提示:右后腹膜、腰大肌、髂腰肌旁多发囊肿并延伸至右大腿上段。

(5)囊肿穿刺出暗红色胶胨状物质,未找到肿瘤细胞。

三、诊断思路和鉴别诊断

该患者有腹腔囊性占位性病灶,首先要确定病灶的来源。从解剖上看,腹膜后腔的前界是后腹膜和肠系膜,后界是脊柱、腰大肌、腰方肌和腹横肌的筋膜,它从横膈伸展至盆腔。腹部B超和CT的结果均提示患者的病灶可能来源于后腹膜,而且腹膜后腔病灶弥漫过髂肌筋膜沿腰髂肌表面侵入大腿。其次,进一步了解病灶的性质,主要从囊肿的病因考虑,也可以从常见的腹膜后疾病和腹膜疾病的鉴别入手,进行临床思考判断。

1.畸胎瘤

成熟畸胎瘤可发生于任何年龄,以20~40岁居多,是由多胚层组织构成的肿瘤。肿瘤组织多数成熟,质地多为囊性,少数是实性。多为单侧,发生于卵巢或后腹膜。多为单房,腔内有油脂、毛发,有时可见牙齿或骨质。恶变率2%~4%,多见于绝经后妇女。患者为高龄妇女,病灶位于右侧腹膜后,腹腔穿刺物内CEA明显升高,需考虑畸胎瘤恶变可能。但该患者为老年女性,病灶为多房囊性,B超和CT未见明显异常不均质密度,穿刺物为"红色均匀的胶胨状物",并不含油脂、毛发等内容物,不支持该诊断。

2.腹膜后囊性肿瘤

腹膜后原发性肿瘤多起源于间叶(脂肪、平滑肌、淋巴管等)。腹膜后肿瘤可发生于任何性别和年龄,成年女性以良性肿瘤多见,而且大多表现为囊肿,如结肠系膜囊肿,其囊液可以是黏液性、浆液性或乳糜性。囊内出血后可呈巧克力性,且伴短期增大、疼痛。而且大多良性肿瘤可以长期无症状,只是长到一定程度压迫周围组织才产生症状。如压迫肾脏、输尿管引起肾盂积水,压迫下肢引起下肢浮肿。患者为高龄女性,疾病进展过程缓慢,在体检中发现有腹膜后占位性病灶,并且引起肾脏、输尿管和下肢压迫症状。腹膜后良性肿瘤,特别是表现为囊性病灶的肿瘤虽不能除外,但其囊液的性质呈暗红色胶胨状,及病程经过、预后并不支持。

3. 囊性淋巴管瘤

淋巴管瘤可发生于任何年龄,最常见于年幼的儿童。由于腹部囊性淋巴管瘤生长缓慢,早期大多无任何症状,到相当大时才以腹胀、腹痛及腹部包块而发现,多以腹部肿物、腹水、肾脏等脏器囊肿而误诊。当囊肿出血时常伴有明显腹痛、面色苍白、贫血等症状。腹部 B 超和 CT 下可以表现为多房性囊性病灶。穿刺时大多为乳糜样物质,检查甘油三酯可达 $2g/L$,乙醚试验阳性。本病确诊大多依靠放射性核素淋巴管显影或淋巴管造影。该患者多次穿刺内容物为暗红色胶胨状物,镜下见少许嗜伊红无定形物质,仅见少许淋巴细胞。穿刺内容物性质上不支持本病诊断。

4. 肠系膜囊肿

本病罕见,约 1/3 病例发生于儿童,女性患者多见。多表现为单发巨大囊肿,可以向后腹膜生长。肠系膜囊肿被认为是肠系膜淋巴组织阻塞、异位或畸形而致,病理性质可能是淋巴管扩张或囊状淋巴管瘤。临床根据肿瘤位置、大小和有无相关并发症而表现各异。一般而言,腹膜空间大,肠系膜囊肿大多向腹膜生长,单纯向腹膜后生长少见,而且形成巨大囊肿后患者大多有腹胀腹痛症状,甚至表现为肠梗阻。本例患者囊肿仅表现为后腹膜占位,而且为多发病灶。患者没有腹胀腹痛症状,CT 检查未提示病灶与肠系膜有明确相连,不支持肠系膜囊肿的诊断。

5. 腹膜后积液(包括出血)

腹膜后积液大多有明确的内脏手术或外伤史,引起十二指肠液、胆汁、胰液、尿液和血液积聚。除慢性少量积液外,大多患者有腹痛腹胀等临床症状。该患者病史中没有明确的腹部手术或外伤史,引起腹膜后积液的可能性小。

6. 腹膜间皮瘤

腹膜间皮瘤是一种少见的起源于腹膜间皮组织的肿瘤。男性发病多于女性,多见于 40～65 岁之间。临床表现有腹痛、腹胀和腹部包块,腹水发生率高,可达90%以上。病理上可以分为腺瘤样瘤、囊性间皮瘤和恶性间皮瘤。多为单发,局限性生长。腹水呈浆液纤维素性,胶胨状少见,腹水含透明质酸、间皮细胞高,PAS染色阳性。本例患者表现为腹膜后多发囊性占位,没有腹水表现,"囊性"积液穿刺物中仅见少许淋巴细胞,而没有间皮细胞,因此不符合本病表现。

7.腹膜假性黏液瘤

腹膜假性黏液瘤又称腹膜胶质瘤,平均发病年龄40～50岁,女性占80%左右。常见临床表现为右下腹疼痛、盆腔下垂及泌尿道症状,有些病例因腹股沟疝发现囊内胶状物。病灶为黏性胶质状肿块,位于下腹部或盆腔,主要含唾液黏多糖。原发病大多来源于卵巢黏液性囊腺瘤,少数来源于阑尾黏液囊肿,有恶变倾向。穿刺物表现为胶状、黏稠,蛋白含量高,以黏蛋白为主。本例患者为女性,腹腔占位位于右下腹和盆腔,穿刺物表现为胶状、黏稠物质,表明蛋白含量高,对化疗药物"平阳霉素"腹腔治疗有效。该患者临床表现和囊内容物性状符合腹膜假性黏液瘤。

四、诊治经过

2006年4月11日患者在B超引导下再行右下腹囊肿穿刺术,显示多个囊腔,囊肿之间相通,囊壁明显增厚,囊腔缩小,仅抽出少许淡红色胶状物。经抗感染、对症支持治疗,体温降至正常,一般情况改善。因患者为高龄,拒绝进一步检查,放弃手术治疗出院。

患者体检发现右下腹腔和盆腔多发囊性占位病灶,穿刺后证实为囊内淡红色胶状、黏稠物质,经"平阳霉素"腹腔化疗,穿刺冲洗和抗炎治疗后病灶好转,临床首先考虑腹膜假性黏液瘤,有恶变可能。但该例患者没有经手术和病理证实为本病,腹膜后囊性瘤和淋巴管瘤等疾病也不能完全排除。

> 最后诊断:腹膜假性黏液瘤

五、讨论

腹膜假性黏液瘤(pseudomyxoma peritone,PMP)是指存在腹膜黏液、具有破坏性转归的非转移性黏液腺瘤,临床较为少见。1842年Rokitansky等首次报道本病。1884年Werth首次提出PMP这一命名。PMP的特点是腹膜腔内为大量胶胨样黏蛋白所充填,其来源多为阑尾、卵巢,其他部位如输卵管、胰腺和肠道也有报道,部分 PMP 来源较难确定。本病多起源于卵巢或阑尾的黏液腺瘤或癌,属于低度恶性肿瘤。本病主要应与结核性腹膜炎、肝硬化腹水、腹膜间皮细胞癌和腹膜转移癌等相鉴别。组织病理学检查是本病确诊和良恶性分型的主要手段。Ronnett 等的分型依据主要是:良性 PMP 常见有黏液蛋白湖,可见少量的异常腺上皮细胞,胞核呈典型的良性腺瘤细胞样改变,有丝分裂很少,没有明确的癌细胞;恶性 PMP 组织学上是产黏液蛋白多的上皮细胞,核深染,核浆比率高,核仁明显增大,排列不规则。但在临床工作中,根据大量黏液样或胶胨样腹水中的黏液上皮细胞的形态来判断 PMP 的良、恶性还是十分困难的。因此,需要结合原发病变的良、恶性,如阑尾病变为黏液囊肿、黏液性囊腺瘤或是黏蛋白囊腺癌,这对分型的判断具有重要参考价值。

X 线、B 超、CT 和磁共振对 PMP 诊断有一定的价值。临床实践提示 B 超结合腹穿可提高诊断率,但确诊需病理活检。X 线平片对诊断价值不大,但可显示肠管的中央移位和腰大肌阴影消失;少数情况下,PMP 包块内可见点状、环轮状或弧形钙化。消化道造影证实,一般 PMP 患者肠腔不受累。超声是常用的检查方法,典型者表现为不动性回声的腹水,伴因邻近腹膜肿瘤的外在压迫所致的肝、脾缘的"扇形"显像,这种回声特征与低回声区相间。CT 目前被广泛用于明确诊断和确定 PMP 的范围。黏液物质与脂肪的密度相似,可有异质性,由于肠襻向中央移位,易见肝、脾和肠系膜的"扇形"显像。磁共振能与 CT 扫描显示同样的形态和特征,T_2 加权成像能在肿瘤与正常组织之间形成理想的对比,故对发现内脏侵犯较敏感。

目前多主张彻底反复的减瘤术结合放、化疗治疗 PMP,单房性、体积小、且与周围脏器无粘连者较易切除,多房性肿瘤则以广泛、根治性切除为宜。经长期随访,PMP 的复发率为 52%～76%,50% 患者在 2.5 年内复发。目前对复发患者主张进一步手术去瘤,辅助化疗。PMP 患者平均生存期 5.9～6.25 年,5 年和 10 年生存率分别为 53%～75% 和 10%～32%。

六、点评

临床上处理"腹腔囊性占位"往往比较棘手,制定合理的诊断程序显得十分重要。首先要区别是腹腔积液还是腹腔囊性占位。在经过详细的病史询问和体检后,如果仍不能确定是否是腹腔积液,切忌盲目地诊断性腹腔穿刺,以防囊肿破裂和病灶的扩散(如包虫病)。在经过必要的辅助检查,如腹部 B 超和 CT 检查后,明确占位病灶不是"腹水"后,作病灶定位,是腹膜内还是腹膜后?是腹膜、肠系膜还是其他组织?是原发还是继发(外伤、血肿、淋巴管阻塞)?进一步明确病灶的性质,主要考虑感染(寄生虫病,脓肿后)、囊性肿瘤(原发,良恶性)、变性(肿瘤出血、坏死或囊性变,手术外伤性后)和先天性疾病。

本例患者定位明确在后腹膜。从腹膜后疾病作鉴别诊断,淋巴管囊肿等疾病不能完全排除。如果不考虑患者高龄等因素,可以考虑进一步行小肠造影、放射性核素淋巴管显影或淋巴管造影,必要时腹腔镜介入检查以确诊之。患者经体检发现疾病,但在近期内加重,囊肿穿刺后证实囊内为特征性淡红色胶状、黏稠物质,血液和穿刺液中 CEA 和 CA199 升高,并经"平阳霉素"腔内化疗、穿刺冲洗和抗炎治疗后病灶好转,临床首先考虑腹膜假性黏液瘤,且有恶变可能。患者病灶在后腹膜,而且病灶弥漫过髂肌筋膜沿腰髂肌表面侵入大腿,要考虑腹膜后位阑尾来源可能。

对腹膜假性黏液瘤潜在恶变患者,目前多主张彻底反复的减瘤术结合放化疗。但是,鉴于该患者为高龄,有高血压病等基础疾病,出于手术风险及并发症的考虑,可以应用影像学介导下的穿刺引流加腔内化疗药物注射治疗。也有穿刺引流加注射硬化剂治疗本病的个案报告,认为较手术更具优越性,但其长期疗效有待进一步观察。

参考文献

1. Shen DH,Ng Ty,Khoo US,*et al*.Pseudomyxoma peritonei-a heterogenous disease.Int J Gynaecol Obstet,1998;62:173—182

2. Ronnett BM,Yan H,Kurman RJ,*et al*.Patients with pseudomyxoma peritonei associated with disseminated peritoneal adenomucinosis have a significantlymore favorable prognosis than patients with peritoneal mucinous carcinomatosis.Cancer,2001;92:85—91

3. Walensky RP,Venbrux AC,Prescott CA,*et al*.Pseudomyxoma peritonei.AJR Am J Roentqenol,1996;167:471—474

4. Gough DB,Donohue JH,Schutt AJ,*et al*.Pseudomyxoma peritonei long-term patient survival with an aggressive regional approach.Ann Surg,1994;219:112—119

5. Smith JW,Kemeny N,Caldwell C,*et al*.Pseudomyxoma peritonei of appendiceal origin.The Memorial Sloan-Kettering Cancer Center experience.Cancer,1992;70:396—401

七、腹泻

病例 29 "反复腹泻 5 年, 再发伴浮肿半月"

一、病例资料

患者,男,40 岁,因"反复腹泻 5 年,再发伴浮肿半月"入院。

患者 5 年前无明显诱因下出现腹泻,起病较急,每天 7~8 次,呈水样便,量中,腹泻与进食多少无明确关系,无黏液脓血便,伴恶心呕吐,无明显腹痛,无畏寒发热,经止泻药物等对症治疗后腹泻可明显减轻,1~2次/天,停药后腹泻加重,反复自行服药。期间偶有四肢浮肿,未予重视,浮肿多于 1~2 天自行消退。半月前四肢浮肿再次出现,且不能消退,查"血肌酐和尿素氮明显升高",当地医院治疗后浮肿消退。因 B 超提示"甲状旁腺肿瘤",1 周前行"甲状旁腺腺瘤摘除术",但患者仍有轻度浮肿和腹泻,为求进一步诊治收住入院。患病以来神清,精神、食欲、睡眠尚好,小便无殊,体重无明显增减。

既往史:"甲肝"史 10 余年,发现"乙肝小三阳"10 余年,"胆囊息肉"4年余,有青霉素过敏史;饮酒史 10 余年,白酒 350~400ml/d。家族史:母亲患有"甲状腺疾病"。

体格检查:生命体征平稳,神清,慢性病容,皮肤巩膜无黄染,全身浅表淋巴结未及,颈部见一横行手术瘢痕;心肺听诊无殊;腹平软,无压痛反跳痛,肝脾肋下未及,移动性浊音阴性,肠鸣音无异常;双肾区无叩击痛,四肢无明显浮肿;神经系统检查阴性。

实验室及辅助检查:血常规:WBC 5.5×10^9/L,L 40.8%,N 50.5%,RBC 2.83×10^{12}/L,Hb 86g/L,PLT 235×10^9/L;尿常规示尿蛋白(++),隐血(+);24 小时尿蛋白定量 1255mg;大便常规示大便棕褐色,隐血试验阴性;乙肝三系示 HBsAg、HBeAb、HBcAb 均阳性;乙肝病毒 DNA 定量 3.521×10^4/ml。血生化示:TBIL 0.25mg/dl,DBIL 0.18mg/dl,TP 60.9g/L,

ALB 36.5g/L,ALP 261U/L,LDH 91U/L;BUN 32.5mg/dl,Cr 2.11mg/dl;血淀粉酶 165U/L;K 5.39mmol/L（3.50～5.50mmol/L），Na 142.7mmol/L（135.0～145.0mmol/L），Ca 9.29mg/dl（8.30～10.4mg/dl），P 3.04mg/dl（3.00～5.00mg/dl）；尿肾功能异常；甲状旁腺素两次分别为 861pg/ml 和 1124pg/ml（8.0～74pg/ml）；肿瘤标志物、血沉、甲状腺功能、免疫球蛋白及补体、ANA 全套和 ANCA 均无殊；胃泌素 68pg/ml（0～100pg/ml），试餐试验餐后胃泌素变化未超过 50%；基础胃酸浓度 55mmol/h（2～5mmol/h）；垂体激素泌乳素（PRL）27.5mg/dl（2.5～17.0mg/dl），黄体生成素、卵泡刺激素、高敏促甲状腺素、生长激素均无殊，促肾上腺皮质激素（ACTH）27.7pg/ml（<46.0pg/ml），皮质醇（COR）187.0nmol/L（早上 8 点）（154.0～638.0nmol/L），皮质醇 270.0nmol/L（下午 4 点）（79.0～388.0nmol/L）。

B 超提示"胆囊内多发息肉，胰头部低回声肿块（大小约 2.5cm×2.3cm），双肾实质回声增强原因待查，左肾多发囊肿，左侧甲状旁腺肿大"。

腹部 CT 提示"左肾囊肿，肝胆胰脾及双侧肾上腺未见明显异常，十二指肠降部黏膜增粗，呈结节样"。

胃肠道钡剂造影提示"胃及十二指肠广泛黏膜下病变，并十二指肠降段走形异常"。

头颅 MRI 垂体及鞍区未见明显异常。

胃镜示"食管浅溃疡，贲门增生，慢性浅表胃炎伴糜烂，十二指肠降部多发糜烂"；病理示"黏膜慢性炎"。

二、病史特点

（1）患者，男，40 岁，1 周前行"甲状旁腺腺瘤摘除术"。

（2）腹泻 5 年，再发伴浮肿半月。腹泻呈水样便，7～8 次/天，无黏液脓血。

（3）体格检查示营养状态尚好，无明显阳性体征。

（4）粪常规无殊，血电解质和肝肾功能正常，无营养不良依据。甲状旁腺素两次分别为 861pg/ml 和 1124pg/ml↑（8.0～74pg/ml）；BAO 55mmol/h↑；空腹胃泌素水平在正常范围，试餐试验餐后胃泌素变化未超过 50%；ACTH、COR 无殊；B 超示"胰头部低回声肿块，左肾多发囊肿，左侧甲状旁腺肿大"。

三、诊断思路和鉴别诊断

顽固性的慢性腹泻,从腹泻性质上分为分泌性、渗透性和运动性腹泻,究其病因,主要有炎症性肠病、胃肠内分泌异常、消化和吸收不良、功能性胃肠病。也可根据腹泻性质特点给予大致定位,如具有消化不良特征的可以是严重的萎缩性胃炎或肝胆胰疾病;吸收不良和大量水样便的可定位于小肠;泻次频但量少或有肉眼黏液血便的多为结肠病变。该患者以反复水样泻为主,腹泻与进食无明确关系,无吸收不良现象,要重点考虑小肠分泌性和运动障碍为主的腹泻病因,并作以下鉴别:

1. 胃泌素瘤

胃泌素瘤分为两种类型:散发性、非家族性胃泌素瘤伴卓-艾综合征(占80%)和家族性胃泌素瘤伴卓-艾综合征(占20%)。多表现为高胃酸和因过量胃液引起的消化性溃疡和腹泻,其中消化性溃疡最常见,腹泻见于1/3以上患者。诊断本病多依靠高胃酸分泌、多发性消化性溃疡和腹泻等典型的胃泌素瘤表现,以及胰泌素激发试验或试餐试验和肿瘤病灶的阳性发现。该患者有不明原因水样泻,基础胃酸排量为55mmol/h↑,且试餐试验阳性(标准餐后胃泌素水平升高未超过原来的50%),胃镜提示食管和十二指肠降部多发浅溃疡,结合B超发现胰头部低回声肿块,需高度怀疑有胃泌素瘤存在。

2. 血管活性肠肽瘤(VIP瘤)

血管活性肠肽瘤(VIP瘤)又称Verner-Morrison综合征,临床表现为水样腹泻、低血钾、胃酸缺乏。VIP瘤占胰腺内分泌肿瘤的2%左右,90%的肿瘤位于胰腺,半数以上呈恶性,在获得诊断时70%已有转移。诊断主要根据临床表现、血清VIP水平测定和影像病理检查。腹部B超是首选的影像学检查方法,但很难检出小于1cm的病灶;螺旋CT对胰腺内分泌肿瘤的敏感性可达82%~92%;生长抑素受体显像被认为是胰腺内分泌肿瘤(除胰岛素瘤外)影像学定位诊断的金标准。该患者仅有水样泻表现,而无低钾血症和胃酸缺乏表现,因此依据不足,必要时可以测定血清VIP水平。

3. 类癌综合征

类癌大多数发生于胃肠道,起源于上皮。主要分泌一些内分泌活性物质,如5-羟色胺、组胺、胃泌素、胰岛素样物质和儿茶酚胺。5-羟色胺大量分泌可引起面颊、颈、胸发作性潮红(持续15~30分钟),腹泻和腹痛症状。

该患者除有明显腹泻外,无发作性潮红、腹痛等临床表现,不支持诊断。

4. 胰腺肿瘤

胰腺癌约占整个消化道恶性肿瘤的 8%～10%。就发生部位而言,胰头部占 60%～70%,胰体次之,占 20%～30%,而胰尾最少,约占 5%～10%,还有约 5% 的全胰癌。临床上常有食欲不振、腹痛或腹部不适、体重下降、腹泻等症状。该患者病史超过 5 年,不符合癌症经过;然该患者腹部CT 表现为胰头占位,故必须考虑良性胰腺内分泌肿瘤的可能,必要时行细针穿刺或外科手术探查以明确诊断。

5. 多发性内分泌肿瘤(MEN)

患者明确有甲状旁腺肿瘤病史,甲状旁腺肿瘤引起的高钙血症可以继发血清胃泌素增高和胃酸分泌增加。多发性内分泌肿瘤的特点是在同一患者身上出现两种或两种以上的内分泌腺体肿瘤。患者胰腺似有内分泌肿瘤可能,又有胃泌素瘤所致的多发胃十二指肠溃疡、顽固性腹泻表现,同时存在甲状旁腺腺瘤,达到两种内分泌肿瘤,可以诊断为 MEN。

四、诊治经过

复查腹部 CT(胰腺为中心薄层增强扫描)强烈提示胰腺肿瘤,患者有甲状旁腺瘤的病史,长期间歇服用"雷尼替丁"及止泻药控制腹泻,曾经出现高钙血症。

> 最后诊断:多发性内分泌肿瘤 1 型(MEN-1 型)

五、讨论

多发性内分泌肿瘤有两种主要形式:1 型(MEN-1 型,Wermer 综合征)和 2 型(MEN-2 型,Sipple 综合征),其中 2 型又可分为 2a 型和 2b 型。两型各自有其特异的内分泌腺体肿瘤生成,见表 1 所示。

表 1　MEN-1 型和 MEN-2 型肿瘤的比较

肿瘤	MEN-1 型	MEN-2a 型	MEN-2b 型
常见	垂体、甲状旁腺、胰腺肿瘤	嗜铬细胞瘤、甲状腺髓样瘤、甲状旁腺腺瘤	除 2a 外,尚合并多发黏膜神经瘤、巨结肠症等
其他	肾上腺、甲状腺、小肠等		

MEN 是常染色体显性遗传病，MEN-1 型的特点是合并发生甲状旁腺、胰岛细胞和垂体前叶肿瘤。甲状旁腺瘤发生于 95％的 MEN-1 型患者，引起原发性甲状旁腺功能亢进，并导致高钙血症。约 90％的患者因出现高钙血症而发现甲状旁腺瘤，为 MEN-1 型的首发临床表现。胰岛细胞瘤发生于 40％的 MEN-1 型患者，其中胃泌素瘤最为常见，胰岛素瘤次之，胰高血糖素瘤和血管活性肠肽瘤较为罕见。胃泌素瘤可引起 Zollinger-Ellison 综合征。垂体前叶瘤发生于 30％的 MEN-1 型患者，大部分是泌乳素瘤（60％），其次是生长激素瘤（生长激素分泌细胞瘤）（20％），促肾上腺皮质素瘤和其他无功能腺瘤所占比例不到 15％。

导致 MEN-1 型的基因定位在染色体 11q13，并被认为是抑癌基因。它包括 10 个外显子，编码由 610 个氨基酸组成的特定蛋白质（MENIN），能与细胞核内活化蛋白 1 转录因子 JunD 相互作用。MENIN 通过转录调节通路发挥作用，抑制 JunD 活化的转录，从而控制细胞增殖。大多数（>80％）的 MEN-1 型家系中的种系突变是不活跃的，而每个家系存在某种独有的突变，因此在临床难以进行 MEN-1 型基因检测，遗传学检查也难以常规开展。

多数胰腺内分泌肿瘤界限清楚，为孤立性，罕见囊性。肿瘤直径多为 1～5cm，直径＞2cm 时恶性危险增加，直径＞3cm 的肿瘤常为恶性。神经内分泌标志物在 MEN 诊断中有重要价值。胰腺内分泌肿瘤可应用 Syn（突触泡整合膜糖蛋白）或 PGP 抗体标记大多数神经内分泌细胞。胰腺内分泌肿瘤阳性标志物还包括 CK8、CK18、CK19 及神经纤维丝（NF）。临床需要与胰腺实性-假乳头肿瘤进行鉴别。支持胰腺实性-假乳头肿瘤的依据如下：①仅有局部症状，不产生激素综合征；②肿瘤较大，常大于 5cm；③含有簇状透明泡沫状胞质的细胞；④肿瘤细胞内和细胞间常聚集 PAS 阳性的玻璃样小球；⑤含有宽的玻璃样分隔，包括小的血管；⑥显示出血、坏死灶，偶见胆固醇结晶；⑦缺乏嗜铬素表达，也常缺乏 CK，而表达 vimentin、α-抗胰蛋白酶和 CD10；⑧缺乏肽类激素免疫表达；⑨主要见于年轻女性；⑩大多数肿瘤表现良性生物学行为。

临床上出现下列情况时需要考虑胃泌素瘤可能：①多发、不典型部位的消化性溃疡，手术切除后迅速复发；②原因不明的水泻/脂肪泻；③内分泌腺瘤家族史；④胃镜下可见粗大的胃黏膜皱襞。

确认胃泌素瘤需进行以下检查：①血清胃泌素测定大于 1000ng/L 可

确诊,但 2/3 患者在 $100\sim1000ng/L$ 之间,1%在正常范围内。②胰泌素激发试验(secretin stimulation test):患者注射胰泌素后 15 分钟内血清胃泌素升高超过 200ng/L,非胃泌素瘤患者血清胃泌素下降、不变或轻度升高不超过 200ng/L。胰泌素激发试验的敏感性和特异性在 90%以上。③试餐试验:胃泌素瘤患者胃泌素升高不超过原来的 50%,非胃泌素瘤患者胃泌素升高超过原来的 100%。但敏感性不及胰泌素激发试验。④胃液分析:胃泌素瘤患者夜间 12 小时胃液总量常超过 $1000\sim2000ml$,基础酸排量(BAO)大于 15mmol/h,最大酸排量(MAO)大于 60mmol/h,BAO/MAO 大于 60%;非胃泌素瘤夜间 12 小时胃液总量不超过 400ml。

90%以上的胃泌素瘤经胃泌素放射免疫测定、胰泌素激发试验、生长抑素受体核素成像和超声内镜检查,能于术前该断及定位。大多数胰腺内分泌肿瘤可经手术切除,从而使临床症状快速消退。低分化肿瘤在出现临床症状时就发生转移,预后不良。

六、点评

胰腺内分泌肿瘤引起的腹泻中 VIP 瘤、胃泌素瘤、胰高血糖素瘤、生长抑素瘤都有相应的"临床综合征"。MEN 临床很罕见,但因为是常染色体显性遗传病,MEN 的诊断对于其他家庭成员有着重要的意义,一级亲属有 50%的发病风险。偶然情况下,MEN 综合征可能会零星散发。

病例 30 "腹痛腹泻伴发热 8 月余，加重伴血便 40 天"

一、病例资料

患者，男，33 岁，因"腹痛腹泻伴发热 8 月余，加重伴血便 40 天"入院。

患者 8 个月前出现下腹疼痛，呈阵发性，大便 3～5 次/天，为稀水样便，伴发热，体温最高 39℃。曾来院诊治，查大便常规隐血（＋＋），血常规未见异常，血沉 25mm/h，PPD 试验阴性。小肠气钡造影见"回肠末段黏膜皱襞不规则增粗、紊乱，肠腔内可见多个充盈缺损，病变长度约 15cm，符合 Crohn 病表现"。肠镜提示"回肠末端黏膜充血水肿，大片溃疡，直肠黏膜散在点状充血糜烂"，活检病理示"慢性炎性肉芽肿"。诊为"Crohn 病"，予"艾迪莎散剂 3g/d，强的松片 45mg/d"治疗后体温降至正常，症状好转出院。治疗 1 个月后强的松逐渐减至 5mg/d 维持治疗。患者 40 天前夜间突发高热，最高体温 40.4℃，伴恶心呕吐，下腹部疼痛明显，解暗红色稀便 1 次，量较多，便后腹痛减轻。3 天前再次出现高热，腹痛后解暗红色血便 1 次，性状同前。1 天前共解血便 8 次，暗红色，共约 800ml，伴发热、恶心、出冷汗，于当地医院"输血 400ml"，按原方案治疗症状无好转再次来院。

既往史：患者 20 年前行"肛瘘修补术"，8 年前有"十二指肠球部溃疡"史。

体格检查：体温波动于 39～40℃，皮肤巩膜轻度黄染，浅表淋巴结未及。腹平软，无明显压痛及反跳痛，未及包块，肝脾肋下未及，移动性浊音阴性。肛门指检未及肿块，指套无血染。

实验室检查及辅助检查：血常规：Hb 69g/L↓，WBC $1.8×10^9$/L↓，PLT $30×10^9$/L↓；凝血谱：PT 21.8～27.8 秒↑，APTT 61.9～66.2 秒↑，纤维蛋白原 0.39g/L↓，鱼精蛋白副凝试验（＋）；ESR 2mm/h；肝功能提示：ALT 540IU/L↑，AST 358IU↑，胆红素和白蛋白属正常范围。

次日急诊结肠镜示"回肠末端散在深溃疡，血块，结肠各段散在深溃疡，黏膜充血水肿，并见数颗息肉样隆起（因肠腔出血较多，未行活检）"。

B 超提示"肝脏肿块（肝脓肿？）"。

二、病史特点

(1)患者,男性,33岁。13岁时有肛瘘,25岁时患十二指肠溃疡。

(2)8个月前出现腹痛、腹泻伴血便,经小肠造影、肠镜及病理检查确诊"小肠Crohn病",经"艾迪莎"、"强的松"治疗好转出院。

(3)症状再发并出现高热40余天,原治疗无效。

(4)体检:皮肤巩膜轻度黄染,浅表淋巴结未及,腹平软,无明显压痛及反跳痛,未及包块,肝脾肋下未及,移动性浊音阴性,肛检(一)。

(5)血液检查提示DIC可能:血三系减少并进行性下降,PT、APTT明显延长,纤维蛋白原↓,鱼精蛋白副凝试验(＋);ALT、AST显著升高。

(6)B超提示肝脏肿块(肝脓肿?)。结肠镜示:回肠末端散在深溃疡,血块,结肠各段散在深溃疡,黏膜充血水肿。

三、诊断思路和鉴别诊断

患者8个月前曾诊断为"小肠Crohn病",按常规治疗症状一度缓解,但在维持治疗期间症状反复并加剧,出现高热和血液系统病变,病情危急。应对病情重新分析,确认是否在原有疾病复发的基础上出现严重并发症还是另有其他疾病。

1.Crohn病(Crohn' disease,CD)复发及并发症

患者曾在20余年前有肛瘘史,8个月前出现腹痛腹泻。根据临床特点、小肠造影、肠镜及病理检查结果,临床诊断"Crohn病"基本明确,用氨基水杨酸及激素的治疗后病情曾得到较好的控制,且一直在药物维持治疗中。本次无明显诱因下症状突然加重,出现高热、肝功能损害、血三系下降,激素治疗效果欠佳,难以解释CD复发。出现高热表现应考虑是否存在CD穿孔合并腹内脓肿和内瘘感染,其主要致病菌包括大肠杆菌、脆弱类杆菌、肠球菌和草绿色链球菌等。约2.5％CD患者可出现下消化道出血,主要是结肠或回盲部黏膜大片糜烂,深溃疡底部血管受损伤而出血。但该患者无肛周脓肿和腹部压痛,无腹膜刺激体征,白细胞数量不升高,对抗生素治疗反应不佳,难以用单纯的重度CD来解释,可进行腹部CT或MRI了解肠道周围情况,明确有无CD并发症出现。

2.伴发肠道感染性疾病

肠道感染性疾病包括细菌性痢疾、肠道真菌病和Yersinia杆菌感染

等。细菌性痢疾的临床特点为发热、腹痛腹泻和黏液脓血便。本病大多有一定的季节性流行，也可散发，急性起病患者大多发现大便中有脓细胞和红细胞，大便培养阳性率较高，对抗生素治疗有效，该患者不符合。肠道真菌病包括念珠菌、组织胞浆菌和放线菌病，大多为条件致病菌，在全身免疫力低下、长期使用免疫抑制剂和大量联合抗生素使用后多见，该患者有可能的致病因素存在。粪便真菌培养有助于鉴别诊断。Yersinia 杆菌是一种肠道致病菌，主要累及回肠，累及结肠少见，可引起急性回肠炎或回-结肠炎，可有发热、腹泻和左下腹痛症状，一般在大量摄入该致病菌后发病，潜伏期 4～10 个月。患者无明确致病菌摄入史，本次起病急，临床发病过程不支持。

3.肠结核

本病好发于青壮年，多继发于开放性肺结核，病变主要累及回盲部及邻近结肠，病理组织学特征性改变为干酪样坏死性肉芽肿。临床伴发粟粒性肺结核可有高热和全身毒血症状，结核病变常发生闭塞性动脉内膜炎，消化道大出血并不多见。该患者既往无结核病接触史，没有粟粒性肺结核表现，PPD 试验阴性，血沉不高。肠结核患者瘘管和消化道大出血少见，其临床表现和结肠镜下表现不支持本病诊断。但临床需要警惕，溃疡型肠结核在活动期时经过大剂量激素治疗后，可以出现全身血行播散，加重患者病情，因此临床上在不能完全排除本病的情况下，切忌大剂量长程使用激素治疗，以免病情恶化。

4.肠道 Behcet 病

本病是一种免疫性疾病，累及多系统，包括皮肤、眼、关节、血管和肠道等。以口腔、外生殖器溃疡和眼色素膜炎较为多见，肠道受累者不到 1%，且好发于回盲部和远端结肠。溃疡常为多个，易出血，且常为穿透性。一般对糖皮质激素治疗反应良好。该患者缺乏口腔、外生殖器溃疡等特征，临床上不符合本病诊断要点。

5.恶性组织细胞病

本病在我国并非罕见，常可累及胃肠道，甚至以胃肠道症状为主要或先发表现，系恶性组织细胞浸润所致。临床上除有发热、周围血细胞减少等表现外，还可出现腹痛腹泻、消化道出血、肠穿孔和腹部肿块等消化道症状。近年认为本病属于淋巴瘤的一种表现。该患者起病危急，有发热、血细胞减少、胃肠道出血和肝功能损害等表现，需要怀疑本病可能。但患者肝脾不大,既往腹痛腹泻和小肠病变的表现不符合本病发病过程,诊断有赖于骨髓检查结果。

6. 肠道淋巴瘤

本病好发于中老年。小肠淋巴瘤分为原发性和继发性,以后者多见。原发性小肠淋巴瘤占所有原发性恶性小肠肿瘤的 40%～50%,可发生于小肠各段,以回肠末段最多。可有腹痛、腹泻、血便、发热等表现,X 线检查可见黏膜广泛侵蚀、指压痕或充盈缺损的肿瘤性改变。肠道黏膜病理常规染色检查阳性率极低,常需要多处深部活检和免疫组化分析才可发现本病。该患者有发热、血液系统累及(血三系下降)、肝脏累及(肝功能损害表现)和肠道病变,临床起病急骤,进展迅速,需要高度怀疑本病。应对病理切片作免疫组化染色或基因重排检查,骨髓活检有一定的阳性检出率。

四、诊治经过

入院后患者每日排暗红色血便约 200～300ml,予"止血敏、氨甲苯酸、垂体后叶素"等止血,同时予输红细胞、新鲜血浆、血小板、纤维蛋白酶原复合物,"琥珀氢化可的松针"100mg/d 静脉滴注,"特治星、泰能"等抗感染,"吉粒芬"升白细胞等治疗,患者仍便血不止,高热不退,血三系进行性下降。入院后第 4 天遂行骨髓穿刺和活检检查,病理证实为间变性 T 细胞型非霍奇金淋巴瘤,免疫组织化学染色示:LCA(+),CD3(+),OCHL-1(+),CD30(+),CD68(-),CD163(-),MPO(-),CD20(-)。

患者入院第 6 天心率 160 次/分左右,呼吸急促(40 次/分),经强心、利尿治疗无好转,行气管插管和呼吸机支持。住院第 8 天出现心率下降,室颤,抢救无效死亡。

将第一次住院结肠镜的病理标本加做了免疫组化染色,结果提示"CD20(+),CD3(+),CD30 少量细胞阳性",考虑肠道淋巴瘤。

最后诊断:肠道 T 细胞型非霍奇金淋巴瘤

五、讨论

临床上应注意 Crohn 病与肠道淋巴瘤的鉴别。曾有误诊为炎症性肠病并经激素治疗取得一定缓解,最后诊断为淋巴瘤的报道。Crohn 病本身也可并发一些恶性疾病,如肠癌和淋巴瘤。Crohn 病并发淋巴瘤比较少见，主要为胃肠道原发性淋巴瘤，亦可并发肠外淋巴瘤。目前关于 Crohn 病并发淋巴瘤的资料主要来自少数的病例报道及一些小样本研究。2003 年 Hall 等总结了 31 例 CD 并发淋巴瘤的报道，其中 23 例为男性，CD 并发淋巴瘤前多有较长的病程，淋巴瘤发生的部位一般与原来 CD 的部位一致，以大细胞型非霍奇金淋巴瘤最多见。另外研究显示，免疫抑制剂的使用可增加 CD 并发淋巴瘤的危险。病理检查和免疫组化染色是诊断淋巴瘤的重要方法。

内镜检查仍然是肠道淋巴瘤的首要检查手段。内镜有如下特点：①肠道淋巴瘤好发于回肠末端及回盲部；②病变可表现为溃疡型、弥漫浸润型、结节型等，呈多形性、多灶性、弥漫性及不规则性，常可出现假性愈合；③溃疡呈节段性分布，大小不一，形状不规则，可见巨大溃疡，病变边缘隆起，呈火山口状；④隆起型的特征性表现为耳状及盘状隆起；⑤超声内镜可清楚地观察黏膜下及胃肠道周围淋巴结的病变，可以帮助取材活检。病理检查是胃肠道淋巴瘤确诊的关键。因内镜活检取材小，其中夹有大量炎性坏死组织和肉芽组织，异形淋巴细胞不典型，分布较弥散，并因淋巴瘤源于黏膜下层淋巴组织或黏膜固有层，活检较难获得阳性结果，所以要明确恶性淋巴瘤的诊断有一定困难，活检取材应多取、深取或在超声内镜引导下取材。活检常规病理难以诊断而疑为本病者，行免疫组化染色和聚合酶链反应检测可提高本病的诊断率。原发性肠道恶性淋巴瘤的诊断仍采用 Dawson 提出的 5 条标准：①全身浅表淋巴结不大或肿大而病理不能证实为恶性淋巴瘤；②白细胞总数和分类均正常；③胸片未见胸骨后或纵隔淋巴结肿大；④手术证实病变局限于肠道及引流区域淋巴结；⑤肝脾正常。

胃肠道淋巴瘤分期的 Blackledge 改良方案为：Ⅰ E 期中Ⅰa 为单发肿瘤，Ⅰb 为多发肿瘤；Ⅱ E 期中Ⅱa 为周围淋巴结受累，Ⅱb 为穿过浆膜和邻近器官粘连，Ⅱc 有穿孔并发腹膜炎；Ⅲ E 期有更远处淋巴结转移；Ⅳ E 期有内脏转移。原发性胃肠道淋巴瘤目前尚无统一的最佳治疗方案，有作者建议以化疗作为首选的治疗方法，但现在更倾向于手术为较合适的方法。多数学者认为手术切除是必要的，手术可以明确肿瘤的侵犯范围及病理分类，有助于下一步治疗的选择。切除大块肿瘤能减轻放疗、化疗的负荷，且能解除肠梗阻、穿孔、出血等并发症。

六、点评

本例患者 8 个月前诊断为"Crohn 病",此次病情加重,极易误诊为原有疾病的反复、加重或出现并发症。但是患者病程进展迅速,出现血三系减少、DIC 和肝功能损害等多系统损害,最后出现多脏器功能衰竭死亡。经过骨穿活检病理和结肠病理标本免疫组化证实为非霍奇金淋巴瘤。

本例患者临床诊断有争论之处在于是肠道 Crohn 病并发淋巴瘤,还是原发肠道淋巴瘤。从最后将第一次发病肠活检标本作免疫病理与骨髓病理比对结果看,应考虑原发肠道淋巴瘤。这就留给我们一个深深的思考,对于初诊的鉴别诊断十分重要,一旦"确诊",以后的治疗直接关系到患者的预后,尤其在维持治疗中病情反复,一定不能限于原诊断考虑,必须重新鉴别诊断。

参考文献

1. Hall CH Jr, Shamma M. Primary intestinal lymphoma complicating Crohn's disease. J Clin Gastroenterol, 2003; 36: 332－336
2. Farrell RJ, Ang Y, Kileen P, *et al*. Increased incidence of non-Hodgkin's lymphoma in inflammatory bowel disease patients on immunosuppressive therapy but overall risk is low. Gut, 2000; 47: 514－519
3. 宋丽萍, 张学斌, 邓怀慈. 原发性胃肠道淋巴瘤的诊断治疗进展. 国外医学·肿瘤学分册, 2004; 31: 214－216

病例 31 "停经 3 周,腹泻腹胀 1 周"

一、病例资料

患者,女,24 岁,因"停经 3 周,腹泻腹胀 1 周"收住入院。

2 周前患者因停经 3 周确诊为"早孕"。1 周前自述有"不洁"饮食,次日出现腹泻,黄色稀便 4～6 次/天,24 小时总量约 400～500ml,非黏液脓血便,伴有脐周阵发性腹痛,但不剧烈,可忍受,排便后可缓解,无里急后重,无畏寒发热,无恶心呕吐,未予诊治。5 天前出现腹胀,但无颜面部浮肿,无恶心呕吐,去当地医院门诊 B 超检查示"中量腹水",诊为"早孕,急性胃肠炎,腹水原因待查",收住妇保院,予输白蛋白、抗生素和止泻药等治疗 3 天后腹胀明显减轻,大便成形,但出现阴道出血,考虑到"难免流产"而施行人工流产术。术后再次出现腹胀腹泻,且较严重,黄色水样便 20 余次/天,伴呕吐,呕吐物均为胃内容物,遂转入本院。起病以来精神软,睡眠尚好,体重无明显改变。

4 年前患肺结核,正规抗结核治疗 6 个月。

个人史和家族史无殊。

体格检查:体温 37.0℃,脉搏 130 次/分,血压 13.3/10.1kPa,痛苦面容,神清,皮肤巩膜无黄染,心肺听诊阴性。腹部膨隆,全腹压痛,右下腹为甚,无肌卫及反跳痛,肝脾肋下未及,移动性浊音阳性,肠鸣音亢进。双下肢无浮肿。神经系统检查未见异常。

实验室及辅助检查:Hb 133g/L,WBC 7.5×10^8/L,PLT 8.4×10^9/L;大便常规及培养阴性;尿常规阴性;血生化提示肝肾功能正常;腹水黄色微混,RBC 132×10^6/L,WBC 172×10^6/L,N 13%,L 87%,Rivalta 阳性,比重 1.014,LDH 265mg/dl,ALB 18.6g/L,PPD 抗体阴性;腹水找肿瘤脱落细胞阴性,细菌培养阴性,ADA 15U/ml;PPD 皮试阴性;血抗结核抗体阴性;ESR 34mm/h。

B 超提示"中量腹水,肝胆脾无殊,子宫附件无殊"。

二、病史特点

(1)年轻女性,早孕后发病。既往有肺结核病史,经过正规抗结核治疗。

（2）腹胀腹泻1周,实施人工流产后明显加重。

（3）腹部有压痛和移动性浊音阳性。

（4）腹部B超示"中量腹水,肝胆脾胰、子宫附件无殊"。

（5）腹水检查提示"非脓性渗出性腹水,血常规提示白细胞和血小板下降"。

三、诊断思路和鉴别诊断

年轻女性,妊娠起病,有腹泻腹水表现,在人工流产术后加重,腹水为渗出性。应该考虑以下疾病可能:

1. 结核性腹膜炎

结核性腹膜炎是由结核杆菌感染腹膜引起,主要继发于肺结核或体内其他部位的结核病,可见于任何年龄,但以青壮年多见,女性略多于男性。起病缓慢,早期表现缺乏特异性,有发热、盗汗、消瘦、乏力等全身中毒症状,胃肠道表现可以有腹痛、腹胀、腹泻、便秘或腹泻便秘交替出现,体检腹部可有腹痛与腹胀。因病变常累及回盲部,故疼痛最常见于右下腹,触诊时可发现局限性压痛点。实验室检查提示腹水常为草黄色渗出性,少数呈混浊或血性,细胞计数以淋巴细胞为主,比重一般超过1.018,腹水ADA增加,病变活动时血沉快。该患者既往有肺结核病史,又在妊娠时出现腹膜炎表现,中等量腹水,全腹压痛,以右下腹为主,血沉增加,应予考虑。但患者腹水ADA不高,PPD皮试和血抗结核抗体阴性,4年前经正规抗结核治疗6个月,本次起病较急,不支持结核性腹膜炎诊断。必要时可行腹腔镜检查以协助诊断。

2. 细菌性腹膜炎

继发性细菌性腹膜炎病因多为腹部外伤和手术,肠道细菌移位或腹腔感染导致。患者有腹泻,有施行人工流产术史,应该警惕经阴道逆行性腹腔内感染,或者肠道细菌移位导致腹膜炎可能。但患者没有腹膜炎三联征,即腹部压痛、反跳痛和腹壁肌紧张,临床没有发热表现,血象提示白细胞不高,腹水非脓性表现,因此可能性不大。

3. 异位妊娠破裂

异位妊娠以输卵管妊娠最多见,占95%左右。输卵管妊娠多发生于妊娠6周左右,当囊胚穿破浆膜,形成输卵管妊娠破裂。往往有腹腔内大量出血,甚至休克。但少部分患者出血停止,病情稳定,形成"陈旧性宫外孕"。患者有早孕,阴道出血,曾行人工流产,术后再次出现严重腹胀,需要考虑本病可能。但腹水提示非血性,不支持诊断。

4.癌性腹水

恶性肿瘤腹膜转移,临床上可以表现为腹痛、腹泻、腹胀和腹水。在原发癌灶症状较为隐匿以及转移早期腹部尚无包块形成之时,临床上较易误诊。腹膜转移癌,除原发于腹膜自身的肿瘤,如腹膜间皮瘤等外,绝大多数来源于消化系统肿瘤或妇科肿瘤转移至腹膜所致。腹膜转移癌临床诊断主要依据腹水常规化验和反复多次腹水脱落细胞镜检或腹腔镜检查结果。诊断性腹穿、反复检查腹水脱落细胞是一种简便易行的常用和重要的诊断方法。该患者大便隐血阴性,B超未发现明确肿瘤证据,腹水脱落细胞阴性,必要时可进一步进行腹部 CT、胃镜和肠镜及腹腔镜检查和多次腹水脱落细胞检查等以排除诊断。

5.结缔组织疾病

如系统性红斑狼疮(SLE)是累及全身各脏器的自身免疫性疾病,常见于女性,临床表现多种多样,起病可呈暴发性、急性或隐匿性,可单一器官受累,也可多个器官同时出现,诱发因素包括阳光照射、妊娠、分娩、药物和手术等。其中一部分患者可表现为胃肠道症状,如上消化道出血、便血、腹水和假性麻痹性肠梗阻等。如果患者首先表现为上述消化道症状而无其他系统表现,临床上极易误诊。该患者为年轻女性,以消化道症状为首要表现,有非化脓性腹膜炎,且症状在人流后加重,不能排除系统性红斑狼疮的可能,但患者无关节、肾脏、颜面红斑等其他系统受累情况,需进一步作自身免疫疾病的有关检查。

四、诊治经过

经查血抗核抗体 1∶320,dsDNA(+),ENA(+),抗 Sm 抗体(+),SS-A(+),SCL-70(+),考虑为系统性红斑狼疮。应用"甲基强的松龙针"40mg 一日两次治疗,1 周后腹水消退,腹泻减轻,改为口服"强的松片"后症状明显好转。

> 最后诊断:系统性红斑狼疮,妊娠流产后

五、讨论

系统性红斑狼疮临床表现变化多端，一般起病缓慢，多以皮肤关节或肾脏损害为主要表现，以腹泻伴腹水为首发表现的红斑狼疮常缺乏特异性，易误诊。

上海风湿病学会(1987)提出的系统性红斑狼疮诊断标准有：①蝶形红斑或盘状红斑；②光敏感；③口鼻腔黏膜溃疡；④非畸形性关节炎或多关节痛；⑤胸膜炎或心包炎；⑥癫痫等精神症状；⑦蛋白尿或管型尿或血尿；⑧血小板计数$<10\times10^9$/L或白细胞计数$<4\times10^9$/L或溶血性贫血；⑨抗核抗体阳性；⑩抗 dsDNA 抗体阳性或 LE 细胞阳性；⑪抗 Sm 抗体阳性；⑫补体 C3 降低；⑬皮肤狼疮带试验(非病损部位)或肾活检阳性。符合上述 13 项中任何 4 项者，可诊断为 SLE。该患者抗核抗体 1：320，dsDNA（＋），ENA（＋），抗 Sm 抗体（＋），结合血小板下降，诊断系统性红斑狼疮成立。

系统性红斑狼疮常见的浆膜腔积液是胸腔积液或心包积液，腹腔积液相对少。腹水是由于免疫复合物介导的腹部表面炎症及狼疮性腹膜血管炎引起。据文献报道，系统性红斑狼疮发生腹水的概率约为 10％，均发生在系统性红斑狼疮发病数月后；以大量腹水为主要首发表现者极为罕见。有报道 29 例系统性红斑狼疮以腹水为首要表现，其早期误诊率达 100％。由于系统性红斑狼疮性腹水的症状和体征均无特异性，临床误诊为结核性腹膜炎、肝硬化腹水感染、肿瘤等比较常见。

妊娠可诱发系统性红斑狼疮活动，特别在妊娠早期，该患者即为此种情况。疾病活动表现为腹泻、腹水，而活动期红斑狼疮患者的胎儿丢失率高达 45.5％，其机制与患者体内产生针对各种磷脂(如心磷脂、磷脂酰丝氨酸、磷脂结合糖蛋白等)的自身抗体有关。及时加大激素用量可有效控制病情，减少流产率。患者首次出现消化道症状经保守治疗后一度好转，但出现阴道出血的流产先兆，因当时未明确诊断遂行人流，导致术后病情急剧恶化，确诊为系统性红斑狼疮后加用大剂量激素症状迅速好转，可见早期诊断和慎重人流的重要性。

六、点评

本病例系妊娠诱发 SLE，又以消化系临床表现为首发，较为复杂。供大家临床借鉴。

参考文献

1. 陈灏珠.实用内科学(第 10 版).北京:人民卫生出版社.1997:2078-2082

2. 范平云,石韫珍.以腹水为首发症状的系统性红斑狼疮 1 例.中国社区医师,2002;18:40

3. 程宝泉,上官红,张尚忠.以腹水为首要表现的系统性红斑狼疮 29 例误诊分析.山东医药,2001;41:36

4. Shoenfeld Y,Blank M.Autoantibodies associated with reproductive failure.Lupus,2004;13:643-648

病例 32 "腹痛 2 年,伴腹泻、双下肢麻木、乏力半年,腹胀半月"

一、病例资料

患者,男,49 岁,农民,因"腹痛 2 年,伴腹泻、双下肢麻木、乏力半年,腹胀半月"入院。

患者于 2 年前无明显诱因下出现腹痛,无头晕、头痛,无恶心、呕吐,无胸闷、气促,无腹泻、便秘,无肛门排气排便停止,无发热、畏寒,多次就诊于当地医院,曾以"农药中毒"收住,予"阿托品"治疗后好转出院。半年前因再发腹痛,伴有腹泻,虽经"抗炎补液"治疗有好转,但出现双下肢麻木、乏力,不能行走,3 个月前在神经内科住院诊治 1 个月,期间查腹部 B 超、ECT 无殊,颈部淋巴结穿刺病理提示"炎症改变",诊断为"周围神经病,单克隆免疫球蛋白增高",予口服"强的松"及"营养神经"治疗,症状稍好转后出院,继续口服"强的松"1 个月停药。近半月来患者逐渐出现腹胀、腹泻黏液便,一天 2~3 次,无发热畏寒,无头痛头昏,无胸闷心悸,无腹痛,无黑便,无里急后重。拟"腹水待查,周围神经病"收治入院。追问病史半年前开始有明显性功能减退。

既往无肝炎、肺结核史,无高血压病、糖尿病史,无药敏史,无烟酒嗜好。妻儿及兄妹 5 人均体健,无类似病史。

体格检查:神清,呼吸平稳,右侧颈部触及 3 个黄豆大小的淋巴结,男性乳房发育。心肺检查无殊。全腹软,上腹部压痛,无反跳痛,肝脾肋下未触及,移动性浊音(+)。四肢肌力 4 级,病理反射未引出,双下肢轻度浮肿,四肢肢端明显色素沉着。

实验室及辅助检查:血常规:WBC $6.3×10^9$/L,Hb 106g/L,PLT $71×10^9$/L;ESR 46mm/h;血淀粉酶正常;白蛋白 29.4g/L,其余肝肾功能正常;乙肝三系、丙肝抗体、HIV 抗体、梅毒 RPR 均(-);血、胸水结核杆菌抗体(-);大便常规及隐血试验(-),大便培养(-);尿常规隐血(++),余正常;肿瘤标志物 CEA、AFP、CA199、CA724 均正常,血 CA 125 62.97U/ml(正常<35U/ml);自身抗体全套阴性;CRP 23.30mg/L(<8mg/L);血 λ 隐轻链 7.34mg/dL(3~6.38mg/dl),κ 轻链正常;补体

C3 0.58g/L(0.85～1.93g/L)，免疫球蛋白 G 5.47g/L(7.23～16.85g/L)，免疫球蛋白 A 10.60g/L(0.69～3.82g/L)，免疫球蛋白 M 0.44g/L(0.63～2.77g/L)。

胸片：心肺未见明显异常，双侧肋膈角略钝。

胸腹腔 B 超示双侧胸腔积液，腹腔大量积液。

骨髓检查有骨髓小粒，粒系增生活跃，红系增生尚活跃，成熟淋巴细胞比例形态无殊，无典型多发性骨髓瘤表现，涂片见到 2 处浆细胞堆聚。

胸腹水涂片内未找到癌细胞。腹水黄色透明，白细胞数 0.108×10^9/L，多核粒细胞 3%，李凡他试验(＋)，腹水 CA125 轻度升高。胸水淡黄色透明，白细胞数 0.068×10^9/L，多核粒细胞 8%，李凡他试验(＋)，ADA 2.7U/mol，胸水 CA125 升高，胸水 DNA 异倍体阴性。

胃镜：十二指肠球部溃疡(瘢痕期)，浅表性胃炎。

肠镜：插镜至盲肠，提示直肠炎症。

二、病史特点

(1)男，49 岁，农民。

(2)主诉"反复腹痛 2 年，伴腹泻、双下肢麻木、乏力半年，腹胀半月"。

(3)曾发现有周围神经病，单克隆免疫球蛋白增高，予口服强的松及营养神经治疗，症状好转。半年前开始有明显性功能减退。

(4)查体有男性乳房发育，颈部淋巴结肿大，上腹部压痛，移动性浊音阳性，四肢肌力 4 级，双下肢轻度浮肿，肢端明显色素沉着。

(5)实验室检查：血沉增高，CRP 增高，免疫球蛋白 G、M 和补体 C3 降低，自身抗体(－)，血 λ-轻链增高。

(6)B 超示双侧胸腔积液，腹腔大量积液，但肝脾不大。胃镜示十二指肠球部溃疡(瘢痕期)，浅表性胃炎。肠镜示直肠炎。

(7)胸腹水检查为渗出液。

(8)骨髓检查无典型多发性骨髓瘤表现，涂片见到 2 处浆细胞堆聚。

三、诊断思路和鉴别诊断

该患者以多系统受损害的表现为特征，很难定位于某一器官或系统，也难以给予病因定性。从主症腹痛查找患者有十二指肠溃疡和胃炎存在；腹泻考虑直肠炎所致，但缺乏典型的炎症性肠病表现；腹胀由于腹膜炎引起,是否同时有多发胸膜腔炎性渗出?肢体麻木和肌无力早已诊断为周围神经病变且皮质激素治疗有效;从多发淋巴结肿大和一些免疫指标异常及λ-轻链增高,骨髓浆细胞的集聚要考虑血液、淋巴网状系统的问题;另外,皮肤损害、内分泌的改变(如男性乳房发育)是原发的,还是继发的? 以上是多个疾病伴发(如慢性胃肠炎症、腹膜炎、神经炎、淋巴结炎等)还是一个疾病多种表现(如 SLE 或淋巴瘤或结核病)? 代谢障碍、组织变性或尚不明原因的综合病症? 需要逐一来甄别。

1. 结缔组织病

结缔组织病属于自身免疫性疾病,包括系统性红斑狼疮、类风湿关节炎、皮肌炎等,病因大多未明,多好发于生育年龄的女性。临床表现常有共同特征,如长期不规则发热,关节痛,多脏器损害如肾病、多发性浆膜炎、免疫性贫血、皮损等。实验室检查多有血沉增快,补体降低,免疫球蛋白增高,抗核抗体等多种自身抗体阳性。结合该患者的临床表现,实验室检查及辅助检查,虽然提示多系统症状,但病损表现与结缔组织病极不相符。

2. 多发性骨髓瘤

该病是一种病因未明的浆细胞异常增生性恶性肿瘤。骨髓内有异常浆细胞的增殖,引起骨骼破坏,血清或尿的蛋白电泳出现 M 蛋白,尿内出现本周蛋白,最后导致贫血和肾功能损害。我国骨髓瘤发病率约为 1/10万,发病年龄大多在 50~60 岁,男女之比为 3:2。临床表现主要与骨髓瘤细胞对骨骼和其他组织器官的浸润与破坏和 M 蛋白血症有关,如骨和关节疼痛、肝脾淋巴结肿大、感染、出血倾向、肾功能损害、多发性神经病变等。诊断主要依靠克隆性浆细胞增生、大量 M 蛋白血症及骨质破坏。国内诊断标准为:①骨髓中浆细胞>15%,且有形态异常;②血清有大量的 M 蛋白(IgG>35g/L,IgA>20g/L,IgM>15g/L,IgD>2g/L,IgE>2g/L)或尿中本周蛋白>1g/24h;③溶骨病变或广泛的骨质疏松。本例患者虽有双下肢麻木乏力、淋巴结肿大及轻链蛋白增高等表现,但无骨病,骨髓检查未提示异常浆细胞增多,故诊断多发性骨髓瘤证据不足。

3. 慢性炎症性脱髓鞘性多发性神经病

该病任何年龄均可患病,以 50~60 岁居多;两性均可患病,男性略多见。多无任何诱因而缓慢起病,临床表现为进行性四肢无力,可有肢体麻木、刺痛、烧灼感等,一般不累及延髓肌而出现吞咽困难,亦极少发生呼吸困难。体检可发现四肢肌力减退,肌张力降低,腱反射消失,四肢末梢痛触觉和深感觉均减退。电生理检查具备脱髓鞘性病变特征,如神经传导速度减慢。肌电图显示神经源性损害。脑脊液检查示蛋白增高而细胞数正常。神经活检显示节段性脱髓鞘和髓鞘再生。本例患者49岁,双下肢麻木乏力半年,体检四肢肌力减退,曾经诊断为周围神经病,但该患者同时有皮肤色素沉着,胸腹腔大量积液以及颈部淋巴结肿大,临床难以解释。

4. POEMS 综合征

POEMS 综合征是一种以多发性神经病变、脏器肿大、内分泌病变、M蛋白、皮肤损害为主要表现的多系统受累的疾病。由 Crow(1956年)和Fukase(1968年)首先描述,故又称 Crow-Fukase 综合征,是病因未明的一种异常免疫球蛋白血症,伴有神经、内分泌、消化、血液、皮肤等多系统损害。此综合征临床十分少见,常见于中年男性。该患者病程中有以下表现:①周围神经病变,表现为双下肢麻木乏力;②淋巴结肿大;③内分泌紊乱,如男乳发育、性功能减退;④皮肤改变:多毛,四肢肢端明显色素沉着;⑤以 λ 轻链型为主的 M 蛋白增高,并有其他如胸水、腹水、双下肢浮肿等表现。因此,诊断上高度怀疑此病。

四、诊治经过

临床拟诊 POEMS 综合征,给予糖皮质激素治疗未见好转,进一步打算给血浆置换、化疗等治疗,但患者坚持要求出院。

最后诊断:POEMS 综合征

五、讨论

POEMS 综合征又名 Crow-Fukase 综合征,是一种罕见的多系统疾病。1956年 Crow 首先报道了2例骨髓瘤伴周围神经炎及皮肤色素沉着患者,1968年日本的 Fukase 又报道1例,并将其作为一个独立的综合征提出。1980年 Bardwich 等将该综合征的主要临床表现归纳为多发性神经病变(polyneuropathy)、脏器肿大(organomegaly)、内分泌病变(endocrinopathy)、M蛋白(M protein)和皮肤改变(skin changes),称为 POEMS 综合征。1983年 Takatsuki 等首先确认并全面描述此病,因此也称为Takatsuki综合征。1984年 Narkanishi 等收集了日本的102例进行研究,并命名为 Crow-Fukase 综合征。国内至2005年底已报道425例,其中男

性 299 例（70%），女性 126 例（30%），男女之比为 2.4∶1，发病年龄为 11
～74 岁，平均年龄 43 岁；病程 3 个月～30 年，平均 5 年。

本综合征的病因及发病机制尚未完全明了。但一些研究表明炎性细
胞因子（如白介素-1、白介素-6、肿瘤坏死因子-α）和血管内皮生长因子的过
度生成在本病发病中可能起重要作用。Belec 等发现，本病患者可检测到
人类疱疹病毒 8 型 DNA 序列和外周血抗人类疱疹病毒-8 抗体，且伴
Castleman 病者的阳性率更高，提示本病可能与人类疱疹病毒-8 感染有关。
此外，临床发现 POEMS 综合征常可伴发骨硬化性骨髓瘤、意义未明的单
克隆免疫球蛋白血症、原发性巨球蛋白血症、恶性淋巴瘤、Castleman 病
等，原因未明。

本病的临床表现主要为：①多发性神经病：这是本病最常见的症状。
大多数患者均具有对称性的运动及感觉障碍，且症状往往从远端逐渐向近
端发展。腱反射减退或消失，可伴有各种感觉障碍。肌电图可显示为脱髓
鞘及轴索变性改变。临床表现类似慢性炎症性脱髓鞘性多发性神经病。
脑神经和自主神经很少受累。②脏器肿大：主要是肝、脾及淋巴结肿大，肝
脏肿大一般无特异病理特征，脾及淋巴结组织可表现为正常或类似 Cas-
tleman 病的病理表现。③内分泌功能紊乱：可有性功能障碍、甲状腺功能
减退、男子乳腺发育、糖尿病、闭经等。④皮肤损害：表现为局部或弥漫性
皮肤色素沉着、多毛、皮肤粗糙增厚、多汗、杵状指等。皮肤活检示基底层
细胞色素过度沉着、炎症细胞浸润、真皮纤维化及血管增生等。⑤异常球
蛋白血症：绝大多数患者可检测到 M 蛋白，M 蛋白几乎总是 IgA 或 IgG
伴 λ 轻链，κ 轻链仅见于极个别患者。极少数为多克隆免疫球蛋白增多。
⑥其他的临床表现有血小板增多、红细胞增生、低蛋白血症、低热、胸腔积
液、腹水、心包积液等。

诊断 POEMS 综合征的标准目前尚未统一。多数文献采用 1984 年
Narkanishi 等和 2003 年 Martin 等提出的诊断标准，即 5 项主要表现符合
4 项或 4 项以上，且多发性周围神经病变和 M 蛋白为必备条件。2003 年
Dispenzieri 等分析了 99 例本病患者的临床表现后提出新的诊断标准，即
主要标准：①多发性神经病变；②单克隆浆细胞增殖性异常。次要标准：
①硬化性骨病变；②Castleman 病；③脏器肿大（脾肿大、肝肿大或淋巴结
肿大）；④水肿（外周水肿、胸腔积液或腹水）；⑤内分泌病变（肾上腺、甲状
腺、垂体、性腺、甲状旁腺及胰腺）；⑥皮肤改变（色素沉着、多毛、血管瘤、指

甲苍白、多血症);⑦视乳头水肿。符合2条主要标准和至少1条次要标准可诊断为POEMS综合征。

本综合征目前尚无特效治疗方法。目前主要联合应用大剂量糖皮质激素和免疫抑制剂,多数患者可短期好转,但部分患者无效。对伴有孤立性骨硬化性损害、孤立性骨髓瘤或浆细胞瘤的患者采用局部放射治疗或手术切除可明显改善病情;对激素及其他免疫抑制剂治疗无效而雌激素水平升高的患者可试用抗雌激素疗法(如三苯氧胺),可使症状得到改善。另外,血浆置换、化疗、自体外周血干细胞移植、中药治疗等方法只能使症状缓解,远期疗效均不佳。

本病预后较多发性骨髓瘤好,存活时间为6个月~7年,平均为33个月。神经病变的不断恶化是本病常见结局和死因。

六、点评

该患者诊断思路正确,POEMS综合征可能性极大,但治疗效果不佳,不能反证疾病诊断完全正确。这可能与先前使用过皮质激素治疗周围神经病有关。建议随访追踪观察。

参考文献

1. 陈灏珠. 实用内科学(第12版). 北京:人民卫生出版社,2005:2645—2649

2. 王吉耀. 内科学. 北京:人民卫生出版社,2002:772—776

3. Bardwick PA, Zvaifler NJ, Gill GN. Plasma cell dyscrasia with polyneuropathy, organomegaly, endocrinopathy, M protein, and skin changes. Medicine,1980;59:311—322

4. Takatsuki K, Sanada I. Plasma cell dyscrasia with polyneuropathy and endocrine disorder:clinical and laboratory features of 109 reported cases. Jpn J Clin Oncol,1983;13:543—556

5. Nakanishi T, Sobue I, Toyokura Y, et al. The Crow-Fukase syndrome:a study of 102 cases in Japan. Neurology,1984;34:712—720

6. 王海慧,闫薇,陈兵,等. POEMS综合征425例临床分析. 中国康复理论与实践,2006;12:527—528

7. Gherard RK, Belec L, Soubrier M, et al. Overproduction of proinflammatory cytokines imbalanced by their antagonists in POEMS syndrome. Blood,1996;87:1458—1465

8. Hashiguchi T, Arimura K, Matsumuro K, et al. Highly concentrated vascular endothelial-growth factor in platelets in Crow-Fukase syndrome. Muscle Nerve,2000;23:1051—1056

9. Belec L, Mohamed AS, Authier FJ, et al. Human herpesvirus 8 infection in patients with

POEMS syndrome-associatedmulticentric Castleman disease. Blood,1999;93;3643－3653

10. Papo T,Soubrier M,Marcelin AG,*et al*. Human herpesvirus 8 infection,Castleman's disease and POEMS syndrome. Br J Haematol,1999;104;932－933

11. Pavord SR,Murphy PT,Mitchell VE. POEMS syndrome and Waldrenstrom's macroglobulinaemia. J Clin Pathol,1996;49;181－182

12. Martin J,Coleman PS. POEMS syndrome;a study of 25 cases and a review of the literature. JAMA,1994;12;543－551

13. Dispenzieri A,Kyle RA,Lacy MQ,*et al*. POEMS syndrome;definition and long-term outcome. Blood,2003;101;2496－2506

八、其他

病例 33 "腹痛伴腰痛 3 月,加重 3 天"

一、病例资料

患者,男,35 岁,因"腹痛伴腰痛 3 月,加重 3 天"收住入院。

3 个月前患者无明显诱因下出现中下腹针刺样疼痛,伴双侧腰部疼痛,疼痛夜间加重,与进食和排便无关,无胸闷胸痛,无尿色改变,无腹泻便秘,无恶心呕吐,无发热,无里急后重,当地医院门诊检查提示有"双肾结石",2 个月前行"左肾结石碎石术",治疗后上述疼痛逐渐加剧,以左侧腰部和左下腹部为主,3 天前疼痛剧烈难以忍受,伴大汗淋漓,夜间难以入睡,在当地医院查胃镜示"慢性胃炎",肠镜示"慢性直肠炎"。因疼痛无法缓解以"腹痛待查"收住入院。起病以来精神软,睡眠差,大小便无殊,体重下降 5kg。

有吸烟史 18 年,每天 40 支;饮酒史 18 年,每天 2~3 瓶啤酒。婚育史和家族史无殊。

体格检查:体温 36.8℃,脉搏 85 次/分,血压 13.3/9.3kPa,急性痛苦面容,神清,左颈部和左颌下可及三个黄豆大小淋巴结,质地韧,活动度佳,无压痛。皮肤巩膜无黄染,心肺听诊无殊。腹部平软,无压痛,无肌卫及反跳痛,移动性浊音阴性,肠鸣音 4 次/分,肝脾肋下未及。双下肢无浮肿,双肾区无叩痛,神经系统检查未见异常。

实验室及辅助检查:Hb 130g/L,WBC $8.0×10^9$/L,PLT $34.8×10^9$/L;大便常规和隐血试验阴性;尿常规阴性;生化指标提示肝肾功能正常;PPD 皮试阴性;血抗结核抗体阴性。

二、病史特点

(1)中青年男性,腹痛、腰痛 3 个月,诊断过"双肾结石"并接受碎石治疗后剧烈腹痛 3 天。

（2）腹部无压痛，腹痛程度和体征不相符。

（3）辅助检查没有特异性发现，也难以解释如此腹痛。

三、诊断思路和鉴别诊断

剧烈腹部疼痛，无腹部阳性体征，辅助检查结果难以解释腹痛，通常需考虑中毒、代谢异常、血管性疾病及功能性疾病等因素。患者病初诊断过肾结石且在碎石治疗后加剧，须首先排除肾碎石后并发症。

1. 输尿管结石

主要症状是疼痛和血尿，大部分患者出现腰痛或腹部疼痛。疼痛常阵发性发作，或可因某个动作疼痛突然终止或缓解。患者伴有面色苍白、出冷汗、恶心、呕吐，严重者出现脉弱而快、血压下降等表现。由于结石直接损伤肾和输尿管的黏膜，常在剧痛后出现镜下血尿或肉眼血尿，血尿的严重程度与损伤程度有关。尿液常规检查可见红细胞、白细胞或结晶。B 超在结石部位可探及密集光点或光团，合并肾积水时可探到液平段。该患者有肾结石，且疼痛在碎石后加重，需考虑腹痛是否由于输尿管结石引起，但患者尿常规未发现血尿改变，不支持本病诊断。

2. 胆道蛔虫症

胆道蛔虫症是肠内蛔虫窜入胆道引起的急腹症。蛔虫通常寄生于小肠中、下段，可因寄生环境变化，如饥饿、发热、胃酸度降低、驱虫不当、妊娠等而引起窜动，上行达十二指肠；加之蛔虫有钻孔习性，如窜入胆道，即可引起胆总管口括约肌阵发性痉挛，患者表现为阵发性剧烈绞痛。胆道蛔虫症患者疼痛虽然很剧烈，腹部体检却常无明显体征，腹部柔软，常无压痛及反跳痛，存在症状和体征不相符的情况，该患者疼痛剧烈但无腹部压痛，需考虑胆道蛔虫症可能。但患者的腹痛非阵发性，以下腹部为主，缺乏胆道蛔虫症的 B 超直接征象，如肝外胆管有不同程度的扩张，双线状强回声带等表现，临床不支持。

3. 血卟啉病

血卟啉病又称血紫质病，系由卟啉产生和排泄异常所引起的代谢性疾病，多有遗传因素。本病女性多见，发病年龄多在 20～40 岁，多以发作性腹部剧烈疼痛为最主要和最突出的症状。发作多不规律，疼痛部位不定（脐周稍常见），肠鸣音大多减弱甚至消失，但少数也可亢进。神经、精神症状多在腹痛时或腹痛后出现,自主神经症状以窦性心动过速和暂时性血压升高最常见。发作期检测尿液卟啉胆色素原(PBG)对诊断有重要意义。尿液含有大量卟胆原,在光的作用下转变成红色的尿卟啉,如尿色呈红色或新鲜尿无色,但将之暴晒、久置、加酸、煮沸后可变成红色,诊断可初步确立。血卟啉病的腹痛也存在症状和体征不相符的情况,故该患者应考虑血卟啉病可能,必要时可检测尿液 PBG 以排除本病。

4.肠系膜血管栓塞

本病症状不典型,多见于年龄大于 50 岁者,尤其是伴有冠心病、高血压的患者。早期腹部体征与症状不相符合,常难以早期诊断,误诊率及病死率高,多由于心脏栓子脱落栓塞或动脉粥样硬化造成多支肠系膜血管病变狭窄。典型的肠系膜血管供血不足的症状发生于餐后,疼痛起于进食后30 分钟至 1 小时,常在脐周。但该患者为中青年男性,无心血管基础疾病,疼痛程度明显,但与进食时间无关,且起病时间数月仍未出现肠道受累表现,肠系膜血管栓塞的可能性不大,可进一步进行多普勒超声或 CT 血管成像(CTA)检查,以了解肠系膜上动脉和腹腔动脉血流情况。

5.腹主动脉夹层动脉瘤

腹主动脉夹层动脉瘤又称主动脉夹层分离或剥脱性内膜血肿,通常是由于主动脉内层发生撕裂而外层仍然完整,血流通过撕裂口分离血管中层,在主动脉壁内形成一个新的通道。动脉壁变性是大多数夹层动脉瘤的原因。本病可发生于任何年龄,各种原因所致中膜弹力纤维和平滑肌病损或发育缺陷均为本病的病理基础,常见于高血压、马凡综合征、主动脉缩窄、妊娠、医源性损伤、外伤等。多以剧烈难忍的胸背和(或)腹痛就诊,是一种起病急、病情凶险、病死率极高的危重疾病。几乎每一个夹层动脉瘤患者都会发生疼痛,典型的是突然发作的剧烈疼痛。患者常常描述为撕裂样疼痛,疼痛常位于肩胛间区;当动脉剥离沿主动脉扩展时,疼痛也沿剥离途径扩展。超声扫描常能够确定夹层动脉瘤的诊断。CT 有扫描速度快、分辨率高、无创伤、诊断准确等优点,在主动脉夹层动脉瘤的诊断和治疗方面也具有重要价值。该患者腹痛虽剧烈,但时间较长,且无高血压病史,可进一步查主动脉血管超声和 CT 以排除诊断。

6.腹主动脉假性动脉瘤

本病为少见疾病,指动脉管壁被撕裂或穿破,血液自此破口流出而被主动脉邻近的组织包裹而形成血肿,多由于创伤所致。如果患者剧烈腹痛的同时有腰痛或胸痛而无明显腹部压痛时，应该考虑本病可能，需进一步查腹部血管超声和腹部 CT 以明确诊断。

四、诊治经过

进一步检查腹部 B 超示"左肾囊肿伴钙化，输尿管和肝胆胰无殊。腹主动脉后壁见囊性包块，大小约 4.7cm×4.8cm，形态不规则，内低回声，外缘回声增强"。血管彩色多普勒示"囊性包块与腹主动脉相通，相通处口径约 0.7cm"。频谱多普勒示"囊性包块内为动脉频谱"，考虑诊断为腹主动脉旁假性动脉瘤。腹部 CT 提示"下胸椎和上腰椎段主动脉后方病变，与主动脉关系密切，首先考虑主动脉旁假性动脉瘤伴周围渗出性改变"。予止痛等对症治疗后转外科行"腹主动脉假性动脉瘤覆膜人工血管支架植入术"，术后疼痛迅速好转。

> 最后诊断：腹主动脉旁假性动脉瘤，肾结石碎石术后

五、讨论

临床上腹主动脉假性动脉瘤非常少见，其形成与腹主动脉瘤、细菌性动脉瘤、介入手术、腹部外伤、抗凝和抗血小板治疗的患者血肿形成有关，以外伤、感染居多。该患者曾行"左肾结石震波碎石术"，可能震波碎石时造成血管壁损伤或加重原有的损伤。当动脉损伤后，血液从受损的动脉壁外流，在动脉周围形成血肿，一段时间后，血肿的内表面被内皮覆盖，形成瘤壁，内腔仍与血管相通。这种动脉瘤的形态常不规则，绝大部分瘤体是位于损伤动脉的一侧，瘤壁厚薄不一，其上可有附壁血栓，附壁血栓脱落可造成远端动脉栓塞。其瘤壁由纤维组织、血块机化物、动脉壁共同构成，而不具有正常的动脉壁结构。瘤内血流通过破裂口与母血管相通，中央部分在高压血流冲击下逐渐腔化，发展成破口小、瘤腔大的囊性肿块。

假性动脉瘤临床表现无特异性，诊断主要依据影像学检查，关键是假性动脉瘤的定位和显示主动脉壁破裂口，超声、CT 和 MRI 的应用，均能较客观地反映假性动脉瘤的位置、形状及毗邻关系，明显提高本病的发现率和诊断的正确率。

CT 横断扫描查腹主动脉旁可见搏动性无回声团块（假性动脉瘤）并有破口与腹主动脉相通。假性动脉瘤的超声影像特征实时灰阶超声可清

楚显示腹主动脉、动脉旁的囊状肿物；彩色多普勒超声很容易确定假性动脉瘤瘤腔内呈湍流或涡流的彩色血流信号；频谱多普勒超声显示瘤腔内紊乱的收缩期和舒张期连续性血流，在瘤腔与动脉间的通道内可探及典型的往复征频谱，即从动脉内向外射出进入假性动脉瘤瘤腔内的高速收缩期血流和从假性动脉瘤瘤腔内流出的较慢的舒张期血流。探及典型的往复征频谱有助于确定急诊手术假性动脉瘤瘤腔和腹主动脉间通道的准确位置。

假性动脉瘤的鉴别诊断主要是与动脉上的肿瘤或紧贴动脉壁的脓肿、血肿相鉴别。

假性动脉瘤预后差，需要积极的外科处理。覆膜人工血管支架植入术对假性动脉瘤的治疗有很好的疗效，该患者转外科后行"腹主动脉假性动脉瘤覆膜人工血管支架植入术"，术后疼痛迅速好转。

六、点评

该患者的病史中"双肾结石"和"左肾结石碎石术"病史，患者反复发作腹痛又以下腹和腰背为主，医生很容易以"残余结石"来解释疾病的发展，若此患者如此考虑，后果不堪设想。本患者腹部剧烈疼痛难忍，腹部体征和辅助检查很难解释病情，最后发现有腹主动脉旁假性动脉瘤的形成。考虑病因可能与肾结石震波碎石时造成血管壁损伤形成血肿，形成瘤壁有关。假如第一次 B 超检查时没有漏诊，与第二次 B 超的对比发现即是佐证。

参考文献

1. Bennett DE, Cherry JK. The natural history of traumatic aneurysms of the aorta. Surgery, 1967;61:516—523

2. 刘庆伟，崔允峰，韩庆森，等. 腹部假性动脉瘤的 CT 和造影对照研究. 山东医科大学学报, 2001;39:158—160

3. Origuchi N, Shigematsu H, Nunokawa M, et al. Grossly punched-out lesions in the aorto-iliac region can be histologically classified as false, pseudo-false, or disguised aneurysm. Int Angiol, 1997;16:180—184

4. 李建初，蔡胜，姜玉新，等. 假性动脉瘤的彩色多普勒超声征象及其临床意义. 中华超声影像学杂志, 2001;10:473—475

5. Cheatle TR, Scurr JH. Abdominal aortic aneurysms: a review of current problems. Br J Surg, 1989;76:826—829

病例 34 "上腹部绞痛 1 周,加重 6 小时"

一、病例资料

患者,女,38 岁,因"上腹部绞痛 1 周,加重 6 小时"入院。

患者于 1 周前 4 天未解大便,突然出现上腹部绞痛,当时无恶心呕吐,无畏寒发热,无皮肤眼白发黄,来院就诊,摄腹部平片示"不全性肠梗阻",给予清洁灌肠后,腹痛缓解。以后仍有上腹隐痛不适,但能忍受。3 天前出现上腹不适,伴有恶心,来医院就诊,给予"莫沙比利"、"奥美拉唑"治疗后症状稍感缓解,但上腹部绞痛仍时有发生。6 小时前疼痛突然加剧,呈持续性,伴恶心呕吐 5 次,均为胃内容物,解黄色软便 1 次,无畏寒发热。急诊查血常规示"WBC 11.5×10⁹/L,Hb 126g/L,PLT 351×10⁹/L",以"腹痛待查"收住入院。患病以来患者精神软,胃纳差,小便无殊,体重无明显改变。

10 年前曾患"颅内高压"(具体不详)。发现血压升高 2 年,自服"波依定片",血压控制稳定。月经史正常。不服避孕药。

体格检查:体温 37.0℃,脉搏 80 次/分,呼吸 20 次/分,血压 14.7/9.3kPa。神志清,急性痛苦面容,皮肤巩膜无黄染,颈部浅表淋巴结无肿大。肺部呼吸音清,未闻及干湿啰音;心律齐,心音强,未闻及病理性杂音。腹平软,无压痛及反跳痛,肝脾肋下未及,肝肾区无叩击痛,墨菲征阴性,肠鸣音无亢进,移动性浊音阴性。双下肢无浮肿。

实验室及辅助检查:血常规:WBC 29.0×10⁹/L,N 92.5%,Hb 112g/L,PLT 348×10⁹/L;尿常规:尿酮体(+),胆红素(+),尿胆原(++);血生化:总胆红素 2.75mg/dl,直接胆红素 1.35mg/dl,TP 68g/L,ALB 40g/L,谷丙转氨酶 25IU/L,谷草转氨酶 35IU/L,碱性磷酸酶 176IU/L,其余肾功能、电解质、血糖在正常范围;凝血功能检查:凝血酶原时间 17.9 秒,凝血酶原时间百分比 58.0%,部分活化凝血酶原时间 45.5 秒;乙肝三系示 HBeAb(+),HBcAb(+),其余阴性;肿瘤标志物示甲胎蛋白 1.97ng/ml,癌胚抗原 1.46ng/ml,CA199 20.11U/ml。

超声检查提示"胆囊炎、胆结石;少量腹水"。

二、病史特点

(1)患者,女,38岁,反复腹痛、腹胀、恶心、呕吐,以肠梗阻表现为特征。

(2)既往有高血压病史,长期服抗高血压药物。未服避孕药。

(3)血常规示白细胞、中性粒细胞明显增高,生化示轻度黄疸,凝血功能 PT、APTT 延长,腹腔穿刺液呈血性。常规抗炎和支持治疗后病情加重。

(4)B超和腹部 CT 均提示:门静脉系统栓塞表现及有部分小肠梗死伴腹腔内渗出性病变;胆囊炎,胆结石。

(5)手术证实肠系膜静脉广泛血栓形成、小肠梗死、肠梗阻。原因不明。

(6)术后症状复发,再次出现门静脉系和肠系膜血栓形成。

三、诊断思路和鉴别诊断

患者反复发生门静脉系统肠系膜血管血栓形成致小肠梗死,但原因不明,要考虑"易栓症"。

易栓症是指"一种血栓形成的倾向",在临床上易栓症患者通常是指有自发性血栓、反复发作性血栓或年轻时即发生血栓的患者。易栓症虽可累及动脉和静脉,但一般指静脉血栓形成。根据临床症状、体征和实验检测的证据,通常将易栓症分为两大类,即遗传性和获得性。

遗传性易栓症主要是抗凝成分(抗凝血酶、蛋白 C、蛋白 S)和凝血因子(纤维蛋白原、凝血酶原、因子 V)失衡所致,包括抗凝血酶缺乏、蛋白 C 缺乏、蛋白 S 缺乏、凝血因子 V Leiden 突变、凝血因子 V 其他突变、凝血酶原 G20210A 突变、同型半胱氨酸血症、异常纤维蛋白原血症等。一项多中心研究发现,凝血因子 V Leiden 突变发生门静脉系血栓形成(portal vein thrombosis,PVT)的相对危险性(RR)为 2.7,凝血酶原 G20210A 突变的 RR 为 1.4,蛋白 C 缺乏的 RR 为 4.6,而蛋白 S 缺乏、抗凝血酶缺乏患者发生 PVT 的危险性并不增加。一项对初次发生血栓事件的患者的随访研究显示,每年血栓的复发率为 2.6%,5 年复发率达 12.4%,与复发有关的主要危险因素包括男性患者、初次血栓发生为自发性、口服避孕药、2 种以上遗传缺陷。

获得性易栓症（acquired thrombophilia，AT）是指因存在获得性血栓形成危险因素或获得性抗凝蛋白、凝血因子、纤溶蛋白等的异常而容易发生血栓栓塞的一组疾病或状态。常见的 AT 危险因素包括：血栓形成既往史、长时间制动、创伤及围手术期、妊娠、恶性肿瘤、口服避孕药和激素替代疗法、抗磷脂综合征、肾病综合征、骨髓增生性疾患、阵发性睡眠性血红蛋白尿症、糖尿病、后天性凝血因子水平升高和抗凝因子缺乏等。

该患者反复出现门静脉系和肠系膜血栓，需要重点考虑下面导致易栓症的病因。

1. 恶性肿瘤

与肿瘤相关的各种血栓栓塞性疾病称为 Trousseau 综合征。恶性肿瘤患者发生静脉血栓栓塞的危险性明显高于非肿瘤患者。在新发的静脉血栓患者中，癌症患者所占的比例达到 15%～20%。在各种恶性肿瘤中，胰腺癌、卵巢癌和中枢神经系统的恶性肿瘤发生血栓的危险性最高。恶性肿瘤引起静脉血栓的机制是多方面的，包括肿瘤细胞直接激活凝血通路、诱导促凝物质产生、抑制血管内皮细胞、血小板、单核细胞、巨噬细胞的抗凝活性以及与手术、化疗、中心静脉置管等治疗相关的原因。癌症患者发生静脉血栓提示预后较差，有报道显示，无血栓并发症的癌症患者的 1 年生存率是并发血栓的癌症患者的 3 倍。该患者曾有不明原因的"颅内高压"，前后两次 CT 比较有胰腺肿大，值得怀疑。

2. 抗磷脂抗体综合征

抗磷脂抗体综合征是指由抗磷脂抗体引起的一组相关的临床症候群。抗磷脂抗体主要包括狼疮型抗凝物和抗心磷脂抗体，可继发于系统性红斑狼疮（SLE）等免疫系统疾病，也可独立存在。抗磷脂抗体患者血栓形成的发生率约 30%～40%。血栓可发生于动脉和静脉，但以静脉为主，占 70% 左右。在一些抗磷脂抗体阳性患者的血清中发现了针对蛋白 C（PC）、蛋白 S（PS）或凝血酶调节蛋白等抗凝蛋白的抗体，这也许能部分解释患者的易栓倾向。抗磷脂抗体还可能通过影响血小板活性、凝血或抗凝血机制和血管内皮功能而诱发血栓形成。患者有凝血活酶异常，但没有做自身免疫疾病方面的检查，不能排除这些因素所致。

3. 某些药物

包括口服避孕药和激素替代疗法等。该患者没有特殊用药史，可以排除药物因素导致本病。

四、诊治经过

入院后经抗感染对症治疗后症状无明显缓解,并呈进行性加重,腹痛扩展至全腹,腹胀明显,腹部 CT 示"部分小肠梗死伴腹腔内渗出性病变;胆囊炎、胆结石"。腹腔穿刺抽出淡红色不凝固血液,故急行手术探查。术中见"右肝上、膈下、左右结肠旁沟可见中等量淡红色液体,屈氏韧带远端1.2m 至回盲部 30cm 处可见肠管扩张、充血水肿,色暗红,无光泽,肠壁未见动脉搏动,给热盐水纱布热敷未见肠蠕动;小肠系膜广泛水肿,近端肠系膜静脉内可见大量血栓形成,动脉搏动尚好;未见肠套叠、扭转、肿块等病灶;坏死肠管内有大量积气;腹腔及盆腔其余脏器探查未见异常"。拟诊"肠系膜血栓形成、小肠坏死、肠梗阻",予行"小肠部分切除术"。术后病理报告提示"(小肠)出血性梗死,长度约 250cm,伴急性炎细胞反应,肠系膜出血伴急性炎细胞反应"。术后 39 天出院。未给予抗凝治疗。

出院后 54 天又因腹胀 1 周再次入住消化内科。本次住院检查结果如下:WBC $3.7×10^9$/L,N 60.1%,Hb 96g/L,PLT $196×10^9$/L;尿常规无殊;血生化示肝肾功能、电解质、血糖基本正常;血沉 5mm/h;超声检查提示"肝光点粗,门静脉、脾静脉主干栓塞可能;胰腺肿大,瘀血可能;脾肿大,脾静脉分支增粗;少量腹水"。腹部 CT 示"门静脉内低密度影,考虑栓塞;脾明显增大;部分小肠梗死伴腹腔内渗出性病变;门静脉及脾门旁侧支循环并开放;胆囊炎,胆结石"。

此后患者曾在多家医院诊治,给予华法林片 2.5mg 一日一次口服,共2 个月,合用普萘洛尔 10mg 一日三次口服,间歇使用利尿药和护肝等药物治疗,复查 B 超每月一次,门静脉和脾静脉栓塞仍存在。

五、点评

对于不明原因的静脉血栓患者,应常规筛查隐匿性恶性肿瘤。筛查试验一般包括大便隐血试验、前列腺检查、痰细胞学检查、肿瘤标志物检测、腹部和盆腔超声及 CT、乳房 X 线、胃镜和结肠镜等检查手段。该患者需重点排查有无隐匿性肿瘤存在,尤其是消化道和盆腔肿瘤。该患者为育龄期妇女,需注意有无 SLE 等自身免疫性疾病。女性患者若有口服避孕药,应立即停用。

对门静脉和肠系膜血栓形成的患者应及早进行治疗。目前,低分子肝素是最常用的起始治疗药物,之后应用口服抗凝剂(如华法林)长期抗凝治疗,以预防再发性血栓。口服华法林应使凝血酶原时间国际正常化比值(INR)维持在2.0~3.0。但由于患者存在严重的厌食呕吐、肿瘤肝转移、弥散性血管内凝血等问题时,华法林常不能达到治疗要求。维持治疗可选用口服华法林或低分子肝素进行抗凝治疗。抗凝药维持时间越长,血栓复发的几率越低;但一旦停药,复发的风险则与抗凝药维持时间的长短无关。因此,临床医生应权衡患者血栓复发及出血副作用两者之间的风险,合理决定维持治疗的疗程。

该患者在诊治过程中对病因没有深入调查,治疗上也欠规范,值得思考和吸取经验。

参考文献

1. Favaloro EJ. Diagnostic issues in thrombophilia: a laboratory scientist's view. Semin Thromb Hemost,2005;31:11—16

2. Tripodi A. A review of the clinical and diagnostic utility of laboratory tests for the detection of congenital thrombophilia. Semin Thromb Hemost,2005;31:25—32

3. Janssen HL,Meinardi JR,Vleggaar FP,et al. Factor V Leiden mutation,prothrombingene mutation,and deficiencies in coagulation inhibitors associated with Budd-Chiari syndrome and portal vein thrombosis:results of a case-control study. Blood,2000;96:2364—2368

4. Christiansen SC,Cannegieter SC,Koster T,et al. Thrombophilia,clinical factors,and recurrent venous thrombotic events. JAMA,2005;293:2352—2361

5. Levitan N,Dowlati A,Remick SC,et al. Rates of initial and recurrent thromboembolic disease among patients with malignancy versus those without malignancy. Risk analysis using Medicare claims data. Medicine (Baltimore),1999;78:285—291

6. Thodiyil PA,Kakkar AK. Variation in relative risk of venous thromboembolism in different cancers. Thromb Haemost,2002;87:1076—1077

7. Sorensen HT,Mellemkjaer L,Olsen JH,et al. Prognosis of cancers associated with venous thromboembolism. N Engl J Med,2000;343:1846—1850

8. 赵永强.提高对获得性易栓症的认识.中华内科杂志,2004;43:81—83

病例 35 "头痛、头晕 6 天"

一、病例资料

患者,男,47 岁,因"头痛、头晕 6 天"入院。

患者 6 天前无明显诱因下突感头痛、头晕。头痛以枕部明显,呈阵发性,伴有头晕,并呕吐 4 次,非喷射状,无咖啡色样内容物,无发热,无明显肢体活动障碍、抽搐及意识改变,无大小便失禁,当时未予重视。因头痛症状不能缓解,伴阵发性中上腹隐痛不适及间歇性腰部酸痛,于第 3 天就诊,B 超提示"脾轻度肿大,左肾轻度积水,左输尿管扩张"。经一般处理,择期进一步查静脉肾盂造影和腹部平片。但头痛未缓解,今日更加剧烈,遂再来院。头颅 MRI 示"双侧额顶叶皮质下白质内缺血灶",疑为"腔隙性脑梗塞"收住神经内科进一步诊治。患者起病以来纳欠佳,睡眠一般,无咳嗽、胸痛、气促,无视物旋转、耳鸣,无反酸、嗳气,无腹泻、便秘,无尿频、尿痛、血尿,体重无明显减轻。

患者既往体健,否认重大疾病史。半年来有阵发性脐周疼痛及腰背部酸痛。

体格检查:生命体征平稳。神志清,双侧瞳孔等大等圆,对光反射灵敏,伸舌居中,颈部抵抗(±)。左锁骨上可触及 2cm×2cm 大小淋巴结,质地中等,活动可。心肺检查无明显异常。腹部平坦,触诊软,左上腹及左侧脐旁轻度压痛,无反跳痛,肝脾肋下未触及。四肢肌张力、肌力正常,神经病理征阴性。

实验室及辅助检查:血常规提示:WBC $7.3×10^9/L$,Hb 103g/L,PLT $165×10^9/L$;尿常规:尿蛋白(++),尿隐血(+++);粪便隐血(弱阳性);血清白蛋白 36g/L,球蛋白 32g/L,碱性磷酸酶 194U/L↑,BUN 9.1mmol/L,Cr 166μmol/L↑,K 3.98mmol/L,Na 136mmol/L,Ca 2.34 mmol/L。血癌胚抗原>1000ng/ml。

腰椎穿刺:脑脊液压力>53.2kPa,脑脊液外观无色、透明。脑脊液常规生化:潘氏试验(-),白细胞 $10×10^6/L$,氯化物 112mmol/L↓,葡萄糖定量 1.2mmol/L↓,乳酸脱氢酶 374mmol/L↑,癌胚抗原 492.1ng/ml↑。

头颅 MRI 提示:双侧额顶叶皮质下白质内缺血灶。予丹参活血、甘露醇脱水及对症支持治疗,症状无明显缓解。

二、病史特点

(1)患者,男,47岁。

(2)主诉"头痛、头晕伴呕吐6天",半年来有阵发性脐周疼痛及腰背部酸痛。

(3)查体:神经定位体征(一),颈部抵抗(±);左锁骨上可触及2cm×2cm大小淋巴结,质地中等,活动可;左上腹及左侧脐旁轻度压痛。

(4)血常规正常。尿常规:尿蛋白(＋＋),尿隐血(＋＋＋);粪便隐血(±);碱性磷酸酶194U/L↑,肌酐166μmol/L↑。血癌胚抗原>1000ng/ml。

(5)脑脊液压力>53.2kPa,外观无色、透明,潘氏试验(一),白细胞10×10⁶/L,氯化物112mmol/L↓,葡萄糖定量1.2mmol/L↓,乳酸脱氢酶374mmol/L↑,癌胚抗原492.1ng/ml↑。

(6)B超:脾轻度肿大,左肾轻度积水,左输尿管扩张。

(7)头颅MRI提示:双侧额顶叶皮质下白质内缺血灶。

三、诊断思路和鉴别诊断

患者因剧烈头痛伴呕吐入院,查体颈抵抗阳性可疑,应高度警惕颅内压增高的存在。眼底检查可能明确是否有慢性颅内高压引起的视乳头水肿,而脑脊液检查即可明确急慢性颅内压增高的存在,并对病因诊断有帮助。该患者单纯颅内压增高,脑脊液压力>53.2kPa,虽有癌胚抗原标志物增高,还应以颅内压增高的病因出发进行鉴别诊断。

1.颅内占位病变

颅内占位病变包括肿瘤、血肿、脓肿等。颅内血肿绝大多数系脑外伤所致,患者发病前无外伤病史,且发病后3天的头颅MRI仅提示双侧额顶叶皮质下白质内缺血灶,故不支持。患者血象正常,无发热、畏寒等症状,结合头颅MRI,可排除脓肿可能。颅内肿瘤的年发病率为7～10/10万,其中半数为恶性肿瘤,可发生在任何年龄,以20～50岁多见。颅内肿瘤有原发肿瘤和继发的转移性脑肿瘤,常见的原发脑肿瘤有神经上皮组织肿瘤、听神经瘤、脑膜瘤、原发中枢神经肿瘤等。诊断颅内肿瘤主要依据临床表现及影像学检查,如X线平片、CT、MRI,甚至PET等。脑脊液常规、生化检查以及细胞学检查对于诊断脑转移瘤有重要意义。患者腰穿示脑脊液外观无色透明,葡萄糖含量降低,乳酸脱氢酶及癌胚抗原升高,结合患者锁骨上淋巴结肿大,腹部症状和左肾积水,需高度怀疑转移瘤可能。

2. 蛛网膜下腔出血

各种原因导致外伤性或非外伤性颅内出血,使血液流入蛛网膜下腔统称为蛛网膜下腔出血。蛛网膜下腔出血可以分为原发性和继发性两大类。原发性最常见的原因为颅内动脉瘤及动静脉畸形,继发性主要由高血压动脉硬化、血管炎、颅脑外伤或颅内肿瘤等病因引起。临床上表现为骤然出现的剧烈头痛,常伴恶心、喷射状呕吐、面色苍白、全身出冷汗,半数以上患者可有意识障碍或烦躁、谵妄等精神症状,体检上最突出的表现为脑膜刺激征。脑脊液检查可见均匀血性,头颅 CT、MRI 检查能显示蛛网膜下腔出血,脑血管造影可诊断颅内动脉瘤及动静脉畸形。本例患者缺乏特征性病史,脑脊液外观无色透明,MRI 未提示出血病灶,故诊断蛛网膜下腔出血依据不足。

3. 感染性脑膜脑炎

感染性脑膜脑炎包括病毒性、化脓性、结核性、隐球菌性脑膜炎等。成人化脓性脑膜炎常见的病因为脑膜炎奈瑟菌感染,好发于冬春季,以突发高热、剧烈头痛、频繁呕吐、皮肤瘀点瘀斑及脑膜刺激征为特点,脑脊液检查可见外观浑浊、潘式试验阳性、白细胞数增高、蛋白升高等特点,细菌学检查阳性可确诊。病毒性脑炎多发生于夏秋季,常见的为乙型脑炎病毒感染,临床表现以颅高压症状为主伴神志异常,脑脊液检查可正常或略异常,脑电图多有明显异常。结核性脑膜炎多数起病缓慢,常有结核接触史和肺部等其他身体部位的结核病灶如肾结核,可伴有淋巴结肿大,但其脑脊液外观呈毛玻璃状,潘氏试验强阳性,细胞数明显增高且以淋巴细胞为主,脑脊液涂片可能发现抗酸杆菌。隐球菌性脑膜炎以慢性进行性颅内压增高而致剧烈头痛为主要表现,脑脊液改变与结核性相似,依靠脑脊液墨汁染色可以确诊。本例患者神志清晰,头痛相对轻,脑膜刺激征不明显,脑脊液外观无色透明,潘式试验阴性,细胞数不高,感染性脑膜脑炎可能性极小。

4. 转移性脑肿瘤

患者半年来有阵发性脐周疼痛及腰背部酸痛,同时左锁骨上可触及肿大淋巴结,脑脊液检查癌胚抗原升高,应考虑肿瘤脑转移可能,特别是泌尿系和胃肠系恶性肿瘤可能性。考虑到内镜检查的相对禁忌,可先行腹部

CT 或胃肠造影等相对安全的检查明确诊断。

四、诊治经过

患者腹部 CT 增强扫描检查发现：胃前壁占位；胃周及腹膜后多发肿大淋巴结，压迫左输尿管；双侧胸腔少量积液。进一步胃镜检查示：贲门部溃疡，病理活检报告：（贲门）腺癌。在对症、支持治疗的基础上，予加用 FOL-FOX6 方案化疗后，头痛、头晕症状消失，腹痛好转，复查肾功能指标好转。

> 最后诊断：晚期胃癌，并发癌性脑膜炎

五、讨论

癌性脑膜炎（carcinomatous meningitis）又称脑膜癌病（leptomeningeal carcinomatosis），是指全身恶性肿瘤弥漫性或多灶性脑膜转移。它是恶性肿瘤的一个严重的并发症，由 Eberth 于 1870 年在肺癌患者的尸解中偶然发现癌细胞选择性浸润软脑膜而首先提出，随后，Saenger、Lienfeal 等分别于 1900 年和 1901 年相继作了这方面的报道。因其临床表现与脑膜炎相似，故一开始就称之为癌性脑膜炎。1912 年，Beerman 等根据本病病理解剖显示脑膜并无炎症改变及癌细胞不形成肿块的特点，将其改称为脑膜癌病。原发病灶欧美以乳腺癌最多，日本以胃癌为第一，而国内以肺癌最多，其次为胃癌、乳腺癌、恶性淋巴瘤等。原发肿瘤以腺癌占绝大多数。

癌性脑膜炎好发于中老年人，性别差异不明显。该病的临床表现复杂，主要可归纳为以下三大类：①脑症状：包括头痛、头晕、呕吐、嗜睡、精神异常、癫痫发作、共济失调等。②颅神经症状：颅神经损害为癌细胞浸润所致，12 对颅神经均可受损，可表现为视力丧失、面瘫、耳聋、言语不清、饮水呛咳等。③脊神经症状：由癌细胞浸润脊膜和脊神经根引起。脑脊液中，癌细胞因重力作用，易侵犯下位脊神经根，症状表现为：颈背痛、下肢无力、腱反射减低或消失等。田世禹总结国外文献认为，软脑膜转移的症状和体征由以下几个方面的原因产生：①脑脊液吸收的通道被肿瘤阻塞而引起脑脊液回流受阻，进而导致颅压升高；②肿瘤通过蛛网膜下隙浸润而引起颅神经和脊神经根丧失功能；③肿瘤直接侵犯而引起脑局部的症状和脊髓功能丧失；④作为对肿瘤浸润的反应性脑膜炎体征。

诊断癌性脑膜炎主要依靠脑脊液检查及颅脑 CT、MRI 扫描。CT 扫描一直被作为多数癌症患者脑转移进展的普查工具,但 CT 诊断脑膜转移敏感性较低。据 Liaw 等对 42 例患者的分析,约 18％的患者 CT 表现正常。癌性脑膜炎 CT 平扫显示的脑膜转移的阳性征象不多,主要为交通性脑积水、间质性脑水肿等间接征象,有时 CT 上可显示脑池、脑沟变模糊;有时可显示蛛网膜下腔和室管膜上的瘤结节,但边界不清。MRI 及其增强扫描对诊断癌性脑膜炎的敏感性要优于 CT,常见的表现包括脑实质缺失,脑沟或脑膜局灶性或弥漫性强化,蛛网膜下腔及脑实质可有大量瘤结节以及脑积水征象。CT 脊髓造影术也可用于检查,它可显示增厚的神经根、蛛网膜下的团块以及硬膜外的压迫等,但是该检查为侵袭性,具有一定的危险性,临床已很少用。脑脊液的生化及细胞学检查对诊断有重要意义。脑脊液检查约 76％的患者有蛋白含量升高,32％～75％的患者有糖含量的降低,此外,碱性磷酸酶、乳酸脱氢酶、肌酸激酶等也有不同程度的升高。脑脊液中找到癌细胞即可确诊癌。Chamberlain 等对 60 例患者进行对比分析,同时进行脑室穿刺和腰穿 CSF 细胞学检查,其中 30％的患者结果是不同的,表现为脊髓症状和体征的患者其腰穿脑脊液细胞学检查阳性几率高,而表现为脑部症状和体征的患者则脑室穿刺脑脊液细胞学检查阳性几率高。Meltze 等报道脑脊液细胞学检查 1 次的阳性率为 12％～38％,3 次以上的阳性率为 80％。肿瘤标志物有助于诊断,但他们的应用尚不广泛也没列为常规。王新高等认为,脑脊液细胞学检查联合多个肿瘤标志物检查可以提高癌性脑膜炎的敏感性和准确性。

目前尚无明确的诊断标准来诊断脑膜癌病,如下诊断标准可以做为参照:①有典型的恶性肿瘤病史和治疗经过;②临床上出现脑实质转移难以解释的神经系统表现和体征;③典型的 CT 或 MRI 影像学表现;④脑脊液中查见恶性肿瘤细胞。

总体而言,脑膜癌病的治疗缺乏统一的方案,主要是姑息治疗,包括改善或稳定患者的神经状态及延长生存期;多数患者的治疗需要化疗、放疗、手术及支持治疗等的协作。三种方式是最常用的,即局部放疗、全身化疗及鞘内化疗,这三种方式可以单独运用也可联合运用。由于原发肿瘤的类型不同,因此需要多中心、大样本、随机、对照、双盲的前瞻性临床试验结果来判定每种类型肿瘤脑转移的治疗效果。对于颅高压症状明显的患者,应予高渗葡萄糖、甘露醇降颅压对症处理,甚至可以给皮质激素等。

绝大多数实体肿瘤脑膜转移患者治疗效果很差,有半数以上患者可以获得症状的改善和稳定,但他们的中位生存期仅有 4 个月,平均生存期 4 ～6 个月,不到 10% 的患者治疗后存活 1 年。治疗的敏感性取决于原发灶肿瘤类型对治疗的反应及治疗前的神经损伤程度。没有治疗者的中位生存期仅 4～6 周。患者常死于进行性的神经功能破坏。

六、点评

对于中老年患者,有头痛、呕吐、视乳头水肿、脑膜刺激征阳性、症状进行性加重、颅脑 CT 或 MRI 未见明显异常者,要高度怀疑脑膜癌病的可能,应在排除脑疝前兆的前提下及时行脑脊液检查,特别是细胞学检查或肿瘤标志物检查或两者联合来明确该诊断。此外,诊断脑膜癌病后,应积极寻找原发肿瘤并加以治疗,有望减轻痛苦延长生命。此例患者急起头痛头晕和呕吐,脑脊液检查有颅内压明显增高及癌胚抗原升高,结合半年来有阵发性脐周疼痛及腰背部酸痛和锁骨上淋巴结肿大,强烈提示脑膜癌病可能,经腹部 CT 和胃镜、病理检查后明确为晚期贲门癌转移,继而采取针对胃癌的化疗方案,使患者症状得到了缓解。

参考文献

1. 陈孝平. 外科学. 北京:人民卫生出版社,2002:375－384

2. 钱立庭. 脑膜癌病. 临床神经病学杂志,1995;5:315－316.

3. 杨玉峰、李玉岭、邢文英,等. 脑膜癌病的诊治. 河南肿瘤学杂志,2000;13:274－275

4. 田世禹. 实体肿瘤脑(脊)膜转移诊治现状. 中国肿瘤临床,2006;33:777－780.

5. Liaw C,Ng K,Huang J,*et al*. Meningeal carcinomatosis from solid tumors:Clinical analysis of 42cases. J Formosan Med Assoc,1992;91:299－303

6. Chamberlain MC,Sandy AD,Press GA. Leptomeningeal metastasis:A comparison of gadolinium enhanced MR and contrast enhanced CT of the brain. Neurology, 1990;40:435－438

7. Jayson GC, Howel A. Carcinomatous meningitis in solid tumors. Annals of Oncology, 1996;7:773－786

8. Chamberlain MC,Kormanik PA,Glantz MJ. A comparison between ventricular and lumbar cerebrospinal fluid cytology in adultpatients with luptomeningealmetastases. Neuro-Oncol,2001;3:42－45

9. Meltzer CC,Fukui MB,Kanal E,et al. MR imaging of the meninges part I:normal anatomic features and nonneoplatic disease. Radiology,1996;201:297－308

10. 王新高,赵性泉,王拥军. 提高脑膜癌病的诊断水平. 疑难病杂志,2004;3:321－322

11. Chamberlain MC. Neoplastic meningitis. Semin Neurol,2004;24:363－374

附录一　疾病诊断索引

附录二 常用缩写词

γ-GT	γ-谷氨酰转肽酶	Cr	肌酐
A/G	白蛋白/球蛋白	DBIL	直接胆红素
AFP	甲胎蛋白	ESR	血沉
ALB	白蛋白	FBG	纤维蛋白原
ALP	碱性磷酸酶	Hb	血红蛋白
ALT	丙氨酸氨基转移酶	HCT	红细胞压积
AMA	抗线粒体抗体	NSAIDs	非甾体类抗炎药
ANA	抗核抗体	PLT	血小板计数
ANCA	抗中性粒细胞浆抗体	PT	凝血酶原时间
APTT	部分活化凝血酶原时间	RBC	红细胞
AST	天门冬氨酸氨基转移酶	TBIL	总胆红素
BUN	尿素氮	TP	总蛋白
CEA	癌胚抗原	WBC	白细胞

图书在版编目(CIP)数据

消化急难症临床病案选 / 姒健敏主编. —杭州：浙江大学出版社，2007.6

ISBN 978-7-308-05339-6

Ⅰ.消… Ⅱ.姒… Ⅲ.①消化系统疾病:急性病—病案—汇编②消化系统疾病:疑难病—病案—汇编 Ⅳ.R570.597

中国版本图书馆 CIP 数据核字（2007）第 068844 号

消化急难症临床病案选

姒健敏　主编

责任编辑	阮海潮(ruanhc@163.com)	
组稿编辑	孙秀丽(sunly428@163.com)	
出版发行	浙江大学出版社	
	（杭州天目山路 148 号　邮政编码 310028)	
	（E-mail：zupress@mail.hz.zj.cn)	
	（网址：http://www.zjupress.com)	
排　版	浙江大学出版社电脑排版中心	
印　刷	杭州富春印务有限公司	
开　本	787mm×960mm　1/16	
印　张	14.5	
字　数	237 千	
版 印 次	2007 年 6 月第 1 版　2007 年 6 月第 1 次印刷	
印　数	0001－4000	
书　号	ISBN 978-7-308-05339-6	
定　价	50.00 元	